Therapeutisches Yoga
und Polyvagal-Theorie

Von Arielle Schwartz sind bereits folgende Titel im G. P. Probst Verlag erschienen:

Arbeitsbuch Komplexe PTBS. Ein Geist-Körper-Ansatz zur Wiedererlangung der Emotionskontrolle und der Ganzheit (2. Auflage 2021)

Die Praxis der Behandlung komplexer PTBS. Interventionen zur Förderung von Körpergewahrsein, Belastungstoleranz und Selbstmitgefühl

Vom Trauma genesen – ein Übungsbuch. Praktische Anleitungen für die Arbeit an Traumata, die Stärkung der Resilienz und die Verwirklichung des Potentials

EMDR-Therapie und Somatische Psychologie. Interventionen zur Verstärkung der Verkörperung bei der Traumabehandlung (gemeinsam mit Barb Maiberger)

Arielle Schwartz

Therapeutisches Yoga und Polyvagal-Theorie

Mit Yoga vom Trauma genesen

Mit Vorworten von Stephen W. Porges
und Tiffany Cruikshank

Aus dem amerikanischen Englisch von
Theo Kierdorf & Hildegard Höhr

G. P. PROBST VERLAG
Lichtenau/Westfalen

Hinweis: Standards der klinischen Praxis und Behandlungsverfahren ändern sich im Laufe der Zeit, und keine Technik oder Empfehlung kann in jedem Fall und unter allen denkbaren Umständen als garantiert ungefährlich und wirksam bezeichnet werden. Das vorliegende Buch ist als Informationsquelle gedacht und kann keine adäquate Ausbildung und/oder klinische Supervision ersetzen. Weder der Verlag noch die Autorin können die absolute Richtigkeit, Wirksamkeit oder Angemessenheit irgendeiner konkreten Empfehlung in jeder Hinsicht garantieren. Autorin und Verlag übernehmen keine Verantwortung für Verluste oder Schädigungen, die angeblich durch Informationen oder Empfehlungen aus diesem Buch entstanden sind.

Für die Inhalte der im Buch angegebenen externen Webseiten übernehmen wir trotz sorgfältiger inhaltlicher Prüfung keinerlei Haftung. Für die Inhalte dieser Seiten sind ausschließlich deren Betreiber verantwortlich.

Published by arrangement with PESI Publishing, Inc., Eau Claire, Wisconsin/USA.
Die Originalausgabe (»THERAPEUTIC YOGA FOR TRAUMA RECOVERY: Applying the Principles of Polyvagal Theory for Self-Discovery, Embodied Healing, and Meaningful Change«) ist bei PESI Publishing, Inc., Eau Claire, WI /USA erschienen.

Übersetzung aus dem amerikanischen Englisch: Theo Kierdorf & Hildegard Höhr, Köln
Fotos Innenteil: Jessica Kimak
Umschlaggestaltung: Mareile Gropengießer, Paderborn
Coverfoto: © PANORAMO – stock.adobe.com
Satz: SpaceType, Köln

ISBN 978-3-944476-46-9

Bibliographische Information der Deutschen Nationalbibliothek
Die Deutsche Nationalbibliothek verzeichnet diese Publikation in der Deutschen Nationalbibliografie; detaillierte bibliografische Daten sind im Internet über *http://dnb.d-nb.de* abrufbar.

Inhalt

Anhang

Ich widme dieses Buch in Dankbarkeit den Lehrern,
die mir einen Pfad des Herzens gewiesen haben.
Ich werde immer eine Lernende sein.

Und ich widme dieses Buch all denen,
die mir zutrauen, sie zu geleiten.
Ihr habt mich dazu inspiriert, es zu schreiben.

Gemeinsam werden wir den Mut entwickeln,
unser Licht in die Dunkelheit zu richten und
diese Welt zu einem besseren Ort zu machen.

Vorwort

von Stephen W. Porges, Ph. D.

Distinguished University Scientist,
Founding Director des Traumatic Stress Research Consortium
am Kinsey Institute der Indiana University Bloomington,
Professor für Psychiatrie der University of North Carolina in Chapel Hill

Ich hatte das Glück, mich mit Arielle Schwartz intensiv darüber austauschen zu können, inwiefern einige für die Polyvagal-Theorie wichtige Prinzipien auch im Yoga eine Rolle spielen. In diesem Vorwort zu Arielles neuem Buch, in dem sie ihr überzeugendes Modell des therapeutischen Yoga meisterhaft mit der Polyvagal-Theorie in Einklang bringt, ist es mir nun möglich, Sie als Leser in unseren Dialog einzubeziehen. (Ich nehme an, die Therapeuten unter den Lesern sind stärker an solch einem Austausch interessiert. Lesern, die entweder die Polyvagal-Theorie oder Yoga noch nicht kennen, möchte ich hiermit versichern, daß sich dieses Buch sehr gut als Einführung in beide Thematiken eignet.)

Ich empfinde Demut angesichts des Versuchs, meine eigene Arbeit mit dem wohldurchdachten und hochentwickelten System des Yoga zu vergleichen. Dieser auf die Entwicklung von Geist und Körper zielende Übungsweg hat eine Tausende von Jahren zurückreichende Geschichte, wohingegen die Polyvagal-Theorie erstmals im Jahre 1994 formuliert wurde und sich immer noch weiterentwickelt. Im vorliegenden Buch werden zunächst die acht Glieder oder *Sutras* des Yoga erläutert, die Patanjali vor mehr als 2000 Jahren beschrieben hat. Wie Arielle erklärt, zählen dazu »ethische Prinzipien, Körperhaltungen, bewußtes Atmen und Meditationsübungen, durch welche die Aufmerksamkeit auf die Heilkraft des gegenwärtigen Augenblicks fokussiert wird.«

Die folgende Tabelle zeigt, daß sich die acht Glieder des Yoga mit Hilfe einer Sammlung von Aphorismen beschreiben lassen, die einen großen Teil menschlichen Erlebens umfassen. Ähnlich wie die Polyvagal-Theorie bilden auch die acht Glieder des Yoga implizit eine Hierarchie. Im Rahmen seiner Übung tritt der Studierende des Yoga sukzessive mit den acht Gliedern in Kontakt. Im Sinne der Polyvagal-Theorie führt diese Progression zu persönlichen Transformationen, die vom jeweiligen Fokus der Übung abhängen.

Sutra	Übung und Prozeß	funktionales Erleben
Yama(s)	kulturelle/moralische Einschränkungen	unsere Beziehung zu anderen
Niyama(s)	Selbstgewahrsein	unsere Beziehung zu uns selbst
Asana(s)	Körperhaltung	unsere Beziehung zu unserem Körper
Pranayama	Atem	unsere Beziehung zu unserem Atem
Pratyahara	Rückzug der Sinne	unsere Beziehung zu unseren Sinnesorganen
Dharana	Konzentration	unsere Beziehung zu unserem Geist
Dhyana	Meditation	über den Geist hinausgehen
Samadhi	meditative Versunkenheit	tiefe Realisation und innere Einheit

Yoga-Übende beginnen mit den äußeren Faktoren und wechseln von dort zu den mit der Regulation des Autonomen Nervensystems verbundenen körperlichen Prozessen und anschließend zu den sensorischen und mentalen Prozessen, die ihren autonomen Zustand beeinflussen können, und wenden sich schließlich der Erforschung eines erweiterten Bewußtseins zu. Zwar fällt Letzteres nicht speziell in den Bereich der Polyvagal-Theorie, doch betreffen die mentalen Prozesse, die sich der Erforschung des Bewußtseins widmen, hypothetisch höhere kortikale Strukturen. Im Sinne der Polyvagal-Theorie erfordern diese Prozesse, die Kreativität und Spiritualität einschließen, daß sich der betreffende Mensch in einem sicheren Kontext und einem ruhigen physiologischen Zustand befindet, der dem Einfluß des Systems für soziale Verbundenheit und der ventralen Vagusbahnen unterliegt.

Die Hierarchie der acht Glieder des Yoga läßt sich vier auf der Polyvagal-Theorie basierenden Prinzipien zuordnen.

- *Erstens* muß das Nervensystem mit den äußeren Herausforderungen fertig werden und sich auf sie einstellen, wobei manchmal Gefahrensignale auftauchen können. Dies geschieht durch dynamische Anpassungen des autonomen Zustandes mit dem Ziel, Bewegung durch ventral-vagalen Rückzug und sympathische Erregung zu unterstützen und, falls nötig, diese metabolisch kostspielige Strategie abzuschwächen, um durch Immobilisierung und manchmal auch durch Totstellen mittels der dorsalen Vagusbahnen Ressourcen zu schonen.

- *Zweitens* müssen wir vor jedem Versuch, unsere mentale und physiologische Funktionsweise zu optimieren, unseren eigenen Körper adäquat wahrnehmen. Dieser Prozeß wird *Interozeption* genannt. Es wird angenommen, daß aufgrund der Verbesserung unserer Interozeptionsfähigkeit die Feedbackschleifen, die unsere Physiologie beeinflussen, die Regulation unserer Organe verbessern und die homöostatischen Funktionen der Gesundheit, Weiterentwicklung und Wiederherstellung unterstützen.
- *Drittens* ermöglicht die Ausführung von Körper- und Atemübungen systematische Veränderungen, die als neuronale Übungen wirken, welche die neuronale Regulation der Organe verbessern und deren homöostatische Funktionen optimieren.
- *Viertens* fungieren sensorische Herausforderungen und mentale Anstrengungen als neuronale Top-down-Übungen, die regulierend auf die inneren Organe einwirken und eine neuronale Grundlage für die Erforschung des Bewußtseins schaffen.

Es gibt viele Parallelen zwischen den Konstrukten der Polyvagal-Theorie und den Yoga-Systemen, wie ich als Co-Autor einer früher erschienenen Publikation feststellen konnte (Sullivan et al. 2018/2021), und ich war überrascht, so viele Übereinstimmungen zwischen dem Yoga, einem alten Modell, das sich der Erforschung der menschlichen Anatomie und Funktion widmet, und dem zeitgenössischen neurowissenschaftlichen Modell der Polyvagal-Theorie zu entdecken. Letztere kann als funktionales neurophysiologisches Lexikon für Yoga verstanden werden und verhilft so der in den Yoga-Praktiken enthaltenen uralten Weisheit zu einem modernen wissenschaftlichen Ausdruck. Die Polyvagal-Theorie könnte immer mehr Therapeuten zu erkennen helfen, daß Yoga ein auf neurophysiologischen Fakten basierender Weg zur Heilung ist – ein Weg, der sich mit physiologischen Imbalancen befaßt, indem er leicht umsetzbare Übungen empfiehlt, die uns ermöglichen, unseren Körper genauer zu spüren, sinnvoller zu atmen, uns effizienter zu bewegen und besser in Zuständen der Ruhe zu verweilen, ohne ständig hypervigilant nach potentiellen Gefahrensignalen Ausschau zu halten.

Bei der Entwicklung der Polyvagal-Theorie hatte ich mir nicht zum Ziel gesetzt, Yoga zu dekonstruieren. Allerdings trieb mich eine Neugier an, die sich auf eventuelle Übereinstimmungen zwischen den beiden Fachbereichen bezog. Insbesondere im Pranayama-Yoga – oft auch Yoga der Atmung genannt – sah ich einen starken Bezug zum System für soziale Verbundenheit. Im Sinne der Polyvagal-Theorie wird die Funktion der beruhigend wirkenden ventralen kardioinhibitorischen Vagusbahnen beim langsamen Ausatmen optimiert und durch die Bauchatmung weiter verstärkt. Die Neurophysiologie dieses Systems ist seit über hundert Jahren bekannt. Tatsächlich hat der Physiologe H. E. Hering (1910) mit Hilfe des Atemrhythmus kardioinhibitorische Vagusfasern entdeckt und damit anderen Forschern den Weg zur Dokumentation des kardialen vagalen Tonus aufgrund von dessen funktionaler Wirkung auf das Zeitintervall von Herzschlag zu Herzschlag (im Sinne der respiratorischen Sinusarrhythmie) gewiesen. Die Polyvagal-Theorie hat das Konstrukt des vagalen Tonus durch den Hinweis weiter ausgearbeitet, daß die primären kardioinhibitorischen Vagusfasern bei Menschen und anderen sozialen Säugetieren in einer Bahn verlaufen, die einem Bereich im Hirnstamm entspringt, der ventraler Vaguskomplex genannt wird. Somit hat langsames Ausatmen, insbesondere wenn dabei das Zwerchfell bewegt wird, infolge der Einbeziehung der Vagusbahnen eine stark beruhigende Wirkung.

Das System für soziale Verbundenheit *(social engagement system)*, das ich im Jahre 1998 konzipiert habe, ist funktional das Ziel-System, auf dem die Wirkung des Pranayama-Yoga basiert. Es verbindet die Atmung, die Mimik und die Vokalisation mit den kardioinhibitorischen Vagusbahnen, die den Körper beruhigen. Das System für soziale Verbundenheit ist das Resultat einer Änderung der Nutzung des ANS, zu der es während der phylogenetischen Wandlung von den asozialen Reptilien zu den sozialen Säugetieren kam. Die Modifikation des Nervensystems führte zu einem Bereich im Hirnstamm – dem ventralen Vaguskomplex –, der über spezielle efferente viszerale Bahnen die Regulation der gestreiften Muskeln des Gesichts und Kopfes mit der Regulation einer kardioinhibitorischen ventralen Vagusbahn verband. Das Resultat dieser funktionalen Interaktion ist ein bidirektionales System, das unseren autonomen Zustand sowohl in Form des Gesichtsausdrucks und Stimmklangs übermittelt als auch die Beeinflussung des autonomen Zustandes durch motorische Aktivitäten wie Mimik, Vokalisierung und Zuhören ermöglicht. In der Tat spielt hier sogar das Zuhören eine Rolle, weil Veränderungen des neuronalen Tonus der Mittelohrmuskeln beeinflussen, ob wir niederfrequente Geräusche von Raubtieren erkennen und die Bedeutung stimmlicher Äußerungen anderer Menschen verstehen können.

Als die Polyvagal-Theorie zunehmend in klinische Strategien der Behandlung Traumatisierter einbezogen wurde, erwachte erneut Interesse an Pranayama-Yoga und dessen Überschneidungen mit dem System für soziale Verbundenheit. Mir wurde klar, daß man die Übungen, die für Pranayama-Yoga charakteristisch sind, als eine raffinierte Strategie neuronalen Übens mit dem Ziel einer Stärkung des Systems für soziale Verbundenheit verstehen kann. Diese Yoga-Übungen basieren auf erstaunlichen empirischen Erkenntnissen über eine Neurophysiologie, welche die sensorischen und motorischen Systeme der Gesichts- und Kopfmuskeln mit der ventral-vagalen Regulation des Herzens und der Bronchien verbindet. Demnach könnte man Pranayama-Yoga als neuromodulatorische Technik verstehen, die in der Lage ist, langfristige positive Auswirkungen auf die Gesundheit zu produzieren.

Die tiefreichende Wirkung von Traumata beeinflußt häufig die Aktivitäten des Systems für soziale Verbundenheit. Im Sinne einer traumabewußten therapeutischen Yoga-Praxis spiegelt das System für soziale Verbundenheit den physiologischen Zustand des Klienten und erschließt Möglichkeiten, therapeutisch wirkende Formen des Yoga für die Heilung zu nutzen. Nach Auffassung der Polyvagal-Theorie bringt ein Trauma das ANS dazu, sich von der Unterstützung sozialer Verbundenheit und Co-Regulation abzuwenden und zur Unterstützung von Defensivverhalten überzugehen. Dies geschieht zulasten einer generellen interpersonalen Offenheit und führt zu einer erhöhten Wachsamkeit gegenüber möglichen Gefahren. Bei Menschen, die schwere Traumata erlebt haben, wird das System für soziale Verbundenheit praktisch abgeschaltet, um effektive Reaktionen auf Gefahren zu ermöglichen. Dies schlägt sich in mimischer Ausdruckslosigkeit nieder, in einem schwachen stimmlichen Ausdruck sowie in Schwierigkeiten mit der Nähe anderer Menschen. Die genannten Anzeichen für eine Deaktivierung des Systems für soziale Verbundenheit basieren auf einem allgemeinen Defensivzustand des ANS.

Aus heutiger neurowissenschaftlicher Sicht ist es der Yoga-Lehre schon vor Jahrtausenden gelungen, Bewegung und Atmung als neuronale Übung zu nutzen, um die neuronale Funktion des ANS zu rehabilitieren und zu optimieren. In meinem Forschungsbereich bin ich dem tiefen neuroanatomischen Verständnis, das die alten Yoga-Praktiken spiegeln, stets mit Bewunderung begegnet. Dies zeigt sich nach meiner Auffassung insbesondere im Pranayama-Yoga und dessen implizitem Verständnis der Strukturen des Systems für soziale Verbundenheit, das ich erst vor wenigen Jahrzehnten entwickelt habe. Auch die Yoga-Haltungen *(Asanas)* sind als neuronale Übungen sehr wirksam, insofern sie den

Blutdruck regulieren und manchmal über die Sakral- und Kranialnerven auch die Afferenzen zum ANS stimulieren.

Die Polyvagal-Theorie ähnelt hinsichtlich des Yoga einem Rosetta-Stein, insofern sie die Weisheit der Yoga-Überlieferungen im Sinne aktueller wissenschaftlicher Erkenntnisse entschlüsselt. Indem Arielle Schwartz Erkenntnisse der Polyvagal-Theorie in das therapeutische Yoga einbezogen hat, hat sie Möglichkeiten entdeckt, die Genesung ihrer Klienten und Schüler zu fördern, indem sie diese dazu anleitet, sich mittels des Yoga auf eine Reise zur Wiederverkörperung, Co-Regulation, Heilung und Entdeckung zu begeben. Unseren zukünftigen Dialogen im Rahmen der Erforschung dieser Möglichkeiten sehe ich freudig entgegen.

Literatur

Hering, H. E. (1910). Die Funktionsprüfung der Herzvagi beim Menschen. *Münchener Medizinische Wochenschrift*, *37*(2), 1930–1932.

Porges, S. W. (1998/2010). Liebe: Eine emergente Eigenschaft des ANS von Säugetieren. In: *Die Polyvagal-Theorie. Neurophysiologische Grundlagen der Therapie.* Paderborn: Junfermann.

Sullivan, M. B., Erb, M., Schmalzl, L., Moonaz, S., Noggle Taylor, J., & Porges, S. W. (2018/2021). Yoga-Therapie und Polyvagal-Theorie. In: Stephen W. Porges: *Heilen mit der Polyvagal-Theorie.* Lichtenau: G.P. Probst.

Zum Geleit

von Tiffany Cruikshank, LAc, MAOM, E-RYT
Begründerin von Yoga Medicine®

Wenn Menschen an Yoga denken, kommt ihnen häufig als erstes das Bild eines meditierenden Mönchs in den Sinn, der hoch auf einem Berg sitzt und sich stiller Kontemplation widmet. Doch im Gegensatz zu diesem Bild der Ruhe kann Yoga auch sogar in einer scheinbar völlig statischen Haltung sehr dynamisch sein. Yoga lehrt uns, unseren Körper anzunehmen, wo er ist, und sich auf ein lebenslanges Gespräch einzulassen, das uns hilft, die Welt um uns und in uns flexibler zu erleben.

Wenn uns das Modell des stillen, meditativen Yoga besonders wichtig ist, verteufeln wir möglicherweise das auf »Kampf oder Flucht« hin orientierte Sympathische Nervensystem und idealisieren wir das Parasympathische Nervensystem, ganz im Sinne einer zu stark vereinfachenden Maxime: »Streß ist schlecht, Ruhe ist gut.« Die komplexere Wahrheit jedoch lautet, daß unser überaus kluges Nervensystem eine Partnerschaft beinhaltet, die für unser menschliches Erleben als Ganzes unverzichtbar ist. Weder das Sympathische noch das Parasympathische Nervensystem sollte dominieren, denn sonst büßen wir den Zugang zu großen Teilen unseres Potentials, in dieser Welt zu leben, ein.

In ihrem Buch *Therapeutisches Yoga und Polyvagal-Theorie* hat Dr. Arielle Schwartz dieses lebenslange Zusammenwirken von sympathischen und parasympathischen Einflüssen überzeugend dargestellt, indem sie Erkenntnisse der modernen Wissenschaft zur uralten intuitiven Weisheit traditioneller Übungswege in Beziehung gesetzt hat. Die neuen Erkenntnisse, über die sie berichtet, erklären uns auf kognitiver Ebene, was unser Körper schon immer gewußt hat: Yoga hilft uns bei der Integration aller Facetten unseres Erlebens durch gleichzeitige Erdung und Energetisierung und geleitet uns so im Sinne einer Form von präventiver Medizin durch unser Erleben des gegenwärtigen Augenblicks. Die Heilkraft des Yoga basiert auf der Erziehung des Nervensystems zur Flexibilität, insofern der verbesserte vagale Tonus ermöglicht, seine Facetten in einen Zustand der Balance zu bringen. Dieser dynamische, permanente Austausch von Energie ermöglicht uns ein hellwaches Erleben der Welt, frei von Hypervigilanz, übertriebener Furcht, Taubheitsempfindungen und anderen dysfunktionalen Reaktionen, die wir entwickelt haben mögen, um mit unserem Trauma fertig zu werden.

Eine wichtige Rolle spielen bei alldem die Faszien, die auf unser Nervensystem einwirken und ein wichtiger Ansatzpunkt für Interventionen mittels Yoga sind. Die Faszien gelten als unser größtes Sinnesorgan. Sie bilden eine lebendige Matrix, die im ganzen Körper präsent ist und unser Nervensystem beeinflußt und reguliert. Indem wir uns den Zusammenhang zwischen der Arbeit an den Faszien und der Polyvagal-Theorie bewußt machen, gelangen wir zu einem umfassenderen Verständnis, und wir entwickeln Selbstmitgefühl und den Mut, uns in Richtung Heilung zu bewegen. Indem Yoga uns hilft, uns mit Problemen, die unsere Gewebe betreffen, zu befassen und sie aufzulösen, lernen wir ihre Lektionen und verbessern den vagalen Tonus, so daß wir den Herausforderungen des Alltags offener, zuversichtlicher und spontaner entgegentreten können.

Dr. Schwartz beschreibt bewundernswert, wie Yoga uns dazu befähigen kann, Neugier und Mitgefühl mit einem zeitgemäßen Verständnis unseres Nervensystems zu verbinden. Anders als das traditionelle Modell eines »Gaspedals« (SNS) und einer Bremse (PNS) ermöglicht uns ihre ganzheitliche Beschreibung, die Bedeutung von Nuancen und dynamischen Elementen im Sinne der unterschiedlichen Aspekte und Funktionen eines flexiblen Nervensystems zu verstehen. Dies zu erkennen hilft uns, unseren eigenen Bedürfnissen besser gerecht zu werden und seit langem bestehende Traumata zu heilen, wobei uns klar wird, daß diese Arbeit sowohl Mittel als auch Ziel einer dynamischen, ständig tiefer werdenden Übung ist.

Als Akupunkteurin und Yoga-Lehrerin habe ich bei Tausenden von Schülern, Lehrern und Klinikern die transformierende Wirkung der Yoga-Praxis miterleben können. Ich habe die simplen und leicht nutzbaren Selbsthilfe-Werkzeuge des Yoga benutzt, um Menschen aller Art zu ermöglichen, die komplexen physiologischen Prinzipien durch Yoga zu verkörpern und so ihre traumatischen Erlebnisse in Weisheit zu verwandeln, wieder gesund zu werden und ihr Leben zu würdigen. Ich bin Dr. Schwartz zutiefst dankbar, weil sie so bewundernswert Bedeutung, Vielseitigkeit und Sinn der Yoga-Übungen im Hinblick auf die Heilung beschrieben und uns erläutert hat, wie wir unsere Yoga-Praxis in Mitgefühl und einer gesunden Weiterentwicklung verankern können.

Danksagung

Lehrer wirken in vielfältigen Zusammenhängen: in Klassenräumen, in Form der Weisheit eines Buches und in unerwarteten Begegnungen mit Fremden. Meine einflußreichsten Yoga-Lehrer waren meine Familie und meine engsten Freunde. Mindestens einmal im Jahr erzählt mir meine Mutter, wie es für sie in ihrer Schwangerschaft mit mir war. Sie beschreibt dann ihre Flucht vor der Sommerhitze durch Schwimmen im Long-Island-Sund – ihr Gefühl tiefen Friedens, wenn sie von den sanften Wellen aus dem offenen Meer getragen wurde. Ich glaube zu spüren, wie dieses rhythmische Pulsieren mit der nährenden Wirkung ihres Herzschlags und Atems, die mich umgaben, verwoben war. Mein Leben außerhalb des Mutterleibs ist zwar immer komplexer geworden, aber es ist mir immer noch möglich, zu diesen frühen Empfindungen körperlicher Glückseligkeit in Verbindung zu treten. Carolyn Schwartz, ich sehe dich als meine erste Yoga-Lehrerin, und ich bin sehr dankbar dafür, daß ich dir dieses Geschenk, das du mir so früh gemacht hast, nun zurückgeben kann. Danke, daß du dich auch heute noch mit mir zusammen der Übung widmest; ich genieße jeden Moment unseres gemeinsamen Atmens und Sich-Bewegens.

Mein zweiter Yoga-Lehrer war mein Stiefvater Victor Goldman, der in mein Leben trat, als ich vier Jahre alt war. Du hast mich und meine Klassenkameraden spielerisch dazu angeleitet, wie Löwen zu brüllen, wie Schlangen zu zischen, unsere Wurzeln zu finden und unsere Zweige zur Sonne emporzustrecken. Die Erinnerungen an solche spielerischen Augenblicke sind das Fundament meiner heutigen Art, Yoga zu lehren. Dein gütiges Herz und deine bedingungslose Liebe haben mir unermeßlich geholfen.

Auch meinen Kindern Eliana und Ian danke ich. Als ich Mutter wurde, verspürte ich ein starkes Gefühl der Verantwortung aufgrund des Wissens, daß meine Handlungen direkt das Wohlgefühl anderer Menschen in meiner Gegenwart beeinflussen. Ich erinnere mich noch gut an den Stapel von Büchern neben meinem Bett, in denen ich ängstlich herauszufinden versuchte, wie ich meinen Kindern am besten die nährende Zuwendung geben könnte, die sie brauchten.

Und ich erinnere mich auch an den Tag, an dem mir klar wurde, daß ich die Antworten, nach denen ich suchte, nicht in einem Buch finden würde. Ich lernte damals, meiner inneren Weisheit zu vertrauen. Dafür danke ich euch, meinen Kindern, aus der Tiefe meines Herzens.

Auch meinem Mann Bruce bin ich sehr dankbar. Wir haben uns durch unsere gemeinsame Liebe zur Bewegung kennengelernt, und unser gemeinsamer Weg als Partner und Eltern hat mich darin unterstützt, mich weiterzuentwickeln, meine Flügel auszubreiten und Horizonte zu entdecken, die weit über meine kühnsten Träume hinausreichten. Bruce, ich danke dir für deine Beharrlichkeit.

Dir, Dr. Betty Cannon, danke ich für deine weise leitende Präsenz sowohl im persönlichen als auch im beruflichen Bereich. Auch Dr. Scott Lyons und dem Embody Lab Team bin ich dankbar für seine Vision und für die Unterstützung meiner Integration der Polyvagal-Theorie in die Yoga-Arbeit. Randall Redfield danke ich für seine überaus herzliche Einladung, mich der Familie des Polyvagal-Instituts anzuschließen. Und Dr. Stephen Porges danke ich für seine Güte und die Bereitschaft zur Zusammenarbeit, mit der er meinen Bemühungen, seine Pionierarbeit hinsichtlich der Polyvagal-Theorie mit der Yoga-Praxis in Einklang zu bringen, begegnet ist.

Erneut hatte ich die Ehre, mit dem ebenso sorgsamen wie sachkundigen Team des Verlags PESI Publishing zusammenzuarbeiten. Karsyn Morse möchte ich an dieser Stelle für den Aufbau eines so gut zusammenarbeitenden Teams danken. Kate Sample danke ich dafür, daß sie sich meine Vision angehört und mich bei der Entwicklung des vorliegenden Buches von Anfang bis Ende unterstützt hat. Es war mir eine Freude, von Jenessa Jackson als Lektorin betreut zu werden. Ihre Fähigkeit, Schwächen zu erkennen und einen Text im Detail stimmig zu machen, weiß ich sehr zu schätzen.

Ich hatte von Anfang an vor, bei der Arbeit an diesem Buch mit einer Fotografin zusammenzuarbeiten, die den Lesern durch Illustrationen einen Eindruck von den Übungen zu vermitteln in der Lage wäre. Jessica Kimak ist es gelungen, meine Vision fotografisch umzusetzen. Dafür danke ich ihr. Ich bin begeistert von ihrer Fähigkeit, auf Details zu achten und dieses Buch durch ihre fotografische Gestaltung zum Leben zu erwecken.

Meinen Freunden möchte ich dafür danken, daß sie mich mit ihren offenen Herzen inspirieren und bereit sind, mir in einer komplizierten Welt zu helfen. Katie Hayden-Lewis, dir danke ich dafür, daß du mich während der letzten dreißig Jahre auf meinem Weg begleitet hast. Unser gemeinsames Lachen und unsere Ehrerbietung dem Heiligen gegenüber haben mir immer sehr geholfen.

Pritham Kaur Khalsa, dich erreicht diese Botschaft zwar nicht mehr als Lebenden, aber ich vergesse niemals dich und den Tag, an dem du mich im College zu jenem Yoga-Kurs mitgenommen hast, der mir geholfen hat, mein Leben neu zu gestalten.

Robin Hubbard, dir danke ich dafür, daß du meinem Herzen gelauscht und mir beigestanden hast, wenn ich einen Freund brauchte. Und dir, Yashoda Devi Ma, danke ich dafür, daß du mich die Kunst der Meditation gelehrt hast. Joann Lutz danke ich für die Bereitschaft, das Manuskript zu diesem Buch zu lesen und mir wertvolles Feedback zu geben. Und Barb Maiberger danke ich, weil sie erkannt hat, daß mein »Buch über Yoga« bereit war, geboren zu werden.

Und schließlich möchte ich für das Netz der Verbundenheit und Unterstützung danken, dem alle im Folgenden Genannten angehören: Marcella Moy, Linda Baird, Shyama Creavan, Ilene Naomi Rusk, Becky Degrossa, Deb Azorsky, Abi Lee, Karen Thorson, Laura Underhill, Debra Baskett, Donna Roe Daniell, Angela Grace, Sally Bowman, Amy Annesley, Seneca Murley, Robin Memel-Fox, Joy Traxler, Galina Ivanova Denzel, Raj Seymour, Lauren Lewis und Bonnie Pierce.

Vorwort

Ich lernte Yoga im Jahre 1979 kennen. Damals war ich sieben Jahre alt, und wir besuchten mit unserer Familie Ashrams im ländlichen Pennsylvania und im Hinterland von New York. Von diesen Reisen sind mir zwei konkrete Erinnerungen geblieben. In der ersten sitze ich in einem für die Kinder reservierten Raum, wo jemand etwas über ein Licht erzählt, das in jedem von uns leuchtet, woraufhin ich ein Gefühl der Wärme und Leichtigkeit spüre, das sich in meinem Körper ausbreitet. Die zweite Erinnerung bezieht sich auf ein abendliches Ritual in einer großen, nur schwach beleuchteten, von Gesang und Weihrauchduft erfüllten Halle. Die Anwesenden traten nacheinander vor und empfingen *Shaktipat*, eine Art Energieübertragung, bei der ein Guru mit Hilfe seines inneren Lichts das innere Licht eines anderen Menschen entzündet. Ich trat damals zusammen mit meiner Mutter und meinem Stiefvater vor, und als wir Swami Muktananda erreichten, berührte dieser mit einer Pfauenfeder den obersten Punkt unseres Kopfes. Am nächsten Tag reisten wir zurück nach Hause. Ein paar Wochen später brannte unser Haus ab, und das Feuer zerstörte alles, was darin war. Meine Mutter und mein Stiefvater hatten das unheimliche Gefühl, das Shaktipat habe nicht nur unser inneres Licht entzündet.

Zum Zeitpunkt des Brandes befand ich mich im Haus meines Vaters. Meine Eltern hatten sich nach heftigen Zwistigkeiten scheiden lassen, als ich vier Jahre alt gewesen war. Meine frühen Erinnerungen an ihre Auseinandersetzungen sind verbunden mit vagen sensorischen Erinnerungen daran, daß ich starke Angst hatte und mich einsam fühlte. Seit dieser Zeit war mein Leben von einem Hin- und Herreisen zwischen zwei sehr unterschiedlichen Haushalten geprägt. Bei meiner Mutter und meinem Stiefvater fühlte ich mich am stärksten zu Hause; beide waren Psychotherapeuten und ermutigten mich zum offenen Ausdruck von Emotionen. Bei meinem Vater und meiner Stiefmutter hingegen fühlte ich mich eher unwohl und verunsichert; beide legten größten Wert auf Lernen und Wissen, waren aber schnell bei der Hand, meine Emotionen abzutun oder zu ignorieren. Wenn ich bei ihnen war, bauten sich jedesmal unausgedrückte Emotionen wie Wut, Eifersucht und Trauer auf und lasteten auf meinem jungen Körper.

Meine Mutter berichtete mir am Telefon von dem Feuer. Ich reagierte ängstlich und traurig, tat aber so, als sei alles in Ordnung – eine Pseudo-Stärke, die im Haushalt meines Vaters verstärkt wurde –, weil ich das Gefühl hatte, daß mein Kummer sie belasten würde. Durch die Scheidung meiner Eltern und den Brand hatte ich schon vor meinem achten Geburtstag zwei erhebliche Störungen meines Gefühls von Sicherheit erlebt, mit der Folge, daß mich auch heute noch ein viszerales Empfinden von Haltlosigkeit verfolgt.

Meine Erfahrungen mit Yoga erschlossen mir ein Gefühl der Freiheit und eine Freude am Spiel, die meine frühen Verlusterlebnisse wirksam bekämpften. Als ich in der dritten Klasse war, kam mein Stiefvater jeden Freitag zu meiner Schule und brachte unserer ganzen Klasse Yoga-Übungen bei. Wir spielten, Kobras, Kamele, Katzen und Kühe zu sein. Dabei brachten wir lustige Geräusche hervor und lachten viel. Meine Vorstellungskraft half mir, die im ganzen Klassenraum verstreuten Tische, Bücher, Zahlen und Karten auszublenden. Auf diese Weise gelang es mir, für eine Weile zu vergessen, daß ich gezwungen worden war, ein völlig verrußtes Zuhause zu verlassen. Ich konnte mich eine Weile von meinen Sorgen distanzieren. Ich war ein Baum mit Wurzeln, die tief in die Erde reichten, und mit Ästen und Zweigen, die sich in den Himmel erhoben. Ich war eine wilde Löwin, die beherzt brüllte. Und ich war der aufgehende Mond und ließ mein Licht auf alle ausstrahlen.

Als ich älter wurde, verblaßte die Erinnerung an die Yoga-Kurse, die mir durch jenes wichtige Jahr meiner Kindheit geholfen hatten. Aus Gründen, die mir völlig unklar waren, fühlte ich mich immer unwohler und unbehaglicher. Erst Jahre später wurde mir klar, daß ich durch die in der Kindheit erlittenen Verletzungen in einem Maße mit Scham erfüllt war, daß mich dies vollständig zu verschlingen drohte. Gefühle der Scham und Wertlosigkeit verwandelten sich in meiner College-Zeit in Angst und Panik. Weil ich ständig das Gefühl hatte, nicht dazu zu gehören, dissoziierte ich, um überleben zu können. Ich wurde so klein wie möglich, unterdrückte mein Licht und lernte, mich zu verbergen. Meinen Schmerz überdeckte ich mit einer gut entwickelten Fähigkeit, so zu tun, als sei mit mir alles in Ordnung – obwohl ich tief innerlich das Gefühl hatte zu sterben.

Mit meiner Strategie, mich von meinen Emotionen abzuschneiden, fuhr ich fort, bis mich in meinem Senior-Jahr im College ein Freund einlud, an einem Yoga-Kurs teilzunehmen. Zu atmen und meinen Körper zu bewegen brachte mich auf bekannten Boden zurück. Im Laufe eines Jahres entwickelte ich eine tägliche Yoga-Übungsroutine und begann mit einer Therapie. Unter der mitfühlenden Anleitung einfühlsamer Yoga-Lehrer und Psychotherapeuten lernte ich, meiner Fähigkeit zu vertrauen, sowohl auf der Yoga-Matte als auch im übrigen Leben auf den Wellen der Emotionen zu reiten. Ich akzeptierte, daß ich meinen Schmerz einem anderen Menschen zeigen mußte, um meine Reise zur Heilung antreten und sie erfolgreich abschließen zu können. Mir wurde klar, daß wir zwar nicht ändern können, was in der Vergangenheit geschehen ist, daß uns unser Leben im Hier und Jetzt aber ermöglicht, die Zukunft zu gestalten.

Weil ich das Bedürfnis hatte, die Beziehung zwischen Körper und Geist besser zu verstehen, ließ ich mich zur Yoga-Lehrerin ausbilden, woran sich ein Master-Abschluß in somatischer Psychologie und später ein Doktorgrad in klinischer Psychologie anschlossen. Seither habe ich mich der Behandlung von Posttraumatischen Belastungsstörungen gewidmet und zu diesem Zweck ein integratives Geist und Körper einbeziehendes Behandlungsmodell entwickelt, das somatische Psychologie, EMDR *(Eye Movement Desensitization and Reprocessing)*, Achtsamkeitsübung und therapeutischen Yoga umfaßt.

Im Jahre 2012 begegnete ich zum ersten Mal Dr. Stephen Porges, dessen Polyvagal-Theorie die traumabewußte Therapie radikal verändert hat. Sein Ansatz erschließt ein von Mitgefühl geprägtes Verständnis der Symptome von posttraumatischem Streß aus physiologischer Sicht und hilft uns zu erkennen, warum Atmen, Bewegung und nährende soziale Verbindungen allesamt wichtige Bestandteile des Heilungsprozesses sind. Und eben diesen Faktoren sind Äußerungen meiner Yoga-Schüler zufolge auch die positivsten Auswirkungen unserer Kurse zuzuschreiben. Um zur Heilung zu gelangen, brauchen sie soziale Interaktion in einer Atmosphäre der Sicherheit ebenso wie die Yoga-Übungen selbst. Deshalb erarbeitete ich mit Dr. Porges ein Konzept für die Anwendung der Polyvagal-Theorie auf die Yoga-Praxis, womit die Grundlage für dieses Buch geschaffen war.

Im folgenden erläutere ich Philosophie und Praxis des Yoga, die mich immer wieder zu mir selbst zurückbringen. Meine Hoffnung ist, daß dieses Buch Ihnen helfen wird, zu jener Weisheit in Verbindung zu treten, die Ihrem Körper, Geist und spirituellen Herzen innewohnt. Möge die im folgenden beschriebene Reise Sie darin unterstützen, ein zuverlässiges inneres Empfinden jener Leichtigkeit und des Gleichmuts zu entwickeln, die von Ihrem inneren Licht in die Welt ausstrahlen.

Einleitung

Das menschliche Leben ist eine große Reise, die mit Freude und Schmerz ebenso wie mit Liebe und Verlust verbunden ist. Zwar sind belastende Phasen in unserer komplexen Welt unvermeidbar, doch viele unter uns werden im Laufe ihres Lebens auch mindestens einmal mit einem traumatischen Ereignis konfrontiert. Ein Trauma ist definitionsgemäß jedes beängstigende, schockierende oder lebensgefährdende Ereignis, das unsere Fähigkeit, körperlich mit dem Geschehen fertig zu werden oder das Erlebte emotional zu verarbeiten, übersteigt. Es kann sich um ein einmaliges, isoliertes Ereignis handeln oder, so im Fall eines komplexen Traumas, um eine Ansammlung wiederholter, chronischer Ereignisse. Bei einigen entstehen diese Verletzungen in der Kindheit durch Mißbrauch, Mißhandlung und Vernachlässigung. Bei vielen wird ein persönliches Leid noch verstärkt durch jene kollektiven Traumata, die durch Pandemien, Klimawandel oder systemischen Rassismus entstehen.

Das Erleben irgendeiner Form von Trauma kann Ihr Zugehörigkeitsgefühl beeinträchtigen. Sie können dadurch den Glauben an die Vertrauenswürdigkeit anderer Menschen verlieren oder sich von Ihrer Familie, der Gemeinschaft, in der Sie leben, oder Ihrem Land verraten fühlen. Manchmal ist sogar ein Identitätsverlust oder eine spirituelle Krise die Folge. Vielleicht fangen Sie sogar an, daran zu zweifeln, ob es auch nur irgend etwas Gutes in dieser Welt gibt. Viele Menschen leiden auch unter Erblasten in Gestalt der ungeheilten Traumata früherer Generationen, die in Form von emotionaler und körperlicher Anspannung weitergegeben werden. Diese verborgenen Wunden können die Empfänglichkeit für Angst oder Depression verstärken, zu größerer Anfälligkeit für die Posttraumatische Belastungsstörung (PTBS) und medizinisch unerklärlichen chronischen Schmerzen oder Krankheiten führen. Möglicherweise fühlen Sie sich irgendwann nicht mehr mit Ihrem Körper verbunden, und Ihnen geht das Gefühl verloren, völlig lebendig zu sein.

Ein Trauma kann nicht nur unsere Verbindung zu unserem Körper unterbrechen, sondern uns auch das Gefühl vermitteln, daß wir nicht mehr mit dem

Boden, auf dem wir gehen, verbunden sind. Es kann sein, daß wir uns von intrusiven Empfindungen oder Emotionen überflutet fühlen, daß wir unserer Umgebung mit übertriebener Wachsamkeit begegnen und daß wir bestimmte Menschen oder Orte meiden, die uns an ein traumatisches Erlebnis erinnern. Vielleicht fühlen Sie sich aufgrund von Angst und Panik stark angespannt, wollen sich in Erschöpfung und Depression zurückziehen oder schwanken zwischen für schwache und starke Erregungszustände charakteristischen Symptomen. Vielleicht können Sie sich nicht klar an das traumatische Ereignis erinnern – entweder weil Sie zum betreffenden Zeitpunkt noch sehr jung waren oder weil Ihre Fähigkeit, sich bestimmte Erinnerungsbilder zu vergegenwärtigen, durch traumatischen Streß beeinträchtigt worden ist. Ihr Körper könnte die Lasten des Traumas aber trotzdem weiter in Form von Anspannung, chronischem Schmerz oder Krankheit tragen. Falls Ihre traumatischen Erlebnisse in der Kindheit begannen, empfinden Sie wahrscheinlich Scham, was Ihr Selbstempfinden beeinträchtigen und Ihrer Fähigkeit, tiefreichende Beziehungen zu anderen Menschen aufzubauen, schaden kann.

Die Heilung von einem Trauma ist nur möglich, wenn Sie die Fähigkeit entwickeln, sich Ihrem Leiden zuzuwenden, ohne sich übertrieben stark mit Ihren Verletzungen zu identifizieren. Traditionelle Behandlungsansätze beschreiben den Weg zur Heilung als Rekonstruktion des Narrativs des betreffenden Ereignisses oder Verlusts. Weil Traumasymptome jedoch gleichermaßen physischen wie psychischen Ursprungs sind, reichen Interventionen, die das Erzählen der Geschichte des belastenden Ereignisses in den Vordergrund stellen, für eine vollständige Heilung oft nicht aus. Im übrigen können Interventionen, die auf eine schnelle Mobilisierung belastender Erinnerungen oder Gefühlszustände setzen, retraumatisierend oder in anderer Weise schädigend wirken.

Weil die physischen Symptome einer PTBS einen Ungleichgewichtszustand im ANS, dem Streßreaktionssystem unseres Körpers, spiegeln, erfordert die Traumaheilung auch Interventionen, die das Nervensystem wieder in einen stabilen Zustand versetzen und Ihnen dadurch ermöglichen, gut zu schlafen, sich zu entspannen und gut zu verdauen. Yoga ist solch ein Weg zur Heilung, der Ihnen Werkzeuge an die Hand gibt, um an diesen physiologischen Imbalancen zu arbeiten – mit Hilfe von Übungen, die Ihnen ermöglichen, Ihren Körper zu spüren, Ihre Atmung zu verändern, stagnierende Energie durch Bewegung zu revitalisieren und sich in einen Zustand erholsamer Ruhe zu versetzen. Auf diese Weise können Sie sich heilen, ohne sich auf eine Geschichte oder Erzählung über Ereignisse zu verlassen. Yoga-Übungen helfen, somatische Ressourcen zu stärken, was bewirkt, daß Sie sich bemächtigt, stark, geerdet, geistig klar, inspiriert, entspannt und behaglich fühlen. Sie stärken so Ihre Fähigkeit, sich Ihrem Leiden zuzuwenden und gleichzeitig mit Ihren Ressourcen und Stärken verbunden zu bleiben.

Therapeutisches Yoga schafft eine Verbindung zwischen Psyche und Körper. Das Wort *Psyche* stammt aus dem Altgriechischen und wird oft als »die Seele« übersetzt, womit unsere unsterbliche Essenz gemeint ist. Das Wort *Yoga* stammt aus dem Sanskrit und wird als »anjochen, verbinden oder vereinigen« übersetzt – was sich auf Körper, Geist, Atem und Seele bezieht. Therapeutisches Yoga verbindet diese beiden Perspektiven zu einer Möglichkeit, angesichts widriger oder schwieriger Lebensumstände zu wachsen. Yoga beinhaltet nicht nur bestimmte Körperhaltungen, bewußtes Atmen und Achtsamkeit, sondern auch eine spirituelle Perspektive, die uns zu erkennen hilft, daß unsere traumatischen Erlebnisse als Katalysatoren für die Entwicklung fungieren können. Das bedeutet nicht, daß traumatische Ereignisse aus einem bestimmten Grund geschehen sind; vielmehr geht es darum, daß Sie über die Fähigkeit verfügen, Ihrem Leiden einen Sinn abzugewinnen. Sie widmen sich dem geheiligten Ziel, sich Ihres Schmerzes, Ihrer Verzweiflung und Ihrer Trauer so lange anzunehmen, bis Ihnen klar wird, daß Sie eine Zukunft schaffen können, die Ihnen als sinnvoll erscheint.

Was Sie in diesem Buch erwartet

Das vorliegende Buch geleitet Sie auf dem heiligen Pfad des Yoga und fördert so Ihre mutige Reise der Selbstentdeckung, die Ihnen helfen wird, nachteilige Auswirkungen Ihres Traumas auf Ihren Körper und Geist zu neutralisieren. Als Psychotherapeut oder Yoga-Lehrer werden Sie durch dieses Buch lernen, Ihre Klienten oder Schüler zur Ausführung der vorgestellten Übungen anzuleiten. Yoga wird zwar häufig auch genutzt, um von Traumata zu genesen, aber nicht alle Yoga-Lehrer kennen sich mit Traumata aus, und wenn das nicht der Fall ist, wissen sie nicht unbedingt, wie sie mit Studierenden umgehen sollen, die in einem Yoga-Kurs unter physischen Schmerzen oder emotionalen Belastungszuständen leiden. Andererseits sind viele Psychotherapeuten zwar darin ausgebildet, Traumata zu behandeln, sie wissen aber nicht, wie sie die Prinzipien und Übungen des Yoga in ihre Arbeit mit Klienten einbeziehen können. Das vorliegende Buch hat sich zum Ziel gesetzt, diese Diskrepanz zu überwinden.

Im Sinne der interpersonalen Biologie, der Polyvagal-Theorie und der somatischen Psychologie werden Sie im folgenden die physiologischen Fundamente dessen erforschen, wie belastende oder traumatische Ereignisse Ihren Geist und Körper in Mitleidenschaft ziehen. Sie werden eingeladen werden, zum mitfühlenden Zeugen Ihres Geistes zu werden, Sie werden bewußtes Atmen erforschen, und Sie werden Arten achtsamer Bewegung kennenlernen, die Ihre mentale, emotionale und körperliche Gesundheit verbessern. Während traditionelle Yoga-Kurse häufig großen Wert auf eine perfekte Körperhaltung legen, geht es beim therapeutischen Yoga nicht darum, eine besondere Perfektion zu erreichen. Die in diesem Buch beschriebenen Übungen sollen Sie dazu bringen, Ihr eigenes Erleben zu würdigen und Ihren Gefühlen und Empfindungen wie weisen Lehrern zuzuhören, die Ihnen helfen, zur Heilung zu gelangen. Die eigenen inneren Empfindungen zu verfolgen und sich in das eigene körperliche Erleben einzustimmen ist das Fundament dessen, was als verkörperte Selbstwahrnehmung oder *Embodiment* (Verkörperung) bezeichnet wird.

Indem Sie so Ihren eigenen Körperempfindungen lauschen, können Sie erforschen, wie Unbehagen Sie dazu bringen kann, sich intuitiv so zu bewegen, daß Verspannungen wie von selbst aufgelöst werden (Fogel 2013). Statt sich über Ihre Empfindungen hinwegzusetzen oder zu versuchen, Ihren Körper zu beherrschen, werden Sie durch die Übungen in diesem Buch dazu eingeladen, auf Ihre individuellen Bedürfnisse einzugehen, indem Sie sich darauf einlassen, Ihren Empfindungen zu lauschen und mit Ihren ganz individuellen Bewegungen darauf zu reagieren. Falls Sie Ihren Weg zur Verkörperung an irgendeinem Punkt als überwältigend empfinden, sollten Sie sich daran erinnern, daß Sie sich die Unterstützung eines in der Behandlung von Traumata ausgebildeten Psychotherapeuten oder eines mit Traumata vertrauten Yoga-Lehrers oder die Hilfe beider sichern können. Die meisten von uns profitieren von der fürsorglichen und mitfühlenden Gegenwart eines anderen Menschen, der uns darin unterstützt, daß wir uns unserem Schmerz zuwenden.

Kapitel 1 dieses Buches geleitet Sie auf Ihre persönliche Reise, indem es einen traumabewußten Zugang zu den acht Gliedern des Yoga erläutert. Dieses erste Kapitel soll Ihnen helfen, Ihre Aufmerksamkeit auf die heilende Kraft des gegenwärtigen Augenblicks zu richten. Die vorgestellten Übungen sollen Ihnen bei der Orientierung auf Sicherheit hin helfen, während Sie die dem Yoga eigenen Werkzeuge kennenlernen, die Sie zur bewußten Verkörperung geleiten.

In Kapitel 2 lernen Sie die Neuroanatomie der Geist-Körper-Verbindung kennen, die für die Wirksamkeit der Yoga-Übungen entscheidend ist. Das Kapitel basiert auf den Prinzipien der Polyvagal-Theorie und der affektiven Neurowissenschaft und soll Ihnen besser zu verstehen helfen, wie Ihr Gehirn und Körper auf Streß reagieren. Außerdem nähren die Übungen Ihr Nervensystem und verbessern die Balance in Körper und Geist.

Kapitel 3 vertieft die Reise zur Verkörperung, indem es die Prinzipien der somatischen Psychologie und körperorientierter Therapien mit Yoga verbindet. Die in diesem Kapitel vorgestellten Übungen zielen darauf, den Körper durch instinktive Bewegungen zu energetisieren, was Ihnen hilft, sich aus Mustern des Erstarrens, der Flucht, des Kampfes und der Ohnmacht zu befreien. Der Übergang zu Kapitel 4 lädt dazu ein, Körper und Geist durch erholsame Übungen zu beruhigen, die zu einer sanften Öffnung Ihres physiologischen und spirituellen Herzens führen. Kapitel 5 bringt diese Reise zum Abschluß, indem Sie dort dazu angeleitet werden, eine auf Sie persönlich abgestimmte Yoga-Übungsroutine zu entwickeln, die Ihrer Selbstfürsorge zugute kommt. Falls Sie Psychotherapeut oder Yoga-Lehrer sind, finden Sie im Anhang dieses Buches eine Anleitung, die Ihnen helfen soll, eine Sequenz von Yoga-Haltungen für einen bestimmten Klienten oder Studierenden zu entwickeln, sowie eine Struktur für die Durchführung eines sechswöchigen Yoga-Kurses in einer Gruppe.

Ich lade Sie jetzt ein, sich dieser beseelten und verkörperten Reise zur Heilung zu öffnen. Es ist mir eine große Ehre, Sie auf dieser Reise geleiten zu dürfen. Jeder kurze Abschnitt des Buches schließt mit einer konkreten Übung, die Ihnen helfen soll, die zuvor erläuterten theoretischen Zusammenhänge zu verstehen und die vermittelten Informationen durch eigenes Erleben zu verinnerlichen, wobei Ihnen jeweils ein Freiraum ermöglicht, über das Erlebte zu reflektieren und sich schriftlich darüber zu äußern. Da sich Ihre Beziehung zu diesen Übungen wahrscheinlich über einen längeren Zeitraum entwickeln wird, empfehle ich Ihnen hiermit auch, von Zeit zu Zeit auf frühere Abschnitte des Buches zurückzukommen. Dabei werden Ihre persönlichen Ausführungen zu Markern für Ihre persönliche Transformation. Die Heilung von einem Trauma erfordert Zeit und Geduld. Bei entsprechender Übung können Sie Ihr Gefühl der Freiheit in Körper und Geist verstärken. Ich hoffe, daß Sie auf diesem yogischen Pfad der Selbstentdeckung eine lebenslange Neugier entwickeln.

Die Reise der Übungen

1. Schaffen Sie Ihren heiligen Raum
2. Wahl und Freiheit
3. Festlegen einer Intention
4. Orientierung und Zentrierung
5. Beharrlichkeit und Stärke
6. Die dreiteilige Atmung
7. In der Kind-Haltung ruhen
8. Den Zeugen wecken
9. Ausgewogenes Atmen
10. Durch einen Strohhalm ausatmen
11. Die Bienenatmung
12. Entwickeln der sensorischen Wahrnehmung
13. Nähren des Nervensystems
14. Fließende Bewegungen halten die Wirbelsäule flexibel
15. Selbstmitgefühl
16. Abwechselndes Atmen durch beide Nasenöffnungen
17. Wärmende und kühlende Atmung
18. Frei fließende Bewegungen für die Faszien
19. Spiralbewegungen zur Auflösung von Streß
20. Instinkt und Intuition wecken
21. Verbindung mit Ihrem Zentrum
22. Erdendes Fließen
23. Meditation für liebende Güte
24. Sich verwurzeln, um sich zu erheben
25. Bewegungsmeditation
26. Sich vor dem Unbekannten verneigen
27. Öffnen des Herzens
28. Sich nach innen wenden
29. Ein erholsamer Neustart
30. Personalisieren Sie Ihre Übungsroutine

1 Mit Yoga vom Trauma genesen

Traumatische Ereignisse können bei uns das Gefühl hervorrufen, daß wir einen wichtigen Teil von uns verloren haben. Einige fühlen sich nach solch einem Erlebnis dauerhaft alarmiert und sind ständig auf der Hut, was oft in Form anhaltender physischer Anspannung zum Ausdruck kommt. Es ist, als würde man sich schon auf das nächste schockierende Ereignis oder den nächsten schrecklichen Verlust gefaßt machen. Vielleicht haben wir uns auch von unseren Emotionen und Körperempfindungen gelöst, um von problematischen Gefühlen und Erinnerungen Abstand nehmen zu können. Aber das Unterdrücken schmerzhafter Gefühle erschwert es auch, positive Empfindungen wie Liebe, Freude und inneren Frieden zuzulassen. Um ein Trauma heilen zu können, müssen wir uns mit unserem Körper anfreunden, und zwar in einem Tempo, das unseren individuellen Bedürfnissen entspricht; denn nur so können wir die Ressourcen entwickeln, die wir brauchen, damit wir uns für uns problematischen Emotionen, belastenden Symptomen und quälenden Erinnerungen mitfühlend nähern können.

In diesem Kapitel wird ein yogabasierter Weg zur Genesung von einem Trauma beschrieben. Zwar halten viele Menschen Yoga zunächst nur für eine Form der Körperübung, aber in Wahrheit beinhaltet Yoga auch eine Lebensphilosophie, die uns ein sinnvolles und zielorientiertes Leben ermöglichen soll. Deshalb beschäftigen wir uns im folgenden mit einer traumabewußten Sicht der acht Glieder des yogischen Weges; dazu zählen die ethischen Prinzipien, bestimmte Körperhaltungen, bewußtes Atmen und Meditationspraktiken, die unsere Aufmerksamkeit auf die heilende Kraft des gegenwärtigen Augenblicks richten. Kennen Sie dieses Fundament, werden Sie merken, daß alle in diesem Buch vorgestellten Übungen die Bedeutung der acht Glieder für die Traumaarbeit spiegeln.

Die Phasen der Traumagenesung

Die Genesung von einem Trauma verläuft in Phasen. In der ersten Phase geht es um die Entwicklung eines Gefühls der Sicherheit im gegenwärtigen Augenblick sowie um die Weiterentwicklung der Fähigkeit, sich liebevoll mit den eigenen Emotionen und Körperempfindungen zu befassen. In der zweiten Phase geht es um die Auseinandersetzung mit den Gefühlen und Erinnerungen, die mit den traumatischen Erlebnissen zusammenhängen. Dies kann zur dritten Phase der Traumaverarbeitung führen, in der es im Rahmen eines Trauerprozesses um Entlastung geht. Dies beinhaltet, sich von unzuträglichen Überzeugungen und langjährigen Spannungsmustern oder im Körper eingeschlossenen Energien zu lösen. Die drei Phasen der Traumaarbeit verlaufen allerdings eher spiralförmig als linear. Es geht nicht darum, eine Folge vorgeschriebener Schritte korrekt auszuführen, sondern Sie sollen sich in den drei Phasen frei bewegen, was bedeuten kann, daß man zu einer früheren Phase zurückkehrt oder in mehreren Phasen gleichzeitig agiert.

Auch eine Praxis des Kripalu-Yoga, einer sanften Yoga-Form, die dazu anregt, der Weisheit des eigenen Körpers zu lauschen, um sich von ihr bei Bewegungen, körperlicher Heilung und spiritueller Transformation geleiten zu lassen, umfaßt drei Phasen, die dem Prozeß der Traumaheilung entsprechen. Die *erste* dieser *Phasen* ist die der *bewußten Praxis*, die Übenden helfen soll, sowohl körperliches Durchhaltevermögen als auch einen mentalen Fokus zu entwickeln, indem sie die verschiedenen Yoga-Haltungen einnehmen und dabei das Gewahrsein ihres eigenen Körpers und ihrer Atmung stärken. In dieser Phase vergegenwärtigen Sie sich, wenn Sie sich auf die Yoga-Matte begeben und den Boden als Unterstützung spüren, ein Gefühl der Beständigkeit. Mit der Zeit lernen Sie dann, der Zuverlässigkeit der Unterstützung zu vertrauen, die Ihre Yoga-Matte Ihnen bietet. So wird diese zum »heiligen Boden«, und jede Rückkehr auf sie wird zu einer Pilgerreise, die Sie zu Ihrem Körper, Geist und Herzen und Ihrer Seele führt. In dieser ersten Phase kann es nützlich sein, sich eine Struktur für eine bestimmte Übungshaltung vorzugeben oder einen Zeitrahmen für die Übung zu setzen. Meist wird empfohlen, in dieser ersten Phase die Augen offen zu halten, weil Ihnen das helfen kann, sich auf Signale im Raum hin zu orientieren, die Sie daran erinnern, daß Sie in Sicherheit sind. Nützlich sind auch Bewegungs- oder Atemübungen, die Ihnen helfen, sich befähigt und geerdet zu fühlen.

Die *zweite Phase* einer Kripalu-Yoga-Praxis hat den Namen *In der Haltung verweilen.* Sie lädt dazu ein, sich dem inneren Erleben zu überantworten. Sie richten Ihre Aufmerksamkeit nun nach innen, um über längere Zeitspannen in bestimmten Haltungen zu bleiben und dabei eventuell sogar die Augen zu schließen, um die subtilen Atembewegungen und Ihre inneren Empfindungen zu spüren. Das Sich-Vertiefen beinhaltet, neugierig zu verfolgen, was Sie erleben, und sich zu gestatten, den eigenen Empfindungen und eventuellen Assoziationen oder Erinnerungen, die im Laufe des Prozesses auftauchen, zu folgen. Sie werden möglicherweise eine Tendenz bemerken, beurteilen zu wollen, ob Ihre Empfindungen »gut« oder »schlecht« sind; doch diese Phase der Praxis lädt Sie ein zu erforschen, was geschieht, wenn Sie sich ohne jedes Urteil Ihrem somatischen Erleben widmen. Vielleicht erforschen Sie dann irgendwann einen angespannten Bereich in Ihrem Körper. Beispielsweise könnten Sie in eine Anspannung im Bereich der Brust oder Kehle hineinatmen, während Sie eine weitende Körperhaltung erforschen, die Erinnerungen an Situationen weckt, in denen Sie Ihr Herz haben schützen müssen. Während Sie sich von Belastungen infolge früherer traumatischer Ereignisse lösen, tauchen im Laufe des Heilungsprozesses häufig Emotionen wie Trauer auf. Bei ausreichender Unterstützung kann die sanfte Öffnung, die mit der Verletzlichkeit infolge einer emotionalen Befreiung verbunden ist, zu einem neuartigen Gefühl der Freiheit in Körper und Geist führen.

Die dritte Phase der Kripalu-Yoga-Praxis, *Meditation ist Bewegung*, ist eine Einladung, den eigenen Körper frei zu bewegen, wohin auch immer Ihr Empfinden Sie führen mag. Sie folgen intuitiv Ihren Impulsen zu atmen oder sich zu bewegen, statt möglichst exakt eine bestimmte traditionelle Yoga-Haltung einzunehmen. So können Sie spontan das neuartige Empfinden von Freiheit und Möglichkeit erforschen, während Sie in der schrankenlosen Energie eines offenen Herzens spielen. Meditation in Bewegung löst sich in der Regel irgendwann in Stille auf. Während Sie sitzend oder auf dem Rücken liegend in Stille ruhen, können Sie die Auswirkungen Ihrer Yoga-Übung auf Körper und Geist erleben. Körperliche und emotionale Anspannung loszulassen wirkt befreiend, aber weil diese defensiven Haltemuster Sie möglicherweise viele Jahre lang geschützt haben, können Sie sich bei dem Versuch, sich davon zu lösen, verunsichert und ungeschützt fühlen. Tritt dies ein, kann es sinnvoll sein, zur Struktur der bewußten Praxis, also zu Phase 1, zurückzukehren. Wie die Phasen der Traumaheilung sind auch die drei Phasen der Kripalu-Yoga-Praxis nicht hierarchisch zu verstehen, und ihre Umsetzung erfolgt nicht unbedingt immer linear.

Letztlich ist die Heilung eines Traumas sowohl eine persönliche als auch eine kollektive Reise. Sie ermöglicht Ihnen, die tiefe Gewißheit zu erlangen, daß Sie in diese Welt gehören, und die Wiederherstellung Ihrer persönlichen Verkörperung ist fest mit Ihrer Beziehung zur Erde verbunden. Yoga lädt Sie ein, Ihren Körper zu spüren, indem Sie darauf achten, wo Ihr Körper Kontakt zum Boden hat, und Ihre Energie in der Schwerkraft zu verwurzeln. Manchmal führt die Wiederverbindung mit der Erde zu einem akuten Gewahrsein der historischen und weiterhin bestehenden Imbalancen auf dem Planeten Erde, beispielsweise in Form des Klimawandels und der unzähligen Ungerechtigkeiten gegenüber Ureinwohnern und ihrem Land. Wenn Sie in einen Zustand der Hoffnungslosigkeit zu verfallen drohen, kann Yoga Ihnen helfen, sich für diese leidende Welt zu engagieren. Sie entwickeln Ihr Gefühl dafür, daß eine neuartige, bessere Zukunft möglich ist, und gestehen sich gleichzeitig zu, in Beziehung zu sich selbst und der Welt, so wie sie ist, zu treten. Diese Spannung zwischen Gegensätzen wird zu einem fruchtbaren Boden, auf dem Sie die Samen der Veränderung aussähen können.

Basierend auf diesem Verständnis des yogischen Pfades zur Traumaheilung beginnt Ihr Weg zur Genesung mit der Einladung, einen sicheren und heiligen Raum für die Übung zu schaffen. Ich empfehle Ihnen, zu Ihrem persönlichen heiligen Raum jedesmal zurückzukehren, wenn Sie mit diesem Buch arbeiten.

Ein heiliger Raum

Heilung ist nur möglich, wenn Sie sich sicher fühlen. Bei Menschen, die Traumata erlebt haben, kann die Fähigkeit, sich sicher, ruhig oder entspannt zu fühlen, jedoch beeinträchtigt sein. Die Heilung setzt ein Gefühl der Sicherheit im gegenwärtigen Augenblick voraus. Die Wiederherstellung dieses Gefühls der eigenen Sicherheit kann einige Zeit dauern, weil der Körper durch traumatischen Streß belastet wird (Scaer 2014; van der Kolk et al. 2014). Ein Empfinden von Sicherheit läßt sich weder erzwingen noch vortäuschen. Wir können Belastungsempfindungen, Defensivität und Anspannung nicht übergehen. Vielmehr sind diese Reaktionen Ausdruck einer gewissen Intelligenz, und ich empfehle Ihnen, nach einem »hinreichend sicheren« Erlebnis zu suchen, das Ihnen ermöglicht, sich Ihren Ängsten, Verlusten und sanften Emotionen zu widmen.

Für die Entwicklung dieses inneren Empfindens von Sicherheit ist eine ruhige und friedliche Umgebung für die eigene Yoga-Praxis nützlich. Vielleicht finden Sie so etwas in einem Yoga-Kurs; doch wenn Sie gerade damit beginnen, einen Übungsplan für zu Hause zu entwickeln, empfehle ich Ihnen, ein wenig Zeit darauf zu verwenden, einen Raum zu schaffen, den Sie als nährend für Ihren Körper und Geist empfinden. Solch ein heilender Raum kann ein bestimmtes Zimmer oder ein Bereich in Ihrem Haus sein, wo es ruhiger ist, wo Ordnung herrscht und wo Sie sich ungestört bewegen und Ihre Verletzlichkeit zum Ausdruck bringen können, ohne sich gehemmt zu fühlen. Wenn Sie mit anderen Menschen zusammenleben, können Sie herausfinden, welche Grenzen Sie setzen müssen, um Ihren heilenden Raum zu schützen. Kann beispielsweise jemand anderes auf Ihre kleinen Kinder aufpassen? Oder können Sie beim Üben ein »Bitte nicht stören«-Schild an die Tür hängen?

Der heilende Raum sollte auch ein Ort sein, dessen Schönheit Ihre Sinne beruhigt. Sie können dort Naturobjekte wie Blumen, Pflanzen, schöne Steine oder Muschelschalen aufbewahren. Sie können den Raum auch mit Gegenständen, die einen angenehmen Duft verbreiten, ausschmücken, beispielsweise mit einer Kerze oder einem Aromaöl. Sie können sogar einen kleinen Tisch zum Altar machen, auf den Sie ein paar speziell hierfür ausgewählte Gegenstände plazieren, die Sie an die angestrebte heilende Wirkung Ihrer Yoga-Praxis erinnern. Wollen Sie Ihren heilenden Raum durch Klang anreichern, können Sie dort eine Frieden fördernde Musik abspielen oder einen kleinen Brunnen installieren, um die Geräusche von sich bewegendem Wasser zu hören. Sie können in Ihrem Raum auch Fotos aufhängen, etwa Bilder von sich selbst als Kind, um sich daran zu erinnern, daß Sie diesem eigenen Anteil liebende Güte übermitteln wollen. Sie können aber auch ein Foto von einem anderen Menschen aus Ihrem Leben wählen, der für Sie eine nährende und liebende Präsenz ist oder war.

Für Ihre Yoga-Praxis ist eine Yoga-Matte von Nutzen, ebenso wie ein paar Decken, die Wärme und Behagen fördern, und außerdem ein paar Yoga-Blöcke und ein Yoga-Gurt, der Ihnen hilft, bestimmte Körperhaltungen einzunehmen (und darin zu bleiben). Vielleicht ist es für Sie persönlich auch sinnvoll, in Ihrem heiligen Raum einen Stuhl oder Sessel zu haben, damit Sie nicht grundsätzlich auf dem Boden zu sitzen brauchen. Obwohl ich die genannten Hilfsmittel empfehle, sind sie nicht zwingend erforderlich. Bei der Entwicklung Ihres persönlichen Yoga-Übungsplans können Sie Ihrer Phantasie freien Lauf lassen. Beispielsweise können Sie statt einer Yoga-Matte auch ein Handtuch benutzen, Yoga-Blöcke lassen sich durch einen Bücherstapel ersetzen, und als Yoga-Gurt können Sie ein Tuch benutzen.

Im Idealfall fühlen Sie sich in Ihrem heiligen Raum so sicher, daß Sie sich dort entspannen können. Ganz gleich, ob sich solch ein Raum in der Natur befindet oder ob er von Menschenhand geschaffen ist, er vermittelt ein Gefühl des

Trostes und macht es möglich, sich von den unvorhersehbaren oder chaotischen Aspekten des Lebens zu erholen. Beispielsweise können Sie sich vorstellen, daß Sie am Meer stehen oder sich an einem wunderschönen Ort des Gebets befinden. Solche Orte regen dazu an, die eigenen Ängste zu überwinden. Auf dieser Grundlage von Sicherheit können Sie Ihren Körper und Geist auf Anspannungsmuster oder Veränderungen der Atmung hin beobachten, die auftreten, wenn Sie traumabedingte Emotionen aus Ihrem Körper lösen. Wenn während Ihres Übungsprogramms Gefühle wie Traurigkeit, Furcht oder Wut auftauchen, können Sie sich dafür entscheiden, Ihre Aufmerksamkeit auf sensorische Details in Ihrem Raum zu richten, die Ihnen helfen, ein Gefühl der Leichtigkeit zu entwickeln.

ÜBUNG 1

Schaffen Sie Ihren heiligen Raum

Nehmen Sie sich ein wenig Zeit, und notieren Sie sich Ideen, die Ihnen helfen könnten, einen heiligen Raum zu schaffen. Was müssen Sie tun, um bei sich zu Hause einen Ort für Ihre Yoga-Übung zu reservieren? Wünschen Sie sich bestimmte Gegenstände in Ihrem Raum für die Yoga-Praxis? Beispielsweise Blumen, eine Kerze, Naturobjekte oder Fotos? Was würde Sie unterstützen, wenn Sie sich problematischen Emotionen zuwenden wollen? Würden Sie gern Musik hören? Oder wäre Ihnen Stille lieber? Sobald Sie eine Vorstellung von einer idealen Umgebung für Ihre Übung entwickelt haben, können Sie sich daran machen, diese Vision zu verwirklichen.

Die Freiheit zu wählen

Charakteristisch für Traumata ist der Verlust der Möglichkeit, selbst zu entscheiden, was mit einem geschieht. Bedrohliche Erlebnisse können das Gefühl hervorrufen, daß man gefangen, hilflos oder machtlos ist. Deshalb ist mit der Genesung von einem Trauma die Realisation verbunden, daß man in der gegenwärtigen Situation Wahlmöglichkeiten hat. Sie können selbst entscheiden, ob Sie sich mit einer bestimmten Übung beschäftigen wollen, und Sie können die Arbeit an einer Übung jederzeit beenden. Sie allein entscheiden während jeder Übung, wie Sie sich bewegen und wie Sie atmen. Das ist besonders wichtig, wenn Sie solche Entscheidungen während Ihres traumatischen Erlebnisses nicht treffen konnten. Ebenso ist es Ihre Sache, ob Sie mit offenen oder geschlossenen Augen üben. Weil Yoga sowohl entspannend und besänftigend als auch energetisierend und kräftigend wirken kann, können Sie die Übungen, die Sie auswählen, so variieren, daß sie jeweils auf Ihre Bedürfnisse an einem bestimmten Tag abgestimmt sind.

Diese Wahlmöglichkeiten auf der Yoga-Matte zu erforschen ist ein wichtiger Teil des Heilungsprozesses, der Ihnen helfen kann, sich an Ihre vielen Wahlmöglichkeiten draußen in der Welt zu erinnern. Beispielsweise können Sie entscheiden, was Sie essen, was Sie sich im Fernsehen anschauen und wann Sie am Abend schlafen gehen. Wenn Sie auf Ihren Körper achten, können Sie jede derartige Entscheidung so treffen, daß sie Ihrer körperlichen Gesundheit zugute kommt, Streß lindert und Ihr Wohlbefinden fördert. Jede Entscheidung ermöglicht Ihnen, Ihre kostbare Zeit so zu verbringen, daß das, was Sie tun, nährend auf Sie wirkt.

David Emerson (2015/2015) hat im Rahmen seines traumasensiblen Yoga-Programms darauf hingewiesen, daß Entscheidungsfreiheit für das Gefühl der Sicherheit unabdingbar ist. Wenn wir keine Wahl haben, können wir uns gefangen fühlen, und das führt augenblicklich dazu, daß unser Nervensystem eine Gefahr wittert. Die Möglichkeit, frei zu wählen, fördert das Gefühl, kompetent zu sein. Dies ist besonders wichtig, wenn Menschen sich leicht in Gefühlen der Machtlosigkeit und Hilflosigkeit verfangen. Die in der nächsten Übung aufgeführten Aussagen sind als Erinnerungen an die vielen Wahlmöglichkeiten zu verstehen, die uns bei unserer persönlichen Yoga-Praxis unterstützen können. Falls Sie Yoga-Lehrer sind, können diese Aussagen Ihnen helfen, Ihre Schüler anzuleiten, denn wir sollten uns über unsere sprachliche Ausdrucksweise klar sein, wenn wir Menschen durch eine therapeutische Yoga-Übung geleiten.

Emerson rät zu einer »einladenden Sprache«, statt Schüler oder Klienten in eine bestimmte Yoga-Haltung »hineinzudirigieren«. Beispielsweise können Sie etwas sagen wie: »Schauen Sie einmal, ob Sie Lust haben, Ihre Arme über den Kopf zu erheben« oder: »Achten Sie darauf, wie Sie sich fühlen, während Sie Ihren Körper in diese Form versetzen.« Denken Sie immer daran, daß es beim Yoga darum geht, Ihre wahre Natur, Ihr Zuhause, zu erreichen.

ÜBUNG 2

Wahl und Freiheit

Wir schauen uns nun einige Beispiele für Aussagen an, die im Rahmen der Yoga-Praxis zu freien Entscheidungen ermutigen.

- Kein Mensch sieht in einer Yoga-Haltung so aus wie ein anderer.
- Wie eine Yoga-Haltung auf einen Betrachter wirkt, interessiert uns nicht.
- Sie dürfen die Art, wie Sie Ihren Körper bewegen, jederzeit verändern.
- Es steht Ihnen frei, diese [Yoga-Haltung, Atemübung, Meditationsübung usw.] nicht auszuführen.
- Sie können Ihre Augen offen halten oder schließen.
- Finden Sie heraus, wie Sie in dieser Haltung atmen wollen.
- Stellen Sie fest, wie es für Sie ist, wenn Sie sich diese Haltung zu eigen machen.
- Stimmen Sie sich in Ihr inneres Erleben ein.
- Wie möchten Sie Ihren Körper jetzt bewegen?
- Lassen Sie sich von Ihren Empfindungen leiten.
- Sie können so oft pausieren wie nötig.
- Stellen Sie fest, wie es für Sie ist, den Blick auf etwas zu richten, das Ihnen hilft, sich ruhig und friedlich zu fühlen.
- Erforschen Sie, wie es für Sie ist, Ihre Hände in eine Position zu bringen, die Ihnen zu dem Gefühl verhilft, im gegenwärtigen Augenblick geerdet zu sein.
- Gibt es ein Wort oder einen kurzen Ausdruck, den Sie im Moment gern zu sich selbst sagen würden, um Ihren Geist auf eine positive Intention zu fokussieren?

Verwenden Sie nun ein wenig Zeit darauf festzustellen, wie Sie sich fühlen, während Sie über die obigen Äußerungen nachdenken, die Sie dazu ermutigen sollen, Ihr Vertrauen auf die Weisheit Ihres Körpers zur Grundlage Ihrer Übung zu machen. Wenn Sie möchten, können Sie Ihre Reflexionen und eventuelle weitere Wahlmöglichkeiten, die Sie gern zur Unterstützung Ihrer Praxis einschließen wollen, im folgenden notieren.

Die acht Glieder des Yoga

Das erste Glied: Die Samen der Veränderung (Yamas)

In Patanjalis klassischem *Yoga-Sutra*, das um das vierte oder fünfte Jahrhundert unserer Zeitrechnung entstanden sein muß, werden die acht Glieder eines Yoga-Pfades erläutert, zu denen ethische Prinzipien, Körperhaltungen, Atemgewahrsein und Anleitung zur Meditation zählen (Patanjali 2003/2010). Das erste dieser Glieder sind die fünf Yamas. Das Sanskrit-Wort *Yama* bedeutet »Kontrolle«; doch man sollte die fünf Yamas besser als ethische und moralische Prinzipien verstehen, die uns helfen, eine gütige, ehrliche und respektvolle Beziehung zu uns selbst und der Welt zu entwickeln.

DIE FÜNF YAMAS

1. *Ahimsa*: Gewaltlosigkeit
2. *Asteya*: nicht stehlen
3. *Aparigraha*: keine Gier
4. *Bramacharya*: Mäßigung
5. *Satya*: Wahrhaftigkeit

Die erste Yama ist *Ahimsa*, was übersetzt »Nichtverletzung« oder »Gewaltlosigkeit« im Denken und Handeln bedeutet. Die nächsten beiden Yamas – *Asteya* und *Aparigraha* – werden als »Nicht-Stehlen« und »Nicht-Gier« übersetzt. Diese Prinzipien kann man unter anderem in dem Sinne verstehen, daß sie uns dazu anregen, uns von der Überzeugung, daß wir unzulänglich sind oder nicht genug haben, zu lösen, weil derartige Überzeugungen uns dazu verleiten können, mehr zu nehmen, als wir brauchen. Stellen Sie sich vor, Sie gießen Tee in eine Tasse mit einem Riß. Sie können so viel hineingießen, wie Sie wollen; Sie werden es niemals schaffen, die Tasse zu füllen. Ähnlich verhält es sich mit dem Greifen nach Objekten, Nahrung oder Menschen mit dem Ziel, einen verborgenen Mangel auszugleichen: Es wird Ihnen unter solchen Umständen nie gelingen. Yoga lädt uns zur Auseinandersetzung mit eventuell vorhandenen unterschwelligen Verletzungen ein, die derartige unzutreffende Überzeugungen auflodern lassen, so daß Sie sich von einer Neigung, sich unablässig um »mehr« zu bemühen, lösen können.

Die vierte Yama, *Bramacharya*, bezieht sich auf den Prozeß, in dem wir unser Handeln und Verhalten mit unserem höchsten Selbst oder unserer Seele in Einklang bringen. Im Sinne einer traumabewußten Sicht rät uns dieses Prinzip, unsere Energie weise zu nutzen, damit wir bestmöglich für uns selbst sorgen können. Die meisten Menschen neigen dazu, ihre Energie zu verschenken. Das kann beispielsweise passieren, wenn wir uns um andere kümmern oder anderen zu Gefallen zu sein versuchen und unsere eigenen Bedürfnisse deshalb unerfüllt bleiben. Vielleicht verwenden wir auch zuviel Zeit darauf, im Internet zu surfen, oder wir sehen zuviel fern. Bramacharya lädt zur Mäßigung ein. Deshalb beobachten wir, wo und wie wir unsere Zeit verbringen, damit wir unsere Energie so lenken können, daß sie unserem körperlichen und spirituellen Wohlbefinden am dienlichsten ist. Die fünfte Yama, *Satya*, lädt dazu ein, hinsichtlich der eigenen Gefühle, Gedanken und Handlungen sich selbst gegenüber wahrhaftig und ehrlich zu bleiben. Ehrlichkeit hilft uns, unsere Bedürfnisse zu erkennen, unsere Begrenztheit zu respektieren und Menschen, die uns nicht respektvoll behandeln, Grenzen zu setzen.

Die Yamas stehen am Anfang einer Reise nach innen mit dem Ziel, zu entdecken, wer wir wirklich sind. Sie unterstützen die Heilung von Traumata, weil sie uns dazu anhalten, eine tiefere Beziehung zu uns selbst zu entwickeln – eine Beziehung, die über die Rollen, die wir im Leben spielen, sowie über die uns selbst betreffenden Überzeugungen hinausgeht. Wir alle erlernen Verhaltensweisen und verinnerlichen Gedanken über uns selbst und die Welt. Manche Überzeugungen und Verhaltensweisen stärken unser Gefühl der Freiheit und der eigenen Möglichkeiten, wohingegen andere uns dazu bringen, uns eingeschränkter und ängstlicher zu fühlen. Insbesondere Kindheitstraumata können bewirken, daß wir negative oder schädliche Überzeugungen verinnerlichen, die uns selbst und die Welt betreffen. Werden wir beispielsweise in unserer Kindheit und Jugend kritisiert, herabgesetzt oder beschämt, können uns unzutreffende Überzeugungen beeinflussen, denen zufolge wir es nicht wert sind, geliebt zu werden, oder es nicht verdienen, glücklich zu sein. Auch können wir zu dem falschen Schluß kommen, daß wir nie in diese Welt hineingehören werden. Es kann auch sein, daß wir anderen Menschen grundsätzlich nicht vertrauen und ihnen gegenüber ständig auf der Hut sind. Bleiben solche frühen Einflüsse unberücksichtigt, können sich schädliche Verhaltensweisen uns selbst und anderen gegenüber verfestigen.

Eine Möglichkeit, die Yamas in die Yoga-Praxis einzubeziehen, besteht darin, eine Intention festzulegen, um unsere Energie zu fokussieren, und so unserer Übung einen Sinn zu geben. Im Sanskrit ist eine Intention ein *Sankalpa*, wobei *san* eine »Verbindung zur höchsten Wahrheit« bezeichnet und *kalpa* als »Gelübde« übersetzt wird. Eine Intention können wir in jede Yoga-Übung integrieren, indem wir ein Wort, ein Geräusch oder eine kurze Phrase (auch *Mantra* genannt) wählen, etwas, das mit unserer Vorstellung darüber, wie wir leben wollen, im Einklang steht. Wollen Sie beispielsweise weniger selbstkritisch sein, könnte Ihr Mantra lauten: »Ich liebe und akzeptiere mich so, wie ich bin.« Und wenn Sie leicht abgelenkt werden oder sich nicht mit sich selbst verbunden fühlen, könnten Sie als Mantra wählen: »Ich bin präsent.« Falls es Ihnen schwerfällt, Worte zu finden, die Ihnen helfen, Ihren Geist zu fokussieren, können Sie den Klang *Om* nutzen, wenn Sie sich auf Ihrer Yoga-Matte niederlassen. *Om* könnte man als »Essenz des Lebens« übersetzen. Nutzen Sie diesen Klang als Intention, kann Ihnen das ermöglichen, die Schwingung des Gefühls, das der Klang hervorruft, aufzunehmen und dadurch den Geist zur Ruhe kommen zu lassen.

Letztlich liefert Ihre Intention Ihnen die Energie, die Sie für Ihre Aktivitäten in der Welt brauchen, und dadurch wiederum können Sie zu der Person werden, die zu sein Ihnen bestimmt ist. Sie können bei Ihrer Yoga-Übung viele Monate oder sogar Jahre mit ein und derselben Intention arbeiten. Vielleicht haben Sie aber auch das Bedürfnis, im Laufe Ihres Entwicklungsprozesses Ihre Intention zu verändern. Am wichtigsten aber ist, daß Sie sich, nachdem Sie Ihre Intention festgelegt haben, selbst erlauben, dem wichtigen Prozeß, den Sie initiiert haben, zu vertrauen und sich ihm hinzugeben. So als würden Sie im Garten Ihres Geistes einen Samen säen, enthält diese Intention das Potential für Ihre Visionen und Träume. Und ebenso wie Sie die Entwicklung eines Samens nicht erzwingen oder beschleunigen können, müssen Sie zulassen, daß Ihre Intention vollständig zum Ausdruck gelangt, wenn die Zeit dafür gekommen ist.

Oft sind die stattfindenden Veränderungen subtil. Es geschieht nicht alles gleichzeitig. Veränderungen akkumulieren sich, bis sich plötzlich Ihre Perspektive verändert hat. So wie uns die Veränderung des Weges der Sonne am Himmel vom Winter zum Frühling und Sommer geleitet, erwacht auch unser inneres Licht über eine längere Zeitspanne. Es mag dunkle Tage geben, die uns Vertrauen zur Wirkung von Großzügigkeit und Liebe abverlangen. Doch unsere Intentionen und Handlungen prägen unser Leben in jedem Fall Tag für Tag. Durch dieses aktive Engagement für unsere Ideale schaffen wir Veränderung und beteiligen wir uns an der Gestaltung einer stärker von Weisheit und Güte geprägten Welt.

ÜBUNG 3

Festlegen einer Intention

Ich möchte Sie einladen, eine Intention zu formulieren, die Sie in Ihrer Entwicklung unterstützt. Die folgenden Fragen sollen Ihnen helfen, für diesen Zweck ein Wort oder einen Ausdruck zu wählen. Was würden Sie momentan in Ihrem Leben verändern oder wovon würden Sie sich lösen wollen? Was würden Sie gern stärker entwickeln? Was, glauben Sie, was Ihnen helfen würde, das Beste aus Ihrem Leben zu machen?

Es folgen ein paar Ideen, die Ihnen helfen könnten, im Sinne Ihrer Ziele aktiv zu werden.

- Ich bin präsent.
- Ich höre meinem Körper zu.
- Ich bin mutig, fähig und stark.
- Ich bin wichtig.
- Ich verdiene es, daß ich mir Zeit für mich nehme.
- Ich liebe und akzeptiere mich, wie ich bin.
- Ich bin weise.
- Ich bin resilient.
- Ich bin voller Freude.
- Ich bin ruhig und gelassen.
- Ich werde unterstützt.
- Ich bin entspannt.
- *Om.*

Falls Sie Traumata erlebt haben, fällt es Ihnen vielleicht schwer, zu positiven Gefühlen oder Überzeugungen, die sich auf Sie selbst beziehen, Zugang zu finden. Dennoch ist es Ihr Geburtsrecht, geliebt zu werden. Sie sind und waren es immer wert, Fürsorge, Güte, Großzügigkeit und Aufmerksamkeit zu erfahren. Ich lade Sie ein, sich mit dieser Wahrheit in Einklang zu bringen und sich die Zeit zu nehmen, Ihre eigenen Intentionen aufzuschreiben, entweder inspiriert von der obigen Liste oder Ihren anderweitigen persönlichen Bedürfnissen angepaßt.

Falls Ihnen auf der Suche nach einer eigenen Intention nichts in den Sinn kommt, können Sie auch mit einer Intention von Neugier an die Übung herantreten. Ein offener Geist ist an und für sich selbst eine machtvolle Intention. Nachdem Sie eine Intention gewählt haben, können Sie Ihr Wort oder Ihren Ausdruck entweder laut aussprechen oder innerlich rezitieren und dies vor jeder Übung zwei- oder dreimal wiederholen. Dies hilft Ihnen, jeder physischen Yoga-Übung einen Sinn zu geben, indem es Sie mit dem Empfinden einer größeren Tiefe verbindet. Lassen Sie sich am Ende der Übung ein wenig Zeit, um sich erneut Ihre Intention zu vergegenwärtigen, und achten Sie dabei auf eventuelle Anzeichen für Veränderungen in Körper und Geist.

Das zweite Glied: Erkenne dich selbst (Niyamas)

Die *Niyamas*, das zweite Glied des Yoga, sind fünf ethische Grundsätze, die unsere Beziehung zu uns selbst und der Welt veredeln. Die erste Niyama ist *Saucha*, was man als »Reinheit, Sauberkeit« übersetzen kann. Sie bezieht sich auf Entscheidungen bezüglich unseres Umgangs mit uns selbst und anderen Menschen. Beispielsweise hilft uns Saucha zu erkennen, daß wir ein Übermaß an Zucker, Medieninhalten oder schädlichen Substanzen konsumieren, wodurch es uns möglich wird, Veränderungen zu initiieren, die unserer Gesundheit zugute kommen und unser inneres Gleichgewicht verbessern. Saucha beinhaltet auch, daß wir persönliche Verantwortung für unser Denken und Verhalten übernehmen und dadurch besser mit den Intentionen unserer Seele im Einklang leben.

DIE FÜNF NIYAMAS

1. *Saucha*: Reinheit
2. *Santosha*: Zufriedenheit
3. *Tapas*: Selbstdisziplin
4. *Svadhyaya*: Selbsterforschung
5. *Ishvara pranidhana*: Überantwortung an eine höhere Macht

Die zweite Niyama ist *Santosha*, »Zufriedenheit«. Sie geleitet uns zu der Erkenntnis, daß wir schon ganz sind und genug haben. Statt daß wir weiter unserem Drang folgen, immer mehr anzusammeln, werden wir dazu angeregt, das Leben so zu genießen, wie es ist, obwohl es unvermeidlich immer wieder Zeiten geben wird, in denen wir Schmerzen und Verluste erleben. In solchen schweren Zeiten können wir uns auf die dritte Niyama, *Tapas*, stützen, die ein diszipliniertes Bemühen um Selbsttransformation fördert. Traumatische Ereignisse können Hilflosigkeit hervorrufen und das Gefühl erzeugen, daß nichts, was wir tun können, etwas am Resultat unseres Lebens zu verändern vermag. *Tapas* bezieht sich auf die Eigenschaft einiger Yoga-Praktiken, ein inneres Feuer anzufachen und uns so zu helfen, uns aus dem Zustand der Stagnation zu befreien.

Die vierte Niyama, *Svadhyaya* oder »Selbsterforschung«, beinhaltet, die eigenen Gedanken, Gefühle und Verhaltensweisen zu beobachten, die in Reaktion auf innere oder äußere Lebensumstände auftauchen. Selbsterforschung ermöglicht uns, jene Weisheit zu entwickeln, die jede gewohnheitsmäßige oder reflexartige Reaktion verfeinert. Jedes disziplinierte Bemühen um persönliche Transformation muß ergänzt werden durch unser Akzeptieren dessen, wie wir sind – was zur fünften Niyama führt, *Ishvara pranidhana*, die dazu einlädt, sich zu überantworten und sich von jenen Aspekten des Lebens zu lösen, die wir nicht verändern können. Wenn wir uns von dem Bedürfnis nach Kontrolle über unsere Prozesse lösen, schaffen wir Raum für Neues und Unerwartetes. Sich zu überantworten beinhaltet, daß wir auf unserer Heilungsreise auf unsere intrinsische Weisheit vertrauen.

Die Wirkung der Niyamas zielt insgesamt auf die Entwicklung von Selbstkenntnis. Das Sanskrit-Wort *Jnana* und das englische Wort *know* sind etymologisch beide mit dem griechischen Wort *Gnosis* verwandt. Und den Eingang des altgriechischen Apollo-Tempels in Delphi ziert die Inschrift *»Erkenne dich selbst«*. Man kann diesen Satz als Einladung, den eigenen Charakter zu studieren, verstehen – sowohl seine Beschränkungen als auch seine Stärken. Statt unsere persönlichen Schwächen und Verletzlichkeiten zu ignorieren, können wir auch unsere Selbstkenntnis entwickeln, um bestmöglich für unsere emotionale, psychische und körperliche Gesundheit zu sorgen.

Indem wir zu mitfühlenden Zeugen unseres Körpers und Geistes werden, schaffen wir eine solide Grundlage für Selbstkenntnis. Manchmal reagiert unser Körper auf ein belastendes Ereignis schon, bevor uns ein Trigger überhaupt bewußt geworden ist. Auch ohne bewußtes Gewahrsein veranlaßt unser Nervensystem in Reaktion auf Streß die Ausschüttung von chemischen Stoffen wie Kortisol und Adrenalin. Dies ist einer der Gründe dafür, daß wir uns von Traumasymptomen nicht ausschließlich durch Denken befreien können, sondern für eine möglichst umfassende Heilung den Körper einbeziehen müssen, und dabei kann eine regelmäßige Yoga-Praxis eine wichtige Rolle spielen.

Mit Hilfe von *Svadhyaya*, des Prozesses der Selbsterforschung, können wir lernen, Anzeichen dafür zu erkennen, daß unser Körper auf eine Bedrohung reagiert und deshalb in einen Defensivzustand wechselt. Beispielsweise könnten wir die Stirn runzeln, den Unterkiefer anspannen, die Hände zu Fäusten ballen oder das Gesäß zusammenkneifen. Manchmal verspüren wir in Situationen Angst oder reagieren defensiv, in denen keine Gefahr besteht. In anderen Fällen übersehen wir Signale, die zu Recht vermuten lassen, daß eine Situation oder ein bestimmter Mensch tatsächlich gefährlich ist. Mit der Zeit und durch Training können wir unser Nervensystem so beeinflussen, daß es habituelle und konditionierte Arten, auf die Welt zu reagieren, wie die beschriebenen, überwindet. Wir können üben, dieses innere Gewahrsein immer dann zu trainieren, wenn wir eine Yoga-Übung ausführen, und die so erschlossene Information dann nutzen, um uns besser um uns selbst zu kümmern, indem wir daran arbeiten, unseren Geist und Körper entweder zu trainieren oder zu entspannen.

Wichtig ist auch das Bewußtsein dessen, daß es keinen Zustand des Nervensystems gibt, der an und für sich schlecht, falsch oder schadhaft ist. Vielmehr ermöglicht uns der jeweilige Zustand unseres Nervensystems, zu unterschiedlichen Emotionen und Empfindungen in Kontakt zu treten. Befinden wir uns beispielsweise in einem Defensivzustand, spüren wir möglicherweise den Puls in unserer Brust oder merken, daß wir flach atmen. Verstärken wir dann unsere Wahrnehmung dieser Empfindungen, können wir zu unterscheiden lernen, ob unsere Reaktion einen Bereich in unserem gegenwärtigen Leben spiegelt, der ein Gefühl der Unsicherheit in uns hervorruft: Sie sich nicht sicher fühlen. Wenn Sie tatsächlich in einer Situation sind, die Sie als bedrohlich empfinden, wählen Sie am besten ein Verhalten, das Ihnen hilft, sich selbst zu schützen. Sie könnten damit experimentieren, eine Grenze zu setzen, wenn sich jemand Ihnen gegenüber respektlos verhält, oder Sie können eine Freundschaft mit jemandem, der Ihnen schadet, beenden.

Ist Ihre Defensivreaktion hingegen mit Erinnerungen an schwierige Situationen in der Vergangenheit verbunden, sind Sie vielleicht noch nicht in der Lage, sich mit entsprechenden Gefühlen und Erinnerungen auseinanderzusetzen. Sie können diese Fähigkeit aber allmählich entwickeln. Nötigenfalls können Sie sich in Ihrer Umgebung umschauen und erkennen, daß es aktuell keine Bedrohung gibt. Dies ist eine Möglichkeit, sich von unnötigen Defensivreaktionen zu lösen. Dazu versetzen Sie sich in eine Haltung, die Ihnen hilft, emotionale Anspannung loszulassen, oder Sie treten auf eine Weise zu Ihrer Atmung in Kontakt, die beruhigend auf Ihr Nervensystem wirkt.

Zu Beginn Ihrer mutigen Reise zur Verkörperung empfehle ich Ihnen die im folgenden beschriebene Zentrierungsübung, in der Sie beobachten sollen, ob Ihr Körper Ihnen Feedback gibt, das auf das Bestehen eines Defensivzustandes bei Ihnen hindeutet. Viele Yoga-Übungen beginnen und enden mit solch einer Zentrierungsübung. Die Zentrierung hilft Ihnen, sich zu erden und sich auf den gegenwärtigen Augenblick hin zu orientieren und dabei Ihres Körpers und Geistes, Ihrer Emotionen und Ihres Atems gewahr zu sein. Im Rahmen dieser Übung können Sie auch auf Signale achten, die zeigen, daß Sie entspannt und gelassen sind. Dieses Gewahrsein hilft Ihnen, sich in Zeiten der Ruhe von unnötiger Anspannung zu lösen.

ÜBUNG 4

Orientierung und Zentrierung

Diese Übung zielt darauf ab, auf der Yoga-Matte die Körperwahrnehmung zu stärken. Wenn Sie traumatisiert sind, kann es nützlich sein, sich vor Beginn der Übung auf Ihren persönlichen Raum hin zu orientieren. Dies erleichtert es, die Aufmerksamkeit nach innen zu richten, um Körper und Atmung zu beobachten, und letztlich eine tiefere Verbindung zu Ihrem Zentrum aufzubauen. Deshalb möchte ich Sie einladen, die Intention zu entwickeln, diese Übung neugierig und ohne jedes Urteil zu erforschen.

Nehmen Sie sich ein wenig Zeit, um auf Ihrer Yoga-Matte anzukommen und sich in Ihrem persönlichen Raum umzuschauen. Sie können den Kopf nach rechts und links wenden und Ihren ganzen Körper so drehen, daß Sie den Raum hinter sich beobachten können. Achten Sie auf eventuell auftauchende Signale, die Sie daran erinnern, daß dies ein sicherer und heiliger Raum der Heilung ist.

Stellen Sie fest, ob es Ihnen leicht oder schwer fällt, still zu sitzen. Bewegen Sie sich mehr oder weniger als gewöhnlich? Verspüren Sie einen Drang herumzuzappeln? Fühlen Sie sich ruhelos oder hektisch? Sind Sie lethargisch oder träge? Haben Sie das Gefühl, kollabiert zu sein? Fühlen Sie sich erstarrt oder ungewöhnlich ruhig? Sind Sie entspannt und fühlen sich wohl?

Achten Sie darauf, wieviel Raum Sie im Moment beanspruchen möchten. Fühlen Sie sich nach außen offen? Oder haben Sie das Bedürfnis, sich zusammenzurollen und sich möglichst klein zu machen?

Achten Sie darauf, wie Sie atmen. Erkennen Sie bei sich eine Neigung, den Atem anzuhalten? Atmen Sie flach? Haben Sie das Gefühl, schnell zu atmen? Oder erkennen Sie eine Tendenz zur Kurzatmigkeit, als könnten Sie nicht genug Sauerstoff aufnehmen? Atmen Sie frei und leicht?

Nehmen Sie Ihren Herzschlag wahr? Empfinden Sie ihn als schnell oder beschleunigt? Schwitzen Sie stärker als normalerweise? Wie steht es um die generelle Beschaffenheit Ihrer Energie? Sind Sie wachsam und auf der Hut? Haben Sie das Gefühl, benebelt oder erschöpft zu sein? Fühlen Sie sich entspannt und behaglich?

Richten sie Ihr Gewahrsein nun auf Ihr Gesicht, und untersuchen Sie, ob Sie Anspannung im Bereich um die Augen spüren. Sind Ihre Augen verengt oder runzeln Sie die Stirn? Empfinden Sie Spannungen an der Stirn oder an den Schläfen?

Richten Sie Ihr Gewahrsein nun auf Ihren Unterkiefer und den Mund. Fällt Ihnen auf, daß Sie die Lippen schürzen oder die Zähne zusammenbeißen? Halten Sie die Zunge fest gegen den Gaumen gedrückt? Wenn Sie möchten, können Sie den Kopf vorsichtig von links nach rechts drehen und dann das Kinn heben und senken. Achten Sie darauf, ob Sie in der Kehle, im Nacken oder an der Schädelbasis eine Anspannung verspüren. Sie können Ihre Schultern vorwärts und rückwärts rollen und dabei auf Spannungen um die Schultern, im Oberrücken und in der Brust achten.

Wenden Sie Ihr Gewahrsein nun dem Bauch zu. Fällt Ihnen im Bereich des Zwerchfells, des Magens oder des Unterrückens eine Anspannung auf? Sie können mit sanften Bewegungen der Wirbelsäule experimentieren – indem Sie sich von einer Seite zur anderen oder vor und zurück bewegen –, um diese Körperbereiche stärker wahrzunehmen.

Wenn es Ihnen angenehm ist, können Sie Ihr Gewahrsein auf das Becken und die Hüften richten. Erkennen Sie dabei eine Tendenz, die Gesäßmuskeln oder den Beckenboden anzuspannen? Wenden Sie sich dann Ihren Beinen und Füßen zu, und stellen Sie fest, ob Sie dazu neigen, Anspannung aufrechtzuerhalten, indem Sie die Muskeln in Ihren Oberschenkeln nicht locker lassen. Vielleicht sind auch Ihre Wadenmuskeln ständig angespannt. Haben Sie die Neigung, Ihre Füße anzuspannen und die Zehen einzurollen?

Vergegenwärtigen Sie sich nun Ihr allgemeines Körpergefühl. Stellen Sie fest, ob Sie sich so, wie Sie sind, in diesem Augenblick annehmen. Anschließend können Sie zu Ihrem Zentrum in Verbindung treten, indem Sie die Hände zur Mitte Ihres Brustkorbs erheben. Die Daumenknöchel können sanft gegen das Brustbein drücken und so eine Empfindung in Ihrem Herzzentrum wecken. Dies ist die *Anjali Mudra*, eine liebevolle Würdigung des gegenwärtigen Augenblicks. Dabei berühren die Handinnenflächen einander nicht vollständig, sondern zwischen den Händen bleibt ein wenig Raum. Blicken Sie auf Ihre Hände hinab, und registrieren Sie den kleinen Zwischenraum zwischen Ihren über dem Herzen ruhenden

Händen. Diese Haltung repräsentiert eine noch ungeöffnete Blüte, die Ihr Potential, das Herz aufzuwecken, symbolisiert. Der auf das Herz gerichtete Blick symbolisiert Demut. Atmen Sie einige Male, und achten Sie dabei auf eventuelle subtile Veränderungen in Körper und Geist.

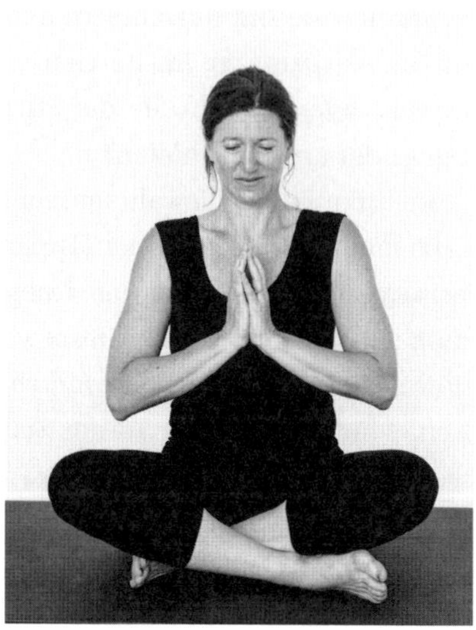

Wenn Sie das Gefühl haben, zum Abschluß gekommen zu sein, dann notieren Sie, was Ihnen während dieser Orientierungs- und Zentrierungsübung über sich selbst aufgefallen ist.

Das dritte Glied: Trauma und Körper (Asana)

Das dritte Glied des Yoga ist *Asana*, das Üben bestimmter Körperhaltungen. Wenn es bei der Yoga-Praxis um die Genesung von einem Trauma geht, ist das Ziel nicht die Perfektionierung einer äußeren Körperhaltung. Vielmehr bietet jede Yoga-Haltung die Möglichkeit, sich in das unverwechselbare eigene Erleben auf der Yoga-Matte zu vertiefen. Eine therapeutisch intendierte Nutzung der Asanas ist bestrebt, dem eigenen Körper zuzuhören und auf der Yoga-Matte sich selbst zu begegnen. Die Stärkung des Gewahrseins der eigenen Empfindungen ermöglicht Ihnen den Kontakt zu einer inneren Quelle der Weisheit, die Ihren Heilungsprozeß lenkt. Haben Sie in Ihrem bisherigen Leben Traumata erlitten, kann jede Körperübung Sie verletzlich machen. Wir können nicht leugnen, daß unaufgelöste Traumata auf den Körper wirken. Oft heißt es, unsere Probleme seien in unsere Körpergewebe eingelagert (*»Our issues are in our tissues«*) und wirkten sich auf unsere Art, uns zu bewegen und zu atmen, aus. Sich den Vorgängen im eigenen Inneren zuzuwenden erfordert deshalb Mut und das Vertrauen darauf, daß eine Genesung möglich ist.

Das Üben der Asanas stärkt die Bereitschaft, sich dem eigenen Erleben und So-Sein zu öffnen (Hayes 2005/2007). Doch eine solche Bereitschaft mag als nicht ratsam erscheinen. Ein Mensch zu sein ist eine chaotische und komplexe Angelegenheit, und wir neigen generell dazu, unangenehme Gefühle zu meiden. Emotionen wie Traurigkeit, Wut, Furcht, Haß, Scham und Schuld werden oft als unangenehm, verwirrend oder unerträglich empfunden. Vielleicht würden auch Sie diese Emotionen lieber ignorieren oder ihnen entfliehen. Auf der Yoga-Matte kann sich dies in Form von »Zappeligkeit«, »im Kopf sein«, Abgelenktheit oder Überbetonung der körperlichen Aktivität auf Kosten begleitender Empfindungen niederschlagen. Längerfristig wird die Yoga-Übung Ihnen helfen, sich zu beruhigen und auch angesichts von Unbehagen präsent zu sein. Dies ermöglicht Ihnen, bewußt zu entscheiden, wie Sie auf belastende Empfindungen reagieren wollen.

Weil es nicht möglich ist, Gefühle der Verletzlichkeit völlig zu eliminieren, beinhaltet die Yoga-Praxis auch, daß wir lernen, die Präsenz unserer schmerzlichen Emotionen zu akzeptieren, statt diese nur zu ertragen. Indem wir sie akzeptieren, können wir erkennen, daß unsere Emotionen und Empfindungen nicht von Dauer sind, sondern kommen und gehen wie Meereswellen. Wir können lernen, uns diesen Rhythmen zu überantworten und ihnen zu vertrauen. Letztlich lädt uns die Yoga-Übung ein, den idealen Verbindungspunkt zwischen unserem eigenen Wollen und dem Akzeptieren zu entdecken. Die Tradition des Kripalu-Yoga beschreibt *Wollen* und *Überantwortung* als Gegensätze, zwischen denen ein Gleichgewicht bestehen muß. Man kann sich diese beiden Befindlichkeiten als die Flügel eines Vogels vorstellen, die diesem nur zusammen das Fliegen ermöglichen. Im Laufe der Zeit können Sie lernen, loszulassen und Ihrer eigenen Fähigkeit zu vertrauen, liebevoll mit sich selbst umzugehen.

Wenn Sie Ihre Fähigkeit zur Asana-Arbeit entwickeln wollen, können Sie mit einer Phase willensgesteuerten Übens beginnen, die Ihnen hilft, Ihrer Beständigkeit und physischen Kraft zu vertrauen. Zwischen unserer körperlichen Haltung und unserem Gefühl eigener Kraft besteht eine starke Verbindung. Diese Idee wurde durch einen TED-Talk von Amy Cuddy bekannt, die im Rahmen ihrer Forschungsarbeit an der Harvard University herausfand, daß Menschen, die eine nach außen orientierte »High-Power-Haltung« verkörpern, sich selbstsicherer und zuversichtlicher fühlen und weniger negativ auf Streß reagieren als Menschen mit einer »Low-Power-Haltung« (Carney et al. 2010; Cuddy et al. 2018). Für eine High-Power-Haltung ist charakteristisch, daß die betroffenen Menschen mit etwas mehr als hüftbreit voneinander entfernten Füßen stehen und dabei die Hände auf die Hüften setzen, hinter den Kopf legen oder emporstrecken.

Yoga-Haltungen im Stehen wie Berg, Krieger und Dreieck können als Haltungen der Macht verstanden werden. Sie wecken die Verbindung zu Ihrer inneren Stärke auf, was es Ihnen ermöglicht, Ihren mentalen Fokus und Ihre physische Vitalität zu entwickeln, während Sie sich willensgesteuertem Üben widmen. Sie können sich dies als den Weg des mutigen spirituellen Kriegers vorstellen, auf dem Sie die Disziplin entwickeln, die Sie brauchen, um sich für Ihre eigenen Belange einzusetzen. Dies ermöglicht Ihnen, die Bereitschaft zur Selbstliebe sogar unter dem Einfluß von Wut, Furcht, Verletztheit und Scham aufrechtzuerhalten. Sie beanspruchen für sich, daß Sie es wert sind, geliebt, umsorgt, respektiert und geschützt zu werden. Die folgende Übung gibt Ihnen die Möglichkeit, die Yoga-Haltungen der Macht selbst zu erproben und so den spirituellen Krieger in Ihnen aufzuwecken.

ÜBUNG 5

Beharrlichkeit und Stärke

Diese Übung zielt darauf ab, die yogischen Krafthaltungen im Stehen zu erforschen; Varianten der einzelnen Haltungen können aber auch auf einem Stuhl sitzend ausgeführt werden.

Orientierung und Zentrierung

Versetzen Sie sich zunächst in eine bequeme Haltung entweder auf einem Stuhl sitzend oder im Stehen. Zunächst geht es darum festzustellen, wie Sie sich im gegenwärtigen Augenblick fühlen. Mit diesem Ausgangswert können Sie subtile Veränderungen Ihres Empfindens im Laufe der Übung vergleichen.

Berg-Haltung

Es geht nun zunächst darum, die Beziehung zwischen Ihren Füßen und dem Boden darunter in einer der Berg-Haltungen zu erforschen. Die Konzentration auf Ihre Verbindung zur Erde bildet die Grundlage für die anderen Yoga-Haltungen der kurzen Sequenz, die im folgenden beschrieben wird. Probieren Sie diese Übungen möglichst barfuß aus. Lassen Sie die Arme locker an den Körperseiten herabhängen, und verwenden Sie ein wenig Zeit darauf, Zehen und Füße so zu bewegen, daß es Ihnen hilft, sich mit der Yoga-Matte oder dem Boden verbunden zu fühlen. Verlagern Sie dann Ihr Körpergewicht nach vorn in Richtung der Zehen und anschließend zurück nach hinten in Richtung der Fersen. Wie fühlt sich dies an? Im Sitzen können Sie zunächst die Fersen anheben und dadurch die Fußballen belasten und anschließend die Zehen anheben und dadurch die Fersen belasten.

Stellen Sie dann fest, wie es sich anfühlt, die Innenbögen Ihrer Füße anzuheben und dadurch Ihr Körpergewicht auf die Außenränder beider Füße zu konzentrieren, und es anschließend auf die Innenränder der Füße zu verlagern. Und achten Sie dabei auf Empfindungen in den Beinen. Verwenden Sie ein wenig Zeit darauf, die Zehen anzuheben und sie weit zu spreizen, während Sie sie wieder aufsetzen, um Ihre Verbindung zum

Boden zu verbreitern. Was nehmen Sie daraufhin in Ihren Beinen wahr? Wie verändert sich Ihre Verbindung zum Boden dadurch? Was fällt Ihnen in emotionaler oder mentaler Hinsicht auf, während Sie die subtilen Veränderungen zwischen Ihren Füßen und dem Boden erforschen? Beginnen Sie dann, nach dem Punkt zu forschen, an dem Ihr Körpergewicht weder zu sehr nach vorn strebt und deshalb auf den Zehen lastet noch nach hinten strebt und auf die Fersen konzentriert ist und sich auch nicht auf die äußeren und inneren Ränder Ihrer Füße beschränkt. Schaukeln Sie vorwärts und rückwärts sowie von Seite zu Seite, bis Sie das Gefühl haben, daß Ihr Gewicht gleichmäßig auf Ihren Füßen insgesamt verteilt ist. Vergegenwärtigen Sie sich, wie es sich anfühlt, stark wie ein Berg zu sitzen oder zu stehen.

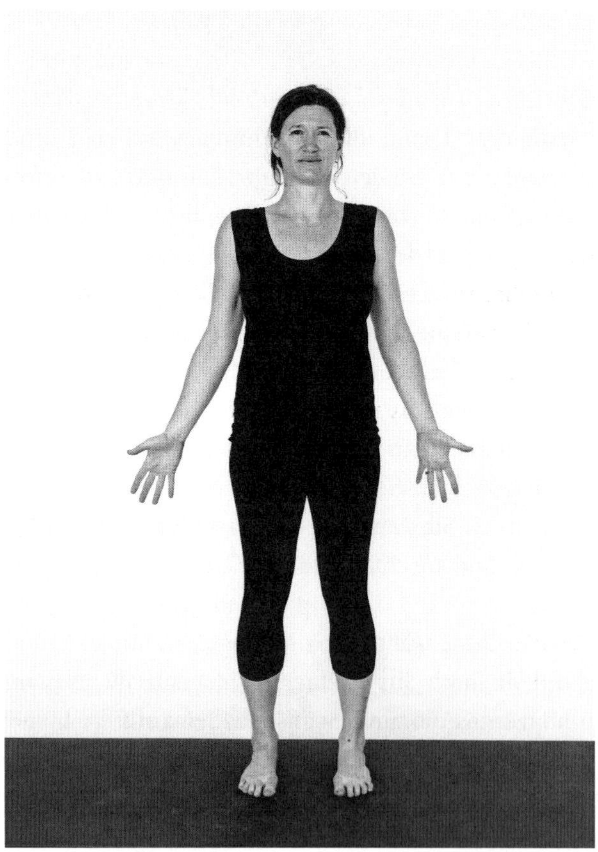

Yogische Haltungen der Macht

Erinnern Sie sich an eine Situation, in der Sie sich stark, erfolgreich und zuversichtlich fühlten. Was fällt Ihnen in Ihrem Körper auf, wenn Sie an so etwas denken? Lassen Sie zu, daß dieses Gefühl in Ihrem Körper stärker wird. Wie verändert sich Ihre Haltung, während Sie an diese Situation denken? Ich lade Sie nun zur Erforschung einer traditionellen Haltung der Macht ein und bitte Sie, dabei darauf zu achten, welche Auswirkungen diese auf Ihren mentalen und emotionalen Zustand hat. Stellen Sie Ihre Füße weiter als hüftbreit auseinander, in einem Abstand, der bei Ihnen das Gefühl verstärkt, im Vollbesitz Ihrer Kraft zu sein. Setzen Sie die Hände auf die Hüften, und heben Sie den Brustkorb leicht an. Atmen Sie einige Male in dieser Haltung, und achten Sie auf innere Empfindungen. Nach etwa einer Minute können Sie Ihre Arme über den Kopf erheben und sie V-förmig emporstrecken. Stellen Sie fest, wie Sie in dieser Haltung natürlicherweise atmen. Verweilen Sie auch darin ein paar Atemzüge lang, und lassen Sie die Hände dann sinken. Verwenden Sie anschließend ein wenig Zeit darauf, in Ihren Körper hineinzuspüren.

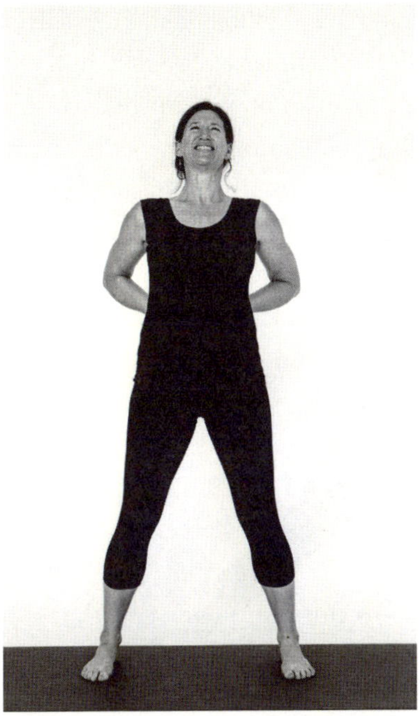

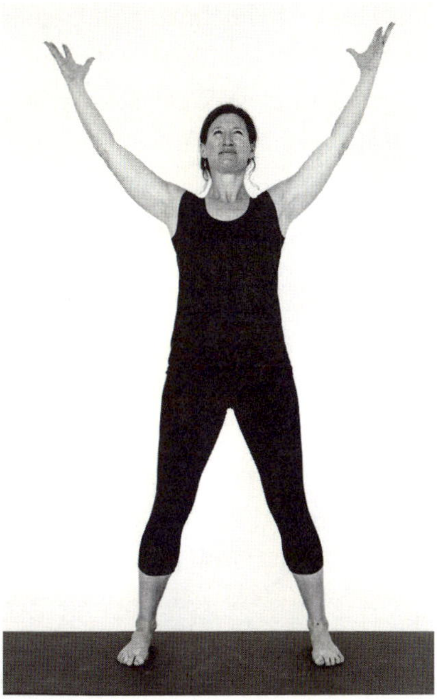

Krieger 2

Falls Sie im Stehen üben, stellen Sie Ihre Füße nun noch weiter auseinander, damit Sie bei der Krieger-2-Haltung einen Ausfallschritt machen können. Ich gestalte die folgende Anleitung so, daß Sie auf der rechten Seite beginnen, indem Sie die Zehen des rechten Fußes der kurzen Seite Ihrer Yoga-Matte zuwenden, in gerader Linie mit dem Knie, und die Zehen des linken Fußes in Richtung des linken Mattenrandes und etwas zurück positionieren. Machen Sie nun mit dem rechten Bein einen Ausfallschritt, wobei das rechte Knie über den rechten Fußknöchel vorrückt, während das hinter dem Rumpf stehende linke Bein lang ausgestreckt wird. Gestalten Sie diese Position im Detail so, wie es Ihren Möglichkeiten entspricht. Dazu können Sie die Position Ihrer Füße und Beine so lange verändern, bis Sie das Gefühl haben, daß es für Sie richtig ist. Falls Sie auf einem Stuhl sitzend üben, können Sie damit experimentieren, Ihr Gewicht auf das rechte Bein zu verlagern, während Sie den Rumpf zur Seite drehen; dies ermöglicht Ihnen, das linke Bein auch in diesem Fall hinter sich auszustrecken.

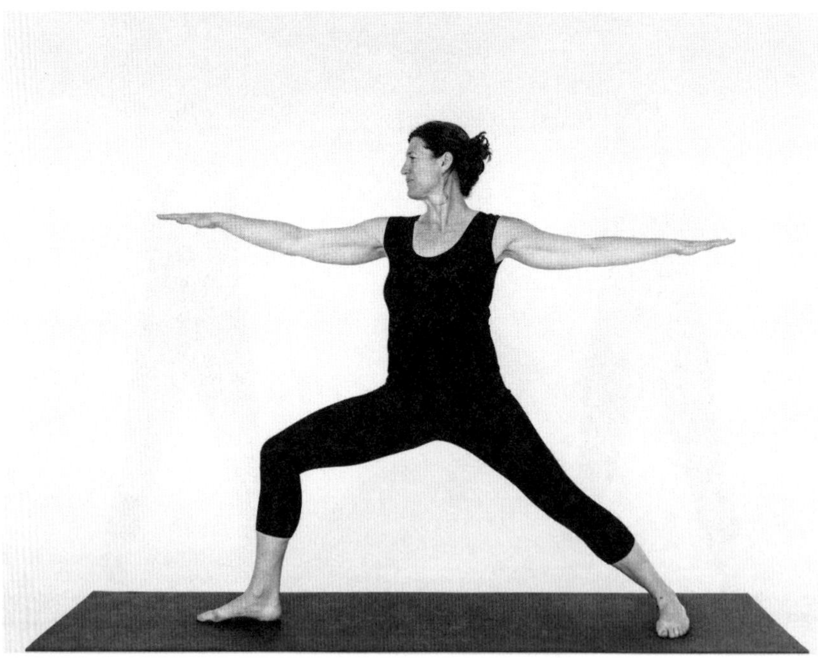

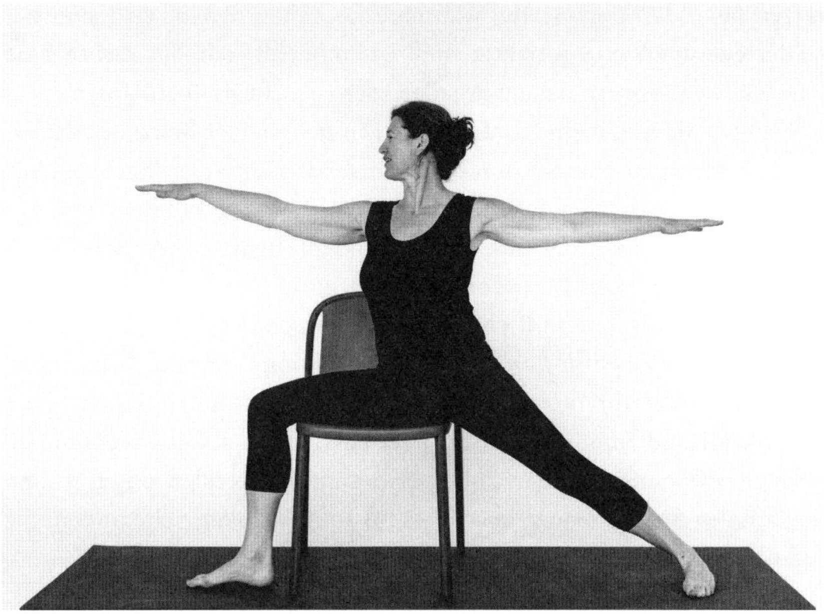

Sowohl im Stehen als auch im Sitzen können Sie erforschen, wie es sich anfühlt, die Arme parallel zum Boden auszustrecken, während Sie den Ausfallschritt erproben. In die Haltung hineinzuspüren ist in jedem Fall wichtiger als ein möglichst perfekter äußerer Anblick. Bei dieser Übung geht es um Stabilität und Stärke und ich empfehle Ihnen, dabei die Augen offen zu halten und auf Ihre Fingerspitzen zu schauen. Falls Sie irgendwann merken, daß Sie die Verbindung zur Erde verloren haben, richten Sie Ihre Aufmerksamkeit wieder auf die Füße. Bleiben Sie etwa fünf Atemzyklen lang in der Haltung, und wiederholen Sie die Übung dann mit der linken Körperseite, indem Sie Füße und Beine in die entgegengesetzte Haltung bringen und den Ausfallschritt mit dem linken Bein ausführen.

Das Dreieck

Das Dreieck wird als eine der stärksten und stabilsten Haltungen des Yoga angesehen. Es ermöglicht, Brustkorb und Arme zu dehnen und dabei stabil zu stehen. Mit der weiten Ausgangsposition der Krieger-Haltung beginnend wenden Sie sich hier Ihrem rechten Bein zu, strecken aber diesmal beide Beine aus. Auch hier weisen die Zehen des rechten Beins zur kurzen Seite der Yoga-Matte, während die Zehen des linken Fußes zur Vorderseite der Matte gerichtet sind. Es empfiehlt sich, das rechte Knie ganz leicht gebeugt zu halten, um die Gelenke nicht zu überdehnen.

Spannen Sie nun beim Einatmen die Muskeln beider Beine fest an, wobei Sie beide Arme parallel zum Boden ausbreiten. Strecken Sie beim Ausatmen die Fingerspitzen der rechten Hand über das rechte Bein, und drehen Sie die Arme so, daß Ihre rechte Hand auf dem rechten Schienbein, einem Yogablock oder Ihrer Yoga-Matte liegt. Lassen Sie dann beim Einatmen den linken Arm in Richtung Decke emporsteigen, und spüren Sie die Kraft Ihres Zentrums, während Sie den Rumpf dehnen. Je nachdem, wie es Ihnen für Ihren Hals am besten erscheint, können Sie entweder zur linken Hand empor, geradeaus oder nach unten auf den rechten Fuß schauen. Fahren Sie mit der Übung etwa fünf Atemzyklen lang fort, und wiederholen Sie das Ganze anschließend auf der linken Seite, indem Sie Füße und Beine in die entgegengesetzte Position bringen.

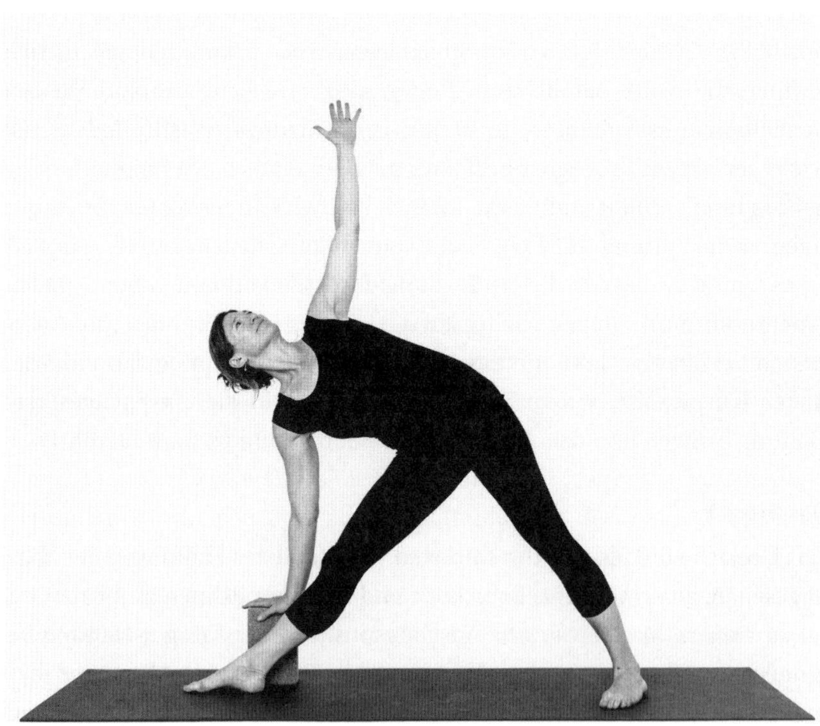

Abschluß

Wenn Sie das Gefühl haben, daß Sie mit dieser Übungssequenz zu einem Abschluß gekommen sind, können Sie sich wieder mit hüftweit entfernten Füßen hinstellen. Atmen Sie in dieser Haltung einige Male, und achten Sie dabei auf Empfindungen, Emotionen, Gedanken und Ihr Energieniveau. Es empfiehlt sich, nach Abschluß dieser aktiven Übung einige Zeit in Stille zu verweilen, entweder im Sitzen oder auf der Yoga-Matte liegend. Sobald Sie das Gefühl haben, daß die Übung abgeschlossen ist, sollten Sie sich Zeit nehmen, um Beobachtungen aufzuschreiben. Natürlich können Sie die Übung jederzeit und so oft Sie wollen wiederholen.

Das vierte Glied: Bewußtes und willentliches Atmen (Pranayama)

Das vierte Glied des Yoga ist *Pranayama*, bewußtes Atmen. Dies bedeutet, daß wir der in unserem Körper präsenten Wahrheit und Weisheit lauschen und zu ihr in Verbindung treten. Das Sanskritwort *Prana* bezieht sich auf den Atem, der mit unserer Vitalenergie, unserer Lebenskraft verbunden ist. *Ayama* hingegen bezeichnet Befreiung. In diesem Sinne können wir uns Pranayama als eine Übungsart vorstellen, die darauf zielt, unsere Lebensenergie zu befreien. Traumatische Ereignisse wirken sich natürlich auf unsere Art zu atmen aus, doch abgesehen davon haben die meisten von uns im Zuge unserer Bemühungen, mit den unvermeidlichen Stressoren des Lebens fertig zu werden, Gewohnheiten unausgewogenen Atmens entwickelt. Manche neigen zu vehementem Einatmen, wodurch Angstgefühle verstärkt werden können. Flaches Atmen andererseits kann die Fähigkeit, Emotionen zu spüren, verringern. Oder Sie haben die Gewohnheit entwickelt, »die Luft anzuhalten«, was dazu führen kann, daß es Ihnen schwerfällt, sich von Ihren Gefühlen zu lösen oder sie vollständig auszudrücken.

Wenn Sie in Ihrem Leben traumatisiert wurden, kann schon der bloße simple Kontakt zur Atmung problematische Emotionen oder Erinnerungen wecken. Im Rahmen des Heilungsprozesses zum Atem in Kontakt zu treten kann ein sehr wirksames Werkzeug sein, doch manchmal ist es schwierig, diesem Prozeß zu vertrauen, insbesondere wenn es um sehr unangenehme Empfindungen geht. Ein gewisses Unbehagen zeigt zwar, daß Sie dabei sind, Ihre Geist-Körper-Verbindung zu aktivieren, doch ist andererseits zu bedenken, daß der Heilungsprozeß ausreichende Unterstützung erfordert. Wenn Sie an einer Atemübung arbeiten, können Sie Pausen einlegen und die Arbeit erst wieder fortsetzen, wenn Sie sich dazu bereit fühlen.

Durch bewußtes Atmen können wir unser Autonomes Nervensystem beeinflussen (womit wir uns in Kapitel 2 beschäftigen werden). Beispielsweise fördert tiefes, langsames Atmen in den Bauch Empfindungen des Behagens und Entspannung und verringert Angst, Depression und Wut (Zaccara et al. 2018). Hingegen fördert schnelles Atmen in Verbindung mit Bewegungen der Bauchmuskeln die Wachsamkeit und verbessert die Resilienz bei Streß (Telles et al. 2011). Pranayama umfaßt viele verschiedene Atemmuster, die uns auf unterschiedliche Weise von Nutzen sein können. Einige wecken die Energie, andere fördern die Entspannung, wieder andere wirken reinigend, und manche kommen einem

Zustand der Balance in Geist und Körper zugute. Viele Übungen variieren die Dauer des Ein- und Ausatmens. Die unterschiedlichen Strategien ermöglichen uns, in verschiedenen Situationen unser Wohlbefinden zu verbessern.

Beim Experimentieren mit den vielen in diesem Buch vorgestellten Atemtechniken werden Sie lernen, auf das Feedback Ihres Körpers zu achten, das Ihnen anzeigt, welche Übungen Ihren Zielen in einem bestimmten Augenblick am besten dienen. Bei einigen Pranayama-Übungen wird die Atembewegung im Zustand vollständiger Einatmung oder vollständiger Ausatmung angehalten. Dieses Anhalten des Atems kann eine besonders starke Triggerwirkung haben, wenn Sie in der Vergangenheit Situationen erlebt haben, in denen Ihre Atmung eingeschränkt war. Die Praxis des therapeutischen Yoga zielt im Rahmen der Traumaarbeit darauf, Klienten klar zu machen, daß sie selbst entscheiden können, wie sie atmen wollen, und daß sie untersuchen können, wie sich verschiedene Atemübungen auf ihr Empfinden in Körper und Geist auswirken.

In der nächsten grundlegenden Übung werden Sie *Dirgha Pranayama* erforschen, die yogische *dreiteilige Atmung*. Dabei geht es darum, beim Einatmen nacheinander den Bauch, den Brustkorb und den oberen Teil der Brust auszudehnen und beim Ausatmen alle diese Bereiche nacheinander zu entspannen. Die Zwerchfelldehnung bei dieser Übung ruft eine Entspannungsreaktion hervor (Benson & Proctor 2011; Wang et al. 2010).

ÜBUNG 6

Die dreiteilige Atmung

Ich empfehle Ihnen, die Wirkung dieser dreiteiligen yogischen Atemübung auf Körper und Geist zu erforschen.

Orientierung und Zentrierung

Setzen Sie sich möglichst bequem auf einen Stuhl oder auf den Boden, und stellen Sie fest, wie Sie sich in diesem Augenblick fühlen. Von diesem Istzustand aus können Sie während der Übung subtile Veränderungen Ihres Empfindens feststellen.

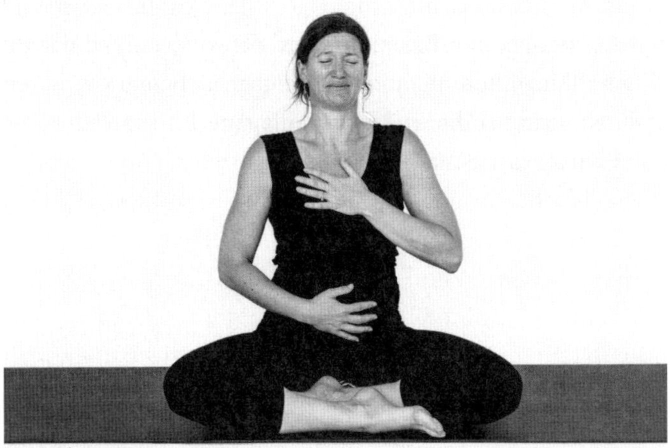

Die dreiteilige Atmung

Lassen Sie eine Hand oder beide Hände auf dem Nabel ruhen, und fokussieren Sie auf jedes Einatmen in den unteren Bereich Ihrer Lunge, wobei Sie zulassen, daß sich Ihr Bauch wie ein Ballon ausdehnt. Lassen Sie anschließend beim Ausatmen die Atemluft ausströmen und den Bauch wieder zusammenschrumpfen. Wiederholen Sie diesen Vorgang mehrmals. Sobald Sie sich bereit fühlen, mit dem zweiten Teil dieser Übung zu beginnen, können Sie die Hände auf den Brustkorb setzen. Diesmal füllen Sie beim Einatmen zunächst den Bauch und dann den Brustkorb mit Luft und weiten so Ihr Zwerchfell. Beim Ausatmen lassen Sie die Atemluft dann zunächst aus dem Brustkorb und dann aus dem Bauch entweichen. Atmen Sie auf diese Weise mehrmals ein und aus. Sobald Sie sich bereit fühlen, können Sie mit dem dritten Teil der Übung fortfahren, indem Sie Ihre Hände auf die Brust legen. Füllen Sie nun beim Einatmen zunächst den Bauch, dann den Brustkorb und schließlich die Brust, und lassen Sie die Atemluft anschließend nacheinander aus der Brust, dem Brustkorb und dem Bauch ausströmen. Atmen Sie noch etwa zwei Minuten lang weiter auf diese Weise.

Zum Abschluß

Lösen Sie sich allmählich von dieser Atemübung. Was fällt Ihnen danach hinsichtlich Ihres Körpers und Geistes, Ihrer Emotionen und Ihres Energieniveaus auf? Nehmen Sie sich etwas Zeit für Notizen zu Ihren Beobachtungen. Sie können zu dieser Übung so oft zurückkehren, wie Sie möchten.

Das fünfte und sechste Glied: Duales Gewahrsein und Genesung vom Trauma (Pratyahara und Dharana)

Das fünfte Glied des Yoga ist *Pratyahara.* Dies beinhaltet, daß wir den Aufmerksamkeitsfokus nach innen richten, indem wir unseren Blick sanft werden lassen oder die Augen schließen. Dieses Nach-innen-Gehen verändert die Aufmerksamkeit so, daß wir unsere inneren Empfindungen spüren. Im Sinne des Yoga können wir uns diesen Prozeß als Fokussieren unserer Lebensenergie auf uns selbst vorstellen. Im Idealfall ermöglicht uns dies eine Atempause von der ständigen Konfrontation mit der Außenwelt, und es handelt sich um eine Art, sich durch Selbstgewahrsein zu nähren.

Das sechste Glied des Yoga ist *Dharana,* eine Übungsart, bei der wir mit gebündelter Konzentration in den gegenwärtigen Augenblick eintauchen. Wie Pratyahara zieht auch Dharana die Aufmerksamkeit von der Stimulation durch die Außenwelt ab. Allerdings geht es in diesem Fall darum, den Blick auf einen Punkt zu richten, der im Sanskrit *Drishti* genannt wird. Wenn wir rastlos sind, springen unsere Augen häufig von Objekt zu Objekt – was es dem Geist erschwert, zur Ruhe zu kommen. Richten wir unseren Blick hingegen auf einen Punkt, etwa auf einen bestimmten Bereich auf dem Boden vor uns, können Geist und Körper in der Stille heimisch werden. Dharana können wir auch üben, indem wir den Geist auf unsere Hände richten, die sich dabei in einer bestimmten Haltung befinden, beispielsweise der *Anjali Mudra,* oder indem wir unsere Fingerspitzen anschauen.

Die Sinne von der Außenwelt zurückzuziehen kann sehr schwierig sein, wenn wir in der Vergangenheit Traumata erlebt haben. Hypervigilanz macht die Sinne noch empfindlicher und kann dazu führen, daß wir besonders stark auf unsere Umgebung reagieren. Vielleicht fühlen Sie sich sprunghaft oder reagieren generell sehr empfindlich auf laute Geräusche oder außerordentlich heftig auf belebte Plätze. Vielleicht nehmen Sie die Menschen in Ihrer Umgebung sehr detailliert wahr – ihren Gesichtsausdruck, den Klang ihrer Stimme, ihr Timbre und ihre Körpersprache. Es kann aber auch sein, daß Sie Ihre Umgebung im Blick behalten, um potentielle Anzeichen für eine Gefahr möglichst rasch zu entdecken und eine Verteidigungs- oder Fluchtstrategie zu entwickeln. Wenn Sie Ihre Umgebung länger beobachtet haben, haben Sie möglicherweise das Gefühl, daß Ihre Aufmerksamkeit darauf fixiert ist. Es fällt Ihnen dann vielleicht schwer, Ihren Schutzpanzer abzulegen, weil Sie fürchten, sich ohne ihn nicht mehr schützen zu können. Vielleicht fürchten Sie auch, Ihr Körper könnte anfangen, sich zu entspannen, und dadurch würde Ihr Zugang zu Ihren Emotionen verbessert. Denn wenn Sie Ihre Schutzmechanismen auflösen, kann das zur Folge haben, daß Sie sich verletzlicher fühlen.

Eine Möglichkeit, Ihre Fähigkeit, die Aufmerksamkeit nach innen zu richten, zu stärken, besteht darin, auf Umgebungssignale zu achten, die zeigen, daß Sie aktuell in Sicherheit sind, und sich gleichzeitig für jeweils kurze Zeitspannen unangenehme Empfindungen oder Emotionen zu vergegenwärtigen (Rothschild 2010/2012). Sie können sich beispielsweise in Ihrem heilenden Raum umschauen und Ihren Blick auf äußere Signale für Sicherheit richten, beispielsweise auf den Himmel vor Ihrem Fenster, bis Sie sich ruhig und gelassen fühlen. Anschließend richten Sie Ihre Aufmerksamkeit auf Ihren Körper. Es kann von Nutzen sein, zunächst auf Empfindungen in den Fingern und Zehen zu achten, die Bewegung der Luft durch die Nase zu verfolgen oder sich während der Yoga-Übung die Form Ihres Körpers vorzustellen.

Nach einer Weile sind Sie wahrscheinlich besser in der Lage, auf Ihre inneren Empfindungen zu achten, beispielsweise auf Ihre Körpertemperatur oder die Empfindungen beim Einströmen des Atems in den Bauch und beim anschließenden Ausströmen. Falls Sie eine Emotion oder Empfindung als unerträglich belastend erleben, können Sie die Aufmerksamkeit wieder auf Ihre äußeren Signale für Sicherheit richten. Irgendwann wird es Ihnen auch möglich sein, die Aufmerksamkeit auf Muster körperlicher Anspannung oder auf die Schwere irgendwelcher emotionaler Lasten zu konzentrieren. Am wichtigsten ist in jedem Fall, daß Sie sanft mit sich selbst umgehen.

Bei der folgenden Übung geht es um die Erforschung des dualen Gewahrseins in der Kind-Haltung. Einige empfinden bei der Bezeichnung *Kind-Haltung* Unbehagen, weil sie bei ihnen Erinnerungen an eine Zeit weckt, in der sie besonders verletzlich waren. Falls das auch bei Ihnen so ist, können Sie diese Yoga-Haltung umbenennen und ihr dadurch einen neuen, persönlichen Sinn zuschreiben. Beispielsweise könnten Sie sie *Weisheits*- oder *Ruhe-Haltung* nennen.

ÜBUNG 7

In der Kind-Haltung ruhen

Diese Haltung lädt Sie ein, die Aufmerksamkeit nach innen zu richten. Sie ruhen in der Kind-Haltung und üben sich in der Entwicklung dualen Gewahrseins. Traditionell dient die Kind-Haltung dazu, sich auf dem Boden auszuruhen, wobei sich die Hüften den Fersen nähern. Sie können aber auch eine Variante der Kind-Haltung ausführen, bei der Sie auf einem Stuhl sitzen und ein Polster oder Kissen zur Hilfe nehmen.

Orientierung und Zentrierung

Nehmen Sie zunächst eine bequeme Sitzhaltung auf einem Stuhl oder auf dem Boden ein, und achten Sie auf Empfindungen in Ihrem Körper, auf Ihren Atem und auf die in diesem Augenblick für Sie präsenten Emotionen. Sie können sich für diesen Teil der Übung die Zeit nehmen, die Sie brauchen, und sich im Raum umschauen. Vergegenwärtigen Sie sich Ihre Empfindungen, Emotionen und Gedanken und Ihr Energieniveau. Was Sie beobachten, ist die Ausgangsbasis, mit der Sie während der Übung subtile Veränderungen Ihrer Empfindungen vergleichen können.

Kind-Haltung

Um die Kind-Haltung auf der Yoga-Matte zu erforschen, formen Sie eine Art Tisch, wobei Sie Ihre Hände unter den Schultern und Ihre Knie unter den Hüften positionieren. Sobald Sie sich dazu in der Lage fühlen, nähern Sie die Hüften allmählich den Fersen. Es gibt keine einzig und allein korrekte Art, diese Haltung einzunehmen. Lassen Sie sich soviel Zeit, wie Sie brauchen, und verändern Sie Ihre Haltung so lange, bis Sie das Gefühl haben, durch sie gestützt zu werden. Sie können die Knie dicht nebeneinander oder weiter auseinander setzen; allerdings ermöglicht Ihnen Letzteres, den Brustkorb näher an den Boden zu bringen. Sie können auch eine gefaltete Decke oder ein anderes Polster zwischen die Hüften und Fersen legen, um den Druck hinter den Knien zu verringern. Stellen Sie auch fest, ob es sich für Sie angenehmer anfühlt, die Stirn vor Ihnen auf dem Boden oder auf einem weichen Kissen ruhen zu lassen.

Sie können weiterhin damit experimentieren, ob Sie die Arme lieber parallel zum Kopf vor sich ausstrecken oder sie neben dem Rumpf ruhen lassen. Falls Sie die Variante der Kind-Haltung auf einem Stuhl ausführen, lassen Sie das Gewicht Ihres Kopfes auf einem Polster oder Kissen ruhen. Verändern Sie die Höhe der Stütze so lange, bis Sie Ihre Haltung als angenehm empfinden. Achten Sie, während Sie sich der gewählten Haltung allmählich nähern, darauf, wie Ihr Bauch und Ihre inneren Organe geschützt sind. Versuchen Sie, die Halsmuskeln zu entspannen. Wie reagiert Ihr Geist auf die Verlangsamung Ihrer Aktivitäten? Diese Wendung nach innen ermöglicht Ihnen, Ihre Wachsamkeit zu verringern und sich einem Gefühl der Unterstützung und Sicherheit zu überantworten.

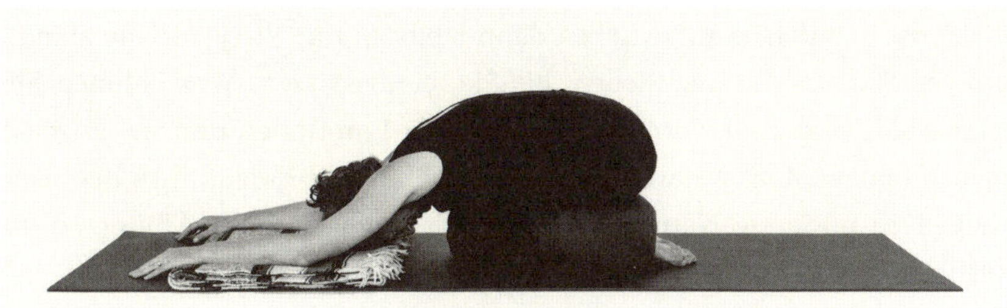

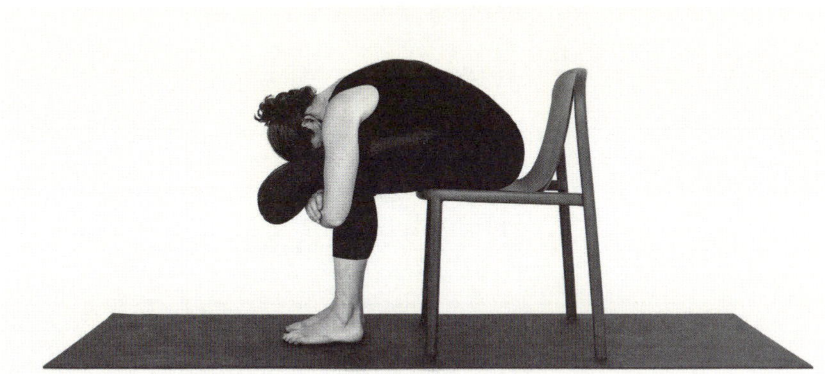

Duales Gewahrsein

Falls Sie sich in dieser Haltung irgendwann unwohl oder nicht sicher fühlen, stehen Ihnen verschiedene Möglichkeiten offen. Sie können die Kind-Haltung jederzeit verlassen und Ihre Aufmerksamkeit auf ein visuelles Signal richten, das Ihnen das Gefühl vermittelt, unterstützt zu werden und in Sicherheit zu sein. Vielleicht bewegen Sie Ihre Finger und Zehen. Gibt es noch andere Bewegungen, die Sie als unterstützend empfinden? Vielleicht bewegen Sie die Hüften langsam von Seite zu Seite oder lassen den Kopf hin und her rollen, so daß Ihre Stirn auf der Yoga-Matte oder auf einem Polster massiert wird. Stellen Sie fest, ob Sie die Augen lieber offen halten oder sie in dieser Haltung schließen. Sie können auch sanfte Musik abspielen, um auf die Sicherheit Ihres Raumes hin orientiert zu bleiben, während Sie die Aufmerksamkeit nach innen richten.

Abschluß

Atmen Sie noch einige Male tief, während Sie in dieser Haltung bleiben. Sobald Sie sich bereit fühlen, die Übung zu beenden, legen Sie die Hände unter die Schultern und drücken dann langsam und stetig auf die Hände, um die Wirbelsäule anzuheben, bis Sie wieder sitzen. Was nehmen Sie jetzt wahr, wenn Sie Körper und Geist, die Emotionen und Ihr Energieniveau beobachten? Verwenden Sie ein wenig Zeit darauf, Ihre Beobachtungen zu notieren. Natürlich können Sie auch zu dieser Übung so oft zurückkehren, wie Sie möchten.

Glieder 7 und 8: Die Weisheit reinen Gewahrseins (Dhyana und Samadhi)

Das siebte Glied des Yoga ist *Dhyana*, und dies ist das Sanskrit-Wort für Meditation. Dhyana ist keine Übung, die Mühe kostet, sondern eher eine spontane Öffnung des Herzens und das Resultat disziplinierten Übens im Sinne der vorangegangenen sechs Glieder. In dieser Phase haben Sie die Möglichkeit, sich von allem Bemühen zu lösen und die positive Wirkung Ihrer eigenen ruhigen Präsenz mit stillem und gleichzeitig wachem Geist zu erleben. Dieser Prozeß fördert einen empfänglichen Zustand des Gewahrseins.

Sich dem Raum von Dhyana zu öffnen, kann für Menschen mit einer Traumavorgeschichte problematisch sein. Ihr Geist kann dadurch aktiviert werden, und Ihr Körper kann sich ruhelos fühlen. Statt gegen diese Impulse anzukämpfen, können Sie auch lernen, solche Fluktuationen in Ihrem Geist zu registrieren oder zu beobachten. Mit der Zeit werden Sie unter dem Geplapper Ihres Geistes, unter den Rollen, die Sie in der Welt spielen, und unter den Verletzungen, die Sie erlebt haben, einen Raum der Ruhe entdecken. Yoga lädt Sie letztlich ein, dieses tiefe innere Wissen Ihres wahren Selbst zu erkunden. Dies ist das achte Glied des Yoga, *Samadhi*, ein Zustand der Vereinigung in reinem Gewahrsein, der Ihnen ermöglicht, völlig in den gegenwärtigen Augenblick einzutauchen.

Zwar mag Samadhi als unerreichbar erscheinen, doch haben die meisten von uns diesen Seinszustand schon irgendwann in ihrem Leben kennengelernt. Vielleicht haben Sie diese Qualität einer innigen Verbindung zu sich selbst in einer Situation empfunden, in der Sie sich ohne jedes Urteil voll und ganz akzeptierten, und infolgedessen haben Sie ein Ausströmen von Mitgefühl zu anderen gespürt. Vielleicht haben Sie auch in der Natur einen tiefen Frieden erlebt, als Ihnen plötzlich die Schönheit der Farben und Geräusche um Sie her bewußt wurden. Vielleicht haben Sie aber auch während einer Meditationsübung ein spontanes Aufwallen von Dankbarkeit empfunden. Oder Sie haben an Augenblicke in Ihrem Leben gedacht, die bei Ihnen Gefühle der Ehrfurcht, der Freude, des Friedens, der Glückseligkeit und der Hoffnung hervorriefen. In solchen Momenten lösen wir uns zeitweise von der Illusion der Getrenntheit.

Aus yogischer Sicht ist die Wurzel allen Leidens, daß wir nicht wissen, wer wir in Wahrheit sind. Im Zustand von Samadhi jedoch können wir ein unerschütterliches Selbstempfinden entdecken und uns damit vereinen – mit einer Art von innerem Zeugen, der unsere Gedanken, Emotionen oder Empfindungen registrieren kann, ohne darüber zu urteilen. Indem wir zu diesem weisen

Selbst in Verbindung treten, können wir uns unserem Erleben mit Neugier zuwenden und mitfühlend und mutig auf belastende Emotionen oder Erinnerungen reagieren (Schwartz 1995/1997). Beispielsweise könnten Sie zunächst selbstkritische Gedanken beobachten oder eine gewohnte Art zu atmen und sich zu bewegen bemerken, die Ihre emotionalen Reaktionen verschlimmert. Solche Beobachtungen ermöglichen Ihnen dann, bewußt neue, liebevollere Arten, mit sich selbst zu reden, zu entwickeln oder sich eine befriedigendere Art zu atmen und den Körper zu bewegen anzueignen.

Die Klarheit dieses inneren Zeugen hilft Ihnen, Ihr Leben aus der Vogelperspektive zu betrachten und so eine Distanz zu Ihrem Leiden zu schaffen. Vom Geschehen zurückzutreten kann Ihnen helfen, Ereignisse in Ihrem Leben, die für Sie schwierig waren, in einem umfassenderen Kontext zu betrachten. Sie haben nicht nur schmerzliche Verluste erlebt, sondern können auch über liebevolle Augenblicke der Verbundenheit und über Situationen reflektieren, in denen die Schönheit dieser Welt Sie tief berührt hat. Wenn Sie Traumata erlebt haben, bedeutet das nicht, daß Sie kein Anrecht auf Glückseligkeit, Freude und Frieden haben. Schon ein kurzer Eindruck von diesem Raum der Anmut erinnert daran, daß Sie über dieses Potential verfügen.

Nun kann der Zeuge Ihnen zwar helfen, sich zeitweise von Ihrem Leiden zu distanzieren, doch geht es letztlich nicht darum, daß Sie sich dauerhaft von Ihren Emotionen und Empfindungen distanzieren oder nicht mit ihnen verbunden bleiben. Das ist deshalb besonders wichtig, weil sich Menschen, die schwere Traumata erlebt haben, häufig von sich selbst abgeschnitten oder dissoziiert fühlen. Gelingt es Ihnen, eine Verbindung zu Ihrem inneren Beobachter herzustellen, ermöglicht Ihnen das letztlich, sich liebevoll mit Ihren Emotionen und Empfindungen zu befassen. Sie sind dann in der Lage, sich vorzustellen, daß der weiseste Aspekt von Ihnen Ihren Wunden Raum gibt. Mit der Zeit wird es leichter für Sie werden, zu diesem angenehmen Zustand in Kontakt zu treten, auch in besonders schwierigen Augenblicken. Mit der Zeit und durch Übung können Sie lernen, intensiver im gegenwärtigen Augenblick zu leben, was Ihnen die Klarheit Ihres wahren Selbst und die Weisheit reinen Gewahrseins erschließt.

Die folgende Übung beinhaltet eine kurze Meditation, die auf das Wecken des Zeugen gerichtet ist. Sie lernen darin eine weitere klassische *Mudra* oder Handposition kennen, *Jnana Mudra*, die mit Wissen oder Weisheit assoziiert wird.

ÜBUNG 8

Den Zeugen wecken

Ich lade Sie zu dieser kurzen Übung ein, die der Entwicklung des inneren Zeugen dient – eines weisen Selbst, das Ihre Gedanken, Emotionen und Empfindungen nichturteilend zu beobachten vermag.

Orientierung und Zentrierung

Suchen Sie sich eine Möglichkeit, bequem zu sitzen, und achten Sie darauf, daß Sie sich an diesem Ort sicher fühlen. Legen Sie fest, wie lange Sie diese Übung ausführen wollen, und stellen Sie eventuell einen Timer auf die gewählte Zeitspanne ein. Ich empfehle Ihnen, mit einer Zeitspanne von drei bis fünf Minuten zu beginnen, wobei Sie die in der Meditation verbrachte Zeit verlängern können, sobald Sie sich dazu bereit fühlen. Sie können mit offenen und geschlossenen Augen üben. Sobald Sie bereit sind, können Sie Ihre Empfindungen, Emotionen und Gedanken sowie Ihr Energieniveau registrieren. Was Sie dabei vorfinden, ist der Ausgangswert, an dem Sie im Laufe der Übung eintretende subtile Veränderungen messen können.

Jnana Mudra

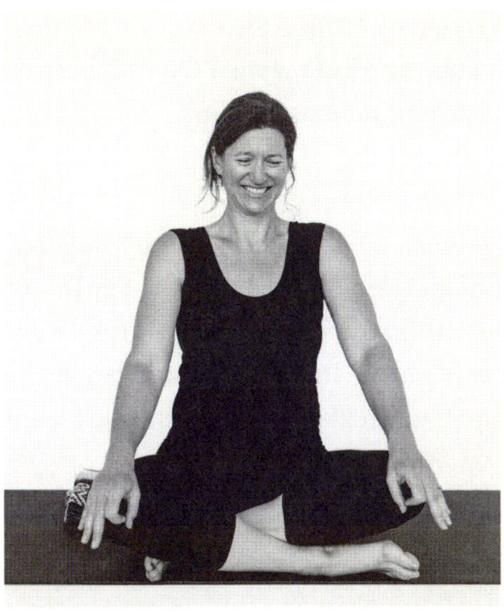

Sie können Ihre Hände in die Jnana Mudra versetzen, um symbolisch zu signalisieren, daß Sie zu Ihrem weisen Selbst in Kontakt treten. Berühren Sie dazu mit der Spitze Ihrer Zeigefinger ganz leicht Ihre Daumen unterhalb der Spitzen, und halten Sie die übrigen Finger gestreckt. Dann können Sie erforschen, wie es sich anfühlt, die Hände auf den Oberschenkeln ruhen zu lassen, wobei die

Handinnenflächen nach oben oder unten weisen können. Wenden Sie die Handinnenflächen nach oben, kann sich das als »erhebend« anfühlen, als wären Sie offen dafür, etwas zu empfangen. Drehen Sie die Handinnenflächen hingegen nach unten, kann sich das erdend oder tröstend anfühlen. Stellen Sie fest, ob Ihnen die eine oder die andere Möglichkeit in einem bestimmten Augenblick angenehmer ist. Sobald Sie sich über Ihre Präferenz bei dieser Mudra im klaren sind, können Sie sich darauf konzentrieren, wie sich diese spezielle Variante auf die Qualität Ihrer Gedanken und Emotionen oder Ihrer Energie auswirkt.

Den Zeugen entwickeln

Stellen Sie sich nun vor, Sie sitzen am Ufer eines Flusses. Ganz gleich, ob ein Gedanke, eine Emotion oder eine Empfindung auftaucht, versuchen Sie, diese Manifestation auf ein Blatt zu setzen und dieses stromabwärts schwimmen zu lassen. Beachten Sie, ob Sie den Wunsch verspüren, an einem bestimmten Gedanken, einer Emotion oder Empfindung oder einer anderen Geschichte in Ihrem Geist festzuhalten. Auch in diesem Fall ist es wichtig, dieses Erlebnis ohne Urteil zu würdigen und vielleicht auch damit zu experimentieren, es dem Fluß zu überantworten. Sie brauchen sich Ihren Gedanken, Emotionen oder Empfindungen nicht zu widersetzen. Diese werden auch weiterhin auftauchen, und das ist völlig normal. Vergegenwärtigen Sie sich, wie es ist, Ihre Erlebnisse kommen und gehen zu lassen. Und machen Sie sich bewußt, wie es sich anfühlt, Zeuge Ihres inneren Erlebens zu sein.

Zum Abschluß

Nehmen Sie sich nach Abschluß dieser Meditationsübung ein wenig Zeit, um zu rekapitulieren, was Sie in Ihrem Körper und Geist sowie hinsichtlich Ihrer Emotionen und Ihres Energieniveaus wahrgenommen haben. Notieren Sie Ihre Beobachtungen in dem Wissen, daß Sie zu dieser Übung so oft zurückkehren können, wie Sie möchten.

Rückblick auf das Kapitel

Sie haben in diesem Kapitel eine traumabewußte Sicht der acht Glieder des Yoga-Pfades kennengelernt. Sie können sich nun noch ein wenig mit Ihren schriftlichen Notizen zu den beschriebenen Übungen beschäftigen. Was haben Sie auf dieser Reise bisher über sich selbst gelernt?

2 Anwendung der Polyvagal-Theorie auf Yoga

Übungen zur Förderung der inneren Balance und des Gleichmuts

Das Autonome Nervensystem (ANS) ist das Streßreaktionssystem des menschlichen Körpers. Es steuert wichtige überlebenssichernde Funktionen wie Atmung, Herzfrequenz, Körpertemperatur, Schlaf und Verdauung. Dieses komplexe System besteht aus den Zweigen des Sympathischen (SNS) und Parasympathischen Nervensystems (PNS), zwischen denen eine Wechselbeziehung besteht. Bei Streß erhöht das SNS die Herz- und Atemfrequenz sowie den Muskeltonus und verlangsamt die Verdauung – alles im Dienste des Selbstschutzes. Wir können uns diesen Prozeß ähnlich der Funktionsweise eines Gaspedals vorstellen, das unserem Körper ermöglicht, sich mit Hilfe der Kampf-oder-Flucht-Reaktion selbst zu schützen. Befinden wir uns hingegen in Sicherheit, verringert das PNS die Erregung und löst eine Entspannungsreaktion aus, die uns hilft, uns auszuruhen, zu verdauen und uns vom Streß zu erholen.

Im Idealfall wechseln wir fließend zwischen diesen beiden Zuständen des ANS, so daß wir uns nötigenfalls mit Herausforderungen auseinandersetzen und uns von Streß erholen können. Durch ein Trauma können wir aber auch in einen chronischen Streßzustand geraten, der unser SNS über längere Zeitspannen aktiv hält. Das kann Angst hervorrufen und unseren Schlaf beeinträchtigen. Weil das SNS eigentlich nur für kürzere Aktivitäten gedacht ist, verliert unser Streßreaktionssystem allmählich seine Funktionsfähigkeit, mit der Folge, daß das PNS eine dominierende Rolle übernimmt. Und wenn das eintritt, fühlen wir uns nicht entspannt, sondern erschöpft, depressiv und handlungsunfähig.

Stephen Porges hat uns zu einem umfassenderen Verständnis des ANS verholfen, indem er dessen besondere Bedeutung bei Traumata und die paradoxe

Reaktion des PNS darauf erforscht hat. Seine Polyvagal-Theorie erklärt, daß der Vagusnerv, der die Reaktionsweise des PNS steuert, zwei unterschiedliche Schaltkreise umfaßt (Porges 2011/2010). Der zuletzt entstandene Teil des Vagusnervs, der *ventral-vagale Komplex*, ist mit den Augenringmuskeln sowie den Muskeln in den Bereichen des Mundes, des Innenohrs, des Kehlkopfs und Rachens, des Herzens und der Lunge verbunden. Porges bezeichnet den ventral-vagalen Komplex auch als System für soziale Verbundenheit *(social engagement system)*, weil er mit den Teilen unseres Körpers verbunden ist, die in erster Linie dazu beitragen, daß wir uns in der Welt sozial verbunden und sicher fühlen. Beispielsweise drücken wir Emotionen mit Hilfe unserer Augen, der Mimik und des Klangs unserer Stimme aus.

Ein entwicklungsgeschichtlich älterer Schaltkreis des Vagusnervs, der *dorsal-vagale Komplex*, verläuft durch das Zwerchfell zu den Verdauungsorganen, wozu Magen, Milz, Leber, Nieren und Dünn- und Dickdarm zählen. Fühlen wir uns sicher, ermöglichen uns diese Ausläufer des Vagusnervs, uns zu entspannen, auszuruhen und zu verdauen. Der dorsal-vagale Komplex kann den Körper aber auch in extremen Gefahrensituationen erstarren lassen. Diese uns angeborene Reaktionsmöglichkeit versetzt uns in einen Zustand der Immobilität, Dissoziation oder Empfindungslosigkeit, wenn die Gefahr eine anhaltende Bedrohung beinhaltet, der zu entkommen unmöglich ist.

Der ventral-vagale und der dorsal-vagale Zweig des Vagusnervs fungieren zusammen als »Vagusbremse«, ein Mechanismus, der die defensive Mobilisierung des SNS unterdrückt oder stoppt. Dieser Vorgang ähnelt der Wirkung der Bremsen eines Autos: Man kann mit deren Hilfe entweder allmählich das Tempo verlangsamen oder ein abruptes Stoppen verursachen. Der ventral-vagale Komplex erfüllt die Aufgabe einer differenziert reagierenden Bremse, die Ihnen ermöglicht, das »Tempo« ganz allmählich zu verlangsamen, was unserer »Ausruh-und-Verdauungs-Reaktion« *(rest and digest response)* zugute kommt. Der dorsal-vagale Komplex hingegen »bremst« abrupt, indem er den Körper in eine Art Scheintod versetzt. Tritt dies ein, können wir uns geschwächt, erschöpft oder benommen fühlen, und uns kann übel sein. Weil der Verdauungsprozeß für den Stoffwechsel energieaufwendig ist, ermöglicht das Leeren des Verdauungstrakts in Verbindung mit einer Verlangsamung der Herz- und Atemfrequenz es unserem Körper, in einer bedrohlichen Situation längere Zeit zu überleben.

Nach Stephen Porges (2011/2010) überprüft unser Nervensystem ständig, ob von Situationen und Menschen keine Gefahr oder gar Lebensgefahr ausgeht, ein Prozeß, den Porges *Neurozeption* nennt. Selbst wenn das Bewußtsein nicht beteiligt ist, hält unser Nervensystem ständig nach Gefahrenanzeichen Ausschau – sowohl im Körper als auch in der Umgebung und bezogen auf Körpersprache, Mimik und stimmlichen Ausdruck anderer Menschen. In Reaktion auf diese Signale paßt der Körper automatisch Herzfrequenz, Atemmuster und Muskeltonus an, Veränderungen, die wir möglicherweise gar nicht bemerken. Wenn wir beispielsweise defensiv auf den Klang der Stimme eines anderen Menschen reagieren, ist uns manchmal gar nicht klar, warum wir so erregt sind.

Der Vagusnerv spielt bei der Neurozeption eine Schlüsselrolle, weil er zwischen Körper und Gehirn Signale übermittelt. Dies ist der zehnte Hirnnerv, und man könnte ihn am treffendsten als bidirektionale Kommunikationsautobahn zwischen Körper und Gehirn beschreiben. *Vagus* ist ein lateinisches Wort, das »wandernd« oder »schweifend« bedeutet, was für einen Nerv, der vom Hirnstamm ausgeht und zu Magen, Darm, Herz, Lunge, Kehle und Gesichtsmuskulatur verläuft, eine passende Beschreibung ist. Etwa 85 Prozent der Fasern des Vagusnervs sind afferent und transportieren somit sensorische Informationen aus dem Körper ins Gehirn (Shaffer et al. 2014).

Angesichts der Rolle, die der Vagusnerv innerhalb des ANS spielt, kann es der psychischen und körperlichen Gesundheit zugute kommen, wenn wir lernen, ihn zu regulieren. Dies hilft uns nicht nur, effektiver mit den emotionalen und physiologischen Symptomen von Depression, Angst und PTBS umzugehen, sondern kann auch wie eine Art »Ausschalter« für entzündungsbasierte Erkrankungen wie Epilepsie, rheumatoide Arthritis und entzündliche Darmerkrankung fungieren. Im medizinischen Bereich wird der Vagusnerv durch ein *Neuromodulation* genanntes Verfahren mit Hilfe eines Geräts stimuliert, das einen nicht wahrnehmbaren elektrischen Strom übermittelt (Deuchars et al. 2018). Man kann eine Stimulation aber auch durch Veränderung des Atemrhythmus, durch Achtsamkeitsmeditation oder durch sanfte Yoga-Übungen erreichen. Weil der Vagus mit den Bauchorganen, dem Zwerchfell, der Lunge, der Kehle, dem Innenohr und der Gesichtsmuskulatur verbunden ist, können Verfahren, die darauf abzielen, die genannten Körperbereiche zu stimulieren oder zu entspannen, den Tonus des Vagusnervs über die Geist-Körper-Feedbackschleife beeinflussen.

Um Ihnen zu helfen, Gesundheit und Balance in Ihrem ANS zu verbessern, beschäftigt sich dieses Kapitel mit der Anwendung der Polyvagal-Theorie auf Yoga-Praktiken unter Berücksichtigung vielfältiger Atem- und Bewegungsübungen. Die vorgestellten Übungen sollen Ihr körperliches Wohlbefinden verbessern und Ihnen zu einem klareren Geist, emotionaler Ausgeglichenheit, mehr Zufriedenheit in Beziehungen und spiritueller Erfüllung verhelfen.

Gleichmut inmitten von Veränderung

Wenn wir bestimmte Körperhaltungen *(Asanas)* und bewußtes Atmen *(Pranayama)* üben, praktizieren wir *Hatha*-Yoga. Dabei geht es um einen Ausgleich zwischen Gegensätzen: den Sonnen- und Mond-Elementen. Entsprechend der feurigen und heißen Qualität der Sonne wird die Sonnennatur als aktiv, kreativ, eigenwillig und vital charakterisiert. Mond-Elemente hingegen sind unsere beruhigenden und ruhigen, introspektiven und rezeptiven Eigenschaften. Ganz allgemein dienen die Yoga-Übungen dazu, polare Gegensätze auszugleichen, um einen klaren, fokussierten Geist zu entwickeln und sich dadurch auf die Meditation vorzubereiten.

In der yogischen Tradition werden diese Aspekte des Selbst auch *Gunas* genannt; dies ist der Sanskrit-Begriff für die Seinszustände, die in allen Dingen gegenwärtig sind. Die erste Guna ist *Rajas*, und sie wird – wie das solare Element – als Bewegung, Impuls oder ein Funke, der ein Feuer entfacht, beschrieben. Zwar haben wir alle Eigenschaften, die der Guna Rajas zugeordnet werden, aber im Übermaß können diese zu Rastlosigkeit, übertrieben starken Sorgen, Angst und Wut führen. Die zweite Guna, *Tamas*, wird – wie das lunare Element – als Trägheit oder Inaktivität charakterisiert. Ein Übermaß an Tamas kann Gefühle der Lethargie, Erschöpfung oder Depression hervorrufen. Die dritte Guna, *Sattva*, wird als Leichtigkeit, Klarheit, Freude, Lebenskraft, Balance, Gleichmut, Frieden charakterisiert. Ein Ziel des Yoga ist, Sattva zu stärken. Auch hier geht es um die Stärkung der Verbindung zu unserem weisen wahren Selbst.

Es gibt interessante Parallelen zwischen Beschreibungen der yogischen Gunas und dem wissenschaftlichen Verständnis des ANS (Sullivan et al. 2018/2021). Wie Rajas mobilisiert uns auch das SNS, damit wir in der Welt aktiv werden können; und wenn wir unter starkem Streß stehen, schützt uns die Kampf-oder-Flucht-Reaktion. Wie Tamas ruft auch der ventral-vagale Zweig des PNS eine Entspannungsreaktion hervor, welche die defensiven Aktivitäten des SNS zeitweise außer Kraft zu setzen vermag und dem Körper ermöglicht, sich auszuruhen, zu verdauen und zu anderen Menschen in engen Kontakt zu treten. Doch wie die Polyvagal-Theorie erläutert, umfaßt das PNS auch einen dorsal-vagalen Zweig, der eine Erstarrungsreaktion hervorrufen kann, die im Bedrohungsfall eine Ohnmacht oder eine scheintodartige Reaktion herbeiführt. Bleibt die Erstarrungsreaktion über längere Zeit bestehen, erleben Sie mit erhöhter Wahrscheinlichkeit einen unausgewogenen Ausdruck von Tamas in Form des Vorherrschens von Gefühlen der Stagnation, Machtlosigkeit, Erschöpfung oder Depression.

Wir können uns Sattva als optimalen Ausdruck unseres Systems für soziale Verbundenheit vorstellen, das uns hilft, uns ruhig, neugierig und verbunden zu fühlen und uns in die Lage versetzt, unsere Reaktionen auf ein Spektrum von Gefühlen und Erlebnissen frei zu wählen. Um diesen optimalen Ausdruck zu erreichen, können wir das System für soziale Verbundenheit entweder mit dem SNS oder mit dem dorsal-vagalen Komplex kombinieren und uns so in einen Zustand vitalisierender Wachheit oder erholsamer Ruhe versetzen. Beispielsweise stärkt die Kombination des Systems für soziale Verbundenheit mit dem SNS die Fähigkeit zu Begeisterung, Spiel und Lachen (vitalisierender Wachheit). Während Rajas allein Aufgeregtheit und aufwühlende Emotionen hervorrufen kann, fühlen wir uns im Falle der Kombination mit Sattva eher inspiriert und freudig. Auf der Yoga-Matte hilft diese Kombination Ihnen, Ihren Körper in aktiven Yoga-Haltungen zu mobilisieren, beispielsweise beim *Herabschauenden Hund*, bei Haltungen im Stehen und bei Herzöffner-Übungen. Abseits der Yoga-Matte können Sie aufgrund der Kombination von Rajas und Sattva die Motivation zu sinnvollen Handlungen im Sinne Ihrer persönlichen Ziele oder im Sinne allgemeiner Verbesserungen entwickeln.

Sie können Ihr System für soziale Verbundenheit auch mit dem dorsal-vagalen Komplex kombinieren. Dies ermöglicht Ihnen, sich von Zuständen der Ruhe und tiefer Entspannung nähren zu lassen. Tamas allein kann Trägheit oder Gleichgültigkeit fördern, doch in Verbindung mit der nährenden Wirkung von Sattva können Sie in Zeiten der Ruhe eine Stärkung von Stabilität, Geerdetheit und weiträumigem Gewahrsein erleben. Auf der Yoga-Matte hilft Ihnen diese Mischung, erholsame Yoga-Haltungen zu üben, beispielsweise die *Kind-Haltung, Yoga Nidra* oder die in der Meditation erreichten tiefen spirituellen Zustände. Ein besserer Schlaf, eine bessere Verdauung und eine generelle Verbesserung der Gesundheit kann die Folge sein (Trakroo & Bhavanani 2016).

Eine Metapher, die uns hilft, die drei Zustände des ANS zu verstehen, ist das Märchen »Goldlöckchen und die drei Bären«. Darin betritt Goldlöckchen das Haus der drei Bären, probiert von jeder ihrer drei Schüsseln Brei und stellt fest, daß der Brei in einer Schüssel zu heiß, der in der zweiten zu kalt, aber der in der dritten »genau richtig« ist. Die drei Schüsseln Brei entsprechen den Zuständen unseres Nervensystems. »Zu heiß« steht für ein überaktives sympathisches Nervensystem, das bewirken kann, daß wir uns überreizt, ängstlich, reizbar oder panisch fühlen. »Zu kalt« steht für einen Zustand dorsal-vagaler Aktivierung, der bewirken kann, daß wir uns verschlossen, depressiv, kollabiert oder hoffnungslos fühlen. Mit Hilfe unseres ventral-vagalen Komplexes jedoch können wir den Punkt finden, wo sich alles »genau richtig« anfühlt.

Es gibt allerdings Situationen, in denen wir nicht direkt von einem dorsalvagalen Zustand in einen Zustand sozialer Verbundenheit wechseln können. In solch einem Fall können wir uns auf der metaphorischen »Leiter« der Polyvagal-Theorie durch achtsame Mobilisierung aus dem kollabierten Zustand emporarbeiten (Dana 2018/2018). Stellen Sie sich zu diesem Zweck vor, der dorsal-vagale Komplex befinde sich am unteren Ende der Leiter, das SNS liege in der Mitte, und der ventral-vagale Komplex sei oben lokalisiert. In solch einem Fall würden wir bewußt das SNS aktivieren, um den Körper zu revitalisieren und auf der Leiter empor zu steigen. Dies können wir erreichen, indem wir uns hinstellen und im Stehen mehrmals tief atmen oder den Körper dehnen, um unser Nervensystem zu wecken. Auf diese Weise können wir allmählich in einen Zustand sozialer Verbundenheit gelangen, der in Sattva zu finden ist.

Letztlich erzeugt Sattva ein Gefühl des Gleichmuts. Dies beinhaltet, daß wir unsere Fähigkeit, präsent zu bleiben, stärken und in unangenehmen Situationen geduldig bleiben. Obwohl die einzige Konstante im Leben Veränderung ist, wehren wir uns oft dagegen. Wir fürchten den Verlust der Kontrolle – daß uns der Boden unter den Füßen entgleiten könnte und wir verletzbar werden. Um inmitten des Lebensflusses gleichmütig zu bleiben, können wir auf die Konstanz der Atmung fokussieren, was uns ermöglicht, selbst dann mit unserem Zentrum verbunden zu bleiben, wenn bestimmte Bereiche unseres Lebens außer Kontrolle geraten. Eine relativ einfache Atemübung, die der Balance Ihres ANS zugute kommt, ist *Sama Vritti Pranayama*, wobei man gleich lange ein- und ausatmet. Das Sanskrit-Wort *Sama* bedeutet »gleich«, und *Vritti* wird oft als »Bewegung« übersetzt, womit nicht nur Veränderungen der Atmung, sondern auch Fluktuationen des Geistes gemeint sind.

Abgesehen vom Angleichen der Dauer des Ein- und Ausatmens können wir durch die Veränderung unserer Art zu atmen auch eine Entspannungsreaktion fördern. Fühlen wir uns gestreßt, atmen wir eher mit einem schweren Seufzen durch den Mund. Hingegen können wir durch langsames und sanftes Atmen durch die Nase innere Ruhe fördern. Ausgewogenes Atmen ist leicht und ruhig. Sie können sich auch vorstellen, daß Sie die Übergänge zwischen Ein- und Ausatmen sanfter gestalten. Die folgende sanfte Atemübung soll Ihnen helfen, ein inneres Gefühl der Zufriedenheit und Ausgeglichenheit zu erleben.

ÜBUNG 9

Ausgewogenes Atmen

Bei dieser Übung geht es um gleich langes Ein- und Ausatmen. Ich empfehle Ihnen, sich mit der Wirkung dieser einfachen Übung auf Körper und Geist zu befassen.

Orientierung und Zentrierung

Nehmen Sie zunächst eine bequeme Sitzhaltung auf einem Stuhl oder auf dem Boden ein. Achten Sie auf Körperempfindungen, auf Ihre Atmung und auf eventuell in diesem Moment bei Ihnen bestehende Emotionen. Anhand dieses Anfangszustandes können Sie während der ganzen Übung subtile Veränderungen Ihrer Empfindungen erkennen.

Ausgewogenes Atmen

Wenn Sie sich bereit fühlen, können Sie sich auf Ihre Atmung konzentrieren. Versuchen Sie, das Gewicht Ihrer Atmung zu spüren. Können Sie die Intensität des Atmens verringern, so daß er sich leichter und weicher anfühlt? Wie ein See an einem ruhigen Tag würde Ihr Atem keine Wellen auf der Wasseroberfläche erzeugen. Achten Sie auf die Dauer Ihres Atmens, und versuchen Sie, beim Einatmen bis vier und beim Ausatmen ebenfalls bis vier zu zählen. Entwickeln Sie, indem Sie die Dauer des Ein- und Ausatmens einander angleichen, eine Empfindung von Leichtigkeit, indem Sie zwischen Ein- und Ausatmen sanfte Übergänge kreieren. Dabei können Sie sich vorstellen, Ihr Atem fließe am Innenrand eines Kreises entlang.

Wenn Sie sich bei dieser Art zu atmen wohlfühlen, können Sie das Ein- und Ausatmen auf jeweils sechs Zählzeiten zu verlängern versuchen. Vielleicht merken Sie sogar, daß es leicht wird innezuhalten, wenn Sie Ihre Lunge vollständig mit Luft gefüllt haben, so als würde eine Feder in der Luft schweben, bevor sie sanft hinab sinkt. Ebenso können Sie feststellen, ob Sie eine natürliche Neigung verspüren, auf dem Tiefpunkt des Ausatmens innezuhalten. Beim Innehalten an diesen beiden Punkten des Stillstandes sollten Sie sich keinesfalls gezwungen fühlen, den Atem anzuhalten. Genießen Sie die Fülle, bis Sie den natürlichen Drang auszuatmen verspüren. Und wenn Sie vollständig ausgeatmet haben, dann verharren Sie in diesem Zustand, bis Sie den natürlichen Drang spüren, sich auf die Welle des nächsten Einatmens zu schwingen. Lassen Sie zu, daß sich dieses Atemmuster leicht anfühlt. Fahren Sie mit dieser Übung mehrere Minuten oder so lange fort, wie Sie das Gefühl haben, daß sie Geist und Körper nährt.

Zum Abschluß

Was nehmen Sie nun hinsichtlich Ihres Körpers und Geistes, Ihrer Emotionen und Ihres Energieniveaus wahr? Nehmen Sie sich ein wenig Zeit, und notieren Sie Ihre Beobachtungen. Sie können diese Übung so oft wiederholen, wie Sie möchten.

Bewußtes Atmen und vagaler Tonus

Die Yoga-Praxis weckt das spirituelle Herz auf. Aber auch unser physisches Herz spielt bei diesem Prozeß eine wichtige Rolle, weil es ein Nervensystem beherbergt, das Hormone und Neurotransmitter produzieren und ausschütten kann, Fähigkeiten, die man noch vor nicht allzu langer Zeit nur im Gehirn verortet hat (Armour 2008; Shaffer et al. 2014). Im oberen Bereich des Brustkorbs befindet sich eine massive Zusammenballung wichtiger Arterien, Venen und Nerven, das sogenannte *Herzgeflecht (Plexus cardiacus).* Zu diesen Nervenfasern zählen der Vagusnerv, die Koronarnerven, die das Herz innervieren, die Pulmonarnerven, die bis in die Lunge reichen, und die Laryngealnerven, die in die Kehle verlaufen. Die Fasern des Vagusnervs sind zu 85 Prozent afferent, was bedeutet, daß sie Informationen aus dem Körper ins Gehirn übermitteln. Und die meisten dieser afferenten Fasern verlaufen vom Herzen und vom kardiovaskulären System zum Stammhirn.

Herz und Lunge sind eng miteinander und mit dem ANS verbunden, und die Atmung spielt für die Gesundheit eine wichtige Rolle. Beispielsweise initiiert das SNS bei Streß schnelle und kräftige Atemzüge, die Luft in den oberen Teil der Lunge transportieren, um uns zu helfen, einer Gefahr zu entkommen oder uns vor ihr zu schützen. Fühlen wir uns später wieder sicher, verlangsamt das PNS Atmung und Herzfrequenz wieder. Diese Veränderungen der Atmung in Reaktion auf Streß treten zwar automatisch ein, wir können unsere Physiologie aber auch durch bewußte Veränderungen von Frequenz und Dauer unserer Atemzüge beeinflussen. Langes und langsames Ausatmen regt den Vagusnerv an und löst eine parasympathische Entspannungsreaktion aus, die den Körper beruhigt.

Auch Yoga-Übungen können den Vagusnerv stimulieren und sowohl die vagale Effizienz als auch den vagalen Tonus verändern. *Vagale Effizienz* beinhaltet, wie schnell uns der Vagusnerv helfen kann, uns an alltägliche Stressoren anzupassen. Die vagale Effizienz läßt sich unter anderem einschätzen, indem man die Auswirkungen simpler Haltungsänderungen untersucht – beispielsweise den Wechsel vom Liegen zum Sitzen und zum Stehen –, weil dies Aufschluß darüber gibt, wie unsere Herzfrequenz mit solchen Bewegungen, bei denen sich der Einfluß der Schwerkraft verändert, fertig wird. Wenn wir uns aufsetzen oder wenn wir aufstehen, muß unser Herz seine Aktivität sehr schnell verändern, um durch Anpassung des Blutdrucks zu verhindern, daß wir ohnmächtig werden. Deshalb können Yoga-Übungen, bei denen es zu kontrollierten Veränderungen der Haltung im Verhältnis zur Schwerkraft kommt, zur Verbesserung der vagalen Effizienz beitragen.

Der *vagale Tonus* bezieht sich auf die aktuelle Stärke des Vagusnervs, und er wird anhand von Veränderungen der Herzfrequenz in Beziehung zur Atmung festgestellt. Die Herzfrequenz steigt jeweils beim Einatmen an, was eine subtile Aktivität des SNS anzeigt, und sinkt bei jedem Ausatmen, weil das PNS wieder aktiv wird. Die Beziehung zwischen der Atmung und den Veränderungen der Herzfrequenz wird *Herzratenvariabilität* (HRV) oder *Respiratorische Sinus-Arrhythmie* (RSA) genannt. Die Herzfrequenz wird anhand der Zahl der Herzschläge pro Minute gemessen, die HRV anhand der Intervalle zwischen den einzelnen Herzschlägen. Eine geringe HRV wird mit einem schwachen vagalen Tonus in Verbindung gebracht und gilt als Hinweis auf eine verringerte Fähigkeit, mit Streß fertig zu werden. Ein starker vagaler Tonus hingegen wird mit einer größeren HRV assoziiert und als Hinweis darauf verstanden, daß wir uns von beunruhigenden Ereignissen leichter erholen können. Man kann dies als die physiologische Grundlage von Resilienz verstehen – die Fähigkeit, flexibel auf die unvermeidlichen Herausforderungen zu reagieren, mit denen das Leben uns konfrontiert. Deshalb kann ein stärkerer vagaler Tonus die Immunfunktion und das psychische Wohlbefinden verbessern (Brown & Gerbarg 2005a, 2005b; Rhodes et al. 2016; Seppälä et al. 2014; Tyagi & Cohen 2016).

Menschen mit einer Traumavorgeschichte erleben in ihrem ANS allerdings häufig Störungen, die *Dysautonomie* genannt werden und den vagalen Tonus beeinträchtigen können. Dysautonomie geht meist mit einem raschen Absinken der Herzfrequenz, des Blutdrucks und des Muskeltonus nach dem Wechsel in den Stand einher. In vielen Fällen folgt solchen Erlebnissen eine sympathische Aktivierung, die zu emotionaler Dysregulation oder Panikgefühlen führen kann. Bei einigen folgt der Dysregulation des Nervensystems eine paradoxe Reaktion, insofern die Betroffenen bewegungslos bleiben und in Situationen, die sie als bedrohlich empfinden, zu Aktivitäten, die dem Selbstschutz dienen, nicht in der Lage sind (Beauchaine 2001; Suveg et al. 2019).

Eine der wirksamsten Möglichkeiten, den vagalen Tonus zu verbessern und Körper und Geist zu beruhigen, besteht in der Veränderung des Atemmusters. Bewußtes Atmen hilft, die Reaktionsweise des Nervensystems flexibler zu machen, so daß wir in der Lage sind, unterschiedliche Arousalzustände zu ertragen und auf diese effektiv und effizient zu reagieren. In der folgenden Atemübung geht es um langes und langsames Ausatmen, wodurch im Körper eine parasympathische Reaktion hervorgerufen wird. Wir atmen in diesem Fall durch gespitzte Lippen aus, als würden wir durch einen Strohhalm atmen oder als würden die Lippen ein »O« formen. Dadurch können wir das Ausatmen im Verhältnis zum Einatmen verlängern. Auch durch das Anspannen der Muskeln im Mundbereich wird der Vagusnerv sanfter stimuliert.

ÜBUNG 10

Durch einen Strohhalm ausatmen

Ich empfehle Ihnen, sich mit der Wirkung dieser Atemübung zu befassen, indem Sie darauf achten, wie diese sich auf Ihr emotionales Befinden auswirkt, oder indem Sie Veränderungen Ihrer geistigen Verfassung verfolgen. Der Strohhalmatem zielt darauf ab, durch Verlängerung des Ausatmens im Verhältnis zum Einatmen das PNS zu aktivieren.

Orientierung und Zentrierung

Nachdem Sie eine angenehme Sitzhaltung auf einem Stuhl oder auf dem Boden eingenommen haben, achten Sie auf Empfindungen im Körper, auf Ihre Atmung und auf in diesem Augenblick für Sie präsente Emotionen. An dieser Ausgangssituation können Sie im Laufe der Übung subtile Veränderungen messen.

Strohhalmatem

Sobald Sie sich bereit fühlen, können Sie die Lippen so spitzen, als wollten Sie durch einen Strohhalm trinken. Sie können auch tatsächlich einen Strohhalm benutzen. Atmen Sie zunächst leicht ein. Spitzen Sie dann die Lippen, und atmen Sie acht Zählzeiten lang – also sehr langsam – durch den imäginären (oder realen) Strohhalm aus. Schließen Sie danach den Mund, und atmen Sie zwei Zählzeiten lang weiter durch die Nase aus, wobei Sie die Bauch- und Zwerchfellmuskeln anspannen, um auch den letzten Rest Luft aus der Lunge zu pressen. Lassen Sie das nächste Einatmen geschehen, wenn es sich von selbst einstellt, und atmen Sie dreimal normal. Um eine Überstimulation des Nervensystems

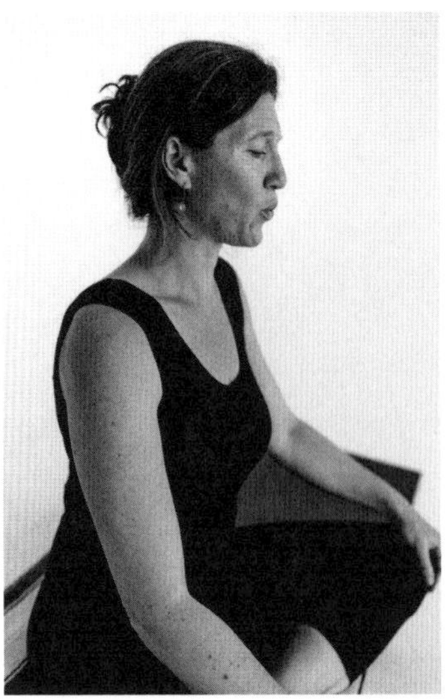

zu vermeiden, können Sie sich beim Einatmen auf die Zwerchfellatmung konzentrieren. Wenn Sie wollen, können Sie die Übung zwei- oder dreimal wiederholen.

Zum Abschluß

Was fällt Ihnen nun hinsichtlich Ihres Körpers und Geistes, Ihrer Emotionen und Ihres Energieniveaus auf? Nehmen Sie sich ein wenig Zeit, um Ihre Beobachtungen zu notieren. Natürlich können Sie auf diese Übung so oft zurückkommen, wie Sie wollen.

Das Hören und der Vagusnerv

Theodor Reik, ein Psychoanalytiker, hat das Konzept des »dritten Ohrs« entwickelt. Er wies darauf hin, daß es wichtig sei, auf den Stimmklang, den Tonfall und die Pausen zwischen Wörtern und Phrasen zu achten, wenn man ein Gefühl für die Aussage der anderen Person entwickeln wolle. Indem wir auf diese den Worten selbst zugrundeliegenden tieferen emotionalen Bedeutungen achten, verbessern wir unsere Fähigkeit, das *nicht* Gesagte zu hören (Reik 1948/1976). Hören mit dem dritten Ohr ist aber von der Fähigkeit, sich selbst zuzuhören, abhängig – davon, ob Sie Ihre eigenen Emotionen und Empfindungen wahrnehmen. Nur wenn wir uns selbst kennen, verfügen wir über die Werkzeuge, die wir brauchen, um andere zu verstehen.

Befassen wir uns mit wissenschaftlichen Erkenntnissen über die Verarbeitung von Klang, wird uns schnell klar, daß Zuhören ein ziemlich tiefgründiger Akt ist. Klang besteht aus Wellen, die in der Luft schwingen, in unseren Gehörgang gelangen und das Trommelfell durchdringen. Die Wellen bewegen im Ohr drei Knochen: den Hammer, den Amboß und die Steigbügel, die kleinsten Knochen in unserem ganzen Körper. Die Klangschwingungen bringen die Flüssigkeit im Innenohr in Bewegung, wodurch winzige Härchen aktiviert und Moleküle dazu angeregt werden, elektrische Muster zu erzeugen. Der Hör-Gleichgewichtsnerv, der achte Hirnnerv, ist dann an der Übermittlung dieser elektrischen Signale in das Gehirn beteiligt.

Auch der Vagusnerv spielt bei diesem Vorgang eine wichtige Rolle. Fühlen Sie sich sicher und entspannt, sind die Steigbügel- und Trommelfellspannermuskeln des Innenohrs stärker angespannt. Diese Anspannung verstärkt die Fähigkeit, den Klang der menschlichen Stimme wahrzunehmen, weil die Sensibilität für die Wahrnehmung der hohen und niedrigen Frequenzen von Hintergrundgeräuschen verringert wird (Porges 2017/2021). Empfinden wir hingegen eine Bedrohung, nimmt der Tonus der Innenohrmuskeln ab, und die Sensibilität für hoch- und niederfrequente Geräusche nimmt zu. Hören wir beispielsweise ein bedrohliches niederfrequentes Geräusch – etwa das Knurren eines Tieres oder die unwirsche Stimme eines anderen Menschen, der auf uns wütend ist –, erleben wir eine unmittelbare, den ganzen Körper betreffende Reaktion des SNS, die unsere Selbstschutzreaktionen aktiviert. Hochfrequente Geräusche in der Natur – beispielsweise das Kreischen von Affen oder Vögeln – ermöglichen Tieren, miteinander über eine in der Umgebung lauernde Gefahr zu kommunizieren. Das Gehirn ist also von Natur aus in der Lage, hoch- und niederfrequente Geräusche als Gefahrensignale zu identifizieren.

Andererseits vermag das Nervensystem von Anfang an, auf den beruhigenden Klang der menschlichen Stimme zu reagieren, beispielsweise auf das Schlaflied einer Mutter, die ihren Säugling zu beruhigen versucht (Porges & Lewis 2010/2010). Tatsächlich vermag Musik den Vagusnerv sehr gut zu stimulieren. Sicherheit vermittelnde Klänge wecken das soziale Nervensystem und fördern angenehme Empfindungen im ganzen Körper. Der Vagusnerv spiegelt dieses innere Empfinden von Sicherheit, indem er die Muskeln im Bereich des Rachens und der Kehle entspannt und so der Stimme ermöglicht, eine ausgeprägtere Prosodie in Form eines sanften Ansteigens und Absinkens der Sprachmelodie zu entwickeln. Sprechen wir auf diese Weise, wirken wir auf andere Menschen weniger bedrohlich und fördern so ein gemeinschaftliches relationales Erleben von Sicherheit. Man könnte dies als bidirektionales Feedbacksystem bezeichnen, das unser Innenohr mit unserer Stimme verbindet und uns ermöglicht, unsere defensiven Tendenzen zu verringern und die soziale Verbundenheit zu verstärken.

In der yogischen Tradition ist die Konzentration auf einen Klang ein zentrales Element vieler Übungen. *Nada Yoga* ist der Yoga des Klangs, bei dem es um Offenheit gegenüber den Klängen und Geräuschen in unserer Umgebung geht. Beispielsweise können wir eine Hörmeditation erforschen, während wir am Strand sitzen und tief in die Geräusche der Wellen eintauchen. Im Yoga gibt es auch mit Klängen verbundene Meditationen, beispielsweise das Singen von Mantras oder Sutras oder das Hören des Klangs von Klangschalen und Gongs, wodurch eine Art Klangbad entsteht. Weiterhin gibt es *Bhramari Pranayama*, was man als »Bienenatmung« übersetzen kann. Dies ist eine Summ-Meditation, die das Nervensystem beruhigt. Diese Atempraxis erzeugt eine Vibration auf dem Trommelfell, die nährend auf den Vagusnerv einzuwirken scheint und zu einer Verstärkung der HRV führt (Nivethitha et al. 2017). Die nächste Übung leitet zur Erforschung von *Bhramari Pranayama* an.

ÜBUNG 11

Die Bienenatmung

Ich empfehle Ihnen, die Wirkung dieser Atemübung zu erkunden, indem Sie darauf achten, wie Sie sich emotional dabei fühlen, oder Veränderungen Ihres mentalen Zustandes registrieren.

Orientierung und Zentrierung

Setzen Sie sich bequem auf einen Stuhl oder auf den Boden. Achten Sie auf Körperempfindungen, Ihren Atem und eventuell in diesem Moment bei Ihnen auftauchende Emotionen. Dies alles ist der Anfangszustand, von dem aus Sie während der Übung auftretende subtile Veränderungen erkennen können.

Bienenatmung

Sobald Sie sich bereit fühlen, können Sie erforschen, wie es sich anfühlt zu summen. Dabei können Sie einen höheren oder tieferen Ton wählen. Achten Sie beim Experimentieren mit verschiedenen Summklängen darauf, wo in Ihrem Körper Sie die Vibration des Tons spüren. Ist das Gefühl auf den Brustkorb, die Kehle oder das Gesicht konzentriert? Einen richti-

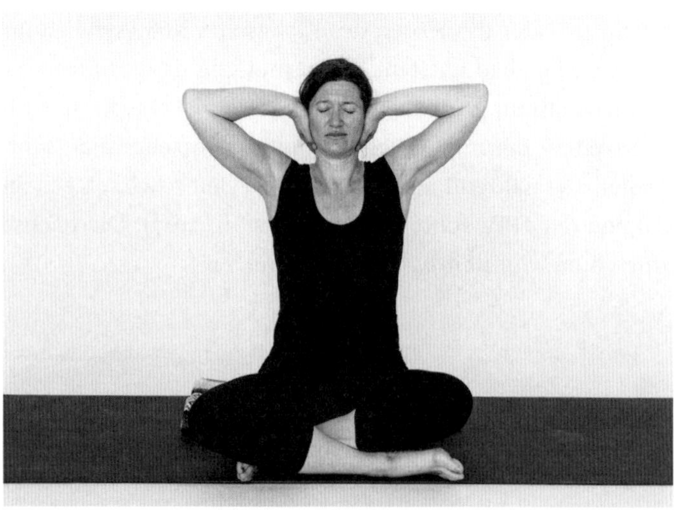

gen oder falschen Klang gibt es nicht. Ziel dieser Exploration ist, daß Sie einen Ton finden, der sich am heutigen Tag gut für Sie anfühlt, wobei sich dieser Ton im Laufe der Zeit verändern kann. Sie können auch ein Lied oder einen Song summen und dadurch positive Energie oder Erinnerungen zutage fördern. Und schließlich können Sie sich ein Musikstück, das Ihnen besonders gefällt, anhören und dazu summen.

Traditionell legt man bei Bhramari Pranayama die Hände über die Ohren, wobei die Finger nach unten weisen; dies intensiviert das Gefühl und den Klang in Ihren Ohren. Probieren Sie es aus, und stellen Sie fest, ob dadurch ein Gefühl der Verbundenheit mit Ihrem Herzen verstärkt oder abgeschwächt wird. Es geht darum, ein Gefühl des Behagens und der Verbundenheit mit Ihrem Herzen zu stärken. Passen Sie die Übung deshalb so an Ihre Bedürfnisse an, daß Sie sich dabei völlig wohl fühlen. Fahren Sie mit der Atemübung so lange fort, wie Sie möchten.

Zum Abschluß

Was fällt Ihnen nun auf, wenn Sie sich Ihren Körper und Geist, Ihre Emotionen und Ihr Energieniveau vergegenwärtigen? Verwenden Sie ein wenig Zeit darauf, Ihre Beobachtungen zu notieren. Natürlich können Sie auf diese Übung so oft zurückkommen, wie Sie möchten.

Somatische Intelligenz

Verkörperung (Embodiment) ist ein aktiver Prozeß der Selbstentdeckung, den wir stärken können, indem wir immer wieder auf unsere Empfindungen, Emotionen und Bewegungsimpulse im gegenwärtigen Augenblick achten (Fogel 2009). Übungen wie Yoga, die auf eine achtsame Körperwahrnehmung zielen, können Ihnen bei der Entwicklung eines kinästhetischen Gewahrseins helfen, womit ein Empfinden dessen, wie sich Ihr Körper anfühlt und wie er sich bewegt, gemeint ist (Price & Hooven 2018). Wir glauben häufig, Intelligenz sei unser Faktenwissen, das traditionell anhand unserer mentalen und verbalen Fähigkeiten gemessen wird. Doch kinästhetisches Gewahrsein ist eine Form somatischer Intelligenz. Dies bedeutet, daß wir durch die Beobachtung unseres Selbstempfindens Informationen erhalten, die unsere Handlungen und Entscheidungen in der Welt klug geleiten (Damasio 1999/2000). Der Vagusnerv spielt bei diesem Informationstransfer eine wichtige Rolle, und die Aktivierung unserer Geist-Körper-Verbindung kommt nicht nur der körperlichen Gesundheit, sondern auch der emotionalen Intelligenz und der Fähigkeit, diese in unseren Beziehungen zu nutzen, zugute (Hopwood & Schutte 2017).

Verkörperung stellt man sich am besten als Kombination des Inputs dreier sensorisches Feedback steuernder Systeme vor: Exterozeption, Interozeption und Propriozeption. Mit *Exterozeption* sind die fünf Sinne gemeint, die uns zu verarbeiten helfen, was wir sehen, hören, riechen, schmecken und berühren. *Interozeption* beinhaltet die sensorischen Wahrnehmungen im Körper, beispielsweise Veränderungen der Körpertemperatur, Anspannung und Schmerz. Diese Empfindungen geben Aufschluß darüber, ob wir Hunger oder Durst haben, uns unwohl fühlen oder schläfrig sind. Außerdem hilft uns die Interozeption, Emotionen zu erkennen. So können Sie ein Beben der Angst im Brustkorb spüren oder einen Trauerkloß in der Kehle. *Propriozeption* schließlich ist unsere Fähigkeit, unseren Körper in seinem Verhältnis zur Schwerkraft im Raum zu spüren und dadurch seine Position zu identifizieren. Die Propriozeption basiert auf dem vestibulären System, das im Innenohr und in den Gelenken des Körpers lokalisiert ist. Interozeption und Propriozeption wirken außerdem bei der Emotionsregulation und der Regulierung der Aufmerksamkeit zusammen (Pinna & Edwards 2020; Khalsa et al. 2018; Payne et al. 2015).

Die drei genannten sensorischen Systeme spielen bei der Yoga-Praxis eine wichtige Rolle. Die Exterozeption hilft bei der Orientierung auf Sicherheit hin und bei der Erdung im Gewahrsein des gegenwärtigen Augenblicks. Die Interozeption ermöglicht Ihnen, auf innere Signale zu achten und Ihre Praxis in Reaktion auf körperliches Unbehagen oder emotionale Anspannung zu verändern. Die Propriozeption hilft, sich durch physisches Erleben der Asana im eigenen Körper geerdet zu fühlen. Beim Erforschen der Berg-Haltung beispielsweise ermöglicht die Propriozeption, darauf zu achten, wann Sie sich vor, zurück oder zu einer Seite lehnen, so daß Sie Ihre Haltung so lange feinabstimmen können, bis Sie auf eine innere Empfindung Ihres Zentrums stoßen. Außerdem ist die Propriozeption bei allen den Gleichgewichtssinn beanspruchenden Yoga-Haltungen unverzichtbar.

Wie bei der Neurozeption leitet der Vagusnerv alle sensorischen Signale zum Gehirn weiter – wobei das Bewußtsein keine Rolle spielt. Dies ist aus vielen Gründen vorteilhaft. Berühren Sie beispielsweise eine heiße Ofenplatte, ziehen Sie die Hand augenblicklich wieder davon zurück, ohne erst darüber nachdenken zu müssen. Ähnlich ist es, wenn Sie lernen, auf einem Fahrrad zu fahren: Sie können das Gleichgewicht halten, ohne sich bewußt darum zu bemühen. Sie können Ihr somatisches Erleben aber auch mit Ihrer bewußten Wahrnehmung verbinden, um Ihr verkörpertes Selbstempfinden zu entwickeln (Craig 2010), und wenn Sie das tun, kümmern Sie sich wahrscheinlich besser um sich selbst. Beispielsweise haben Sie zu lange in einer bestimmten Haltung gesessen, und plötzlich merken Sie, daß Ihr Fuß eingeschlafen ist. Sie können dann eine neue Art zu sitzen oder sich zu bewegen ausprobieren, um im betroffenen Körperbereich die Durchblutung anzuregen. Tatsächlich sind bei uns allen irgendwelche Dinge eingeschlafen, und manchmal dient dieser Zustand der Distanzierung von schmerzhaften Emotionen oder Erinnerungen, die einst eine übermächtige Wirkung auf uns hatten. Yoga ermöglicht uns, solche Teile von uns, die sich unserem Gewahrsein entzogen haben, auf mitfühlende Weise aufzuwecken.

Ich empfehle Ihnen, sich die Verkörperung als eine Entdeckungsreise vorzustellen – eine Reise, auf der es um eine sich ständig verändernde, dynamische Beziehung zwischen Ihnen, Ihren Lebensumständen, Ihren Beziehungen und der Welt geht. Wie Sie sich in Ihrem Körper fühlen, unterliegt permanenter Veränderung, die von vielen Faktoren abhängt, unter anderem davon, was Sie essen, wie Sie schlafen, wo Sie sich befinden, wer Sie sind und was in Ihrer Umgebung vor sich geht. Dieses Phänomen, *Interkorporealität* genannt, stellt die Vorstellung in Frage, daß unsere Verkörperung von unserer Umgebung unabhängig ist (Merleau-Ponty 1962/1966; Tanaka 2015).

Wie Sie sich in Ihrem eigenen Körper fühlen, gibt auch Aufschluß über Ihre Beziehungen zu anderen Menschen, insbesondere über Ihre frühesten Beziehungen zu den Bezugspersonen, die Ihr Selbstempfinden geprägt haben. Als Säugling und Kleinkind mußten andere Sie auf eine Sicherheit vermittelnde und fürsorgliche Weise halten, um Ihr Selbstgewahrsein zu nähren und Ihre Fähigkeit, sich (später im Leben) selbst zu beruhigen, zu entwickeln (Jean & Stack 2009). Deshalb können Vernachlässigung, Mißbrauch und Mißhandlungen in der frühen Kindheit so stark auf unser körperliches und emotionales Selbstempfinden einwirken.

Auch kulturelle Erlebnisse beeinflussen unser Selbstempfinden (Bennett & Castiglioni 2004; Kimmel 2013). Wenn Sie von Ihrer Familie, Ihren Vorfahren und den Mitgliedern Ihres Gemeinwesens respektiert und gestärkt worden sind, fühlen Sie sich auf Ihrem Lebensweg wahrscheinlich zuversichtlich und halten den Kopf hoch. Allerdings können intergenerationale Traumata – unbehandelte und über mehrere Generationen weitergegebene Traumata – sich auf Ihre Haltung, Ihre Gestik und Ihren emotionalen Ausdruck auswirken (Wolynn 2016/2017). Dies kann es Ihnen erschweren, tief zu atmen, sich frei zu bewegen, Raum für sich zu beanspruchen oder Ihre Stimme zu benutzen. Yoga stellt einen sicheren Ort bereit, an dem wir uns diesen ererbten Wunden zuwenden und ein neues Gefühl der Freiheit beanspruchen können.

Angesichts der relativen Sicherheit der Yoga-Matte fördern Atem- und Bewegungsübungen ein inneres Empfinden Ihres Körpers. Dieses Selbstgewahrsein können Sie auch durch berührungsbasierte Unterstützung verstärken, so wie es in Yoga-Kursen üblich ist. Falls Sie jedoch unter einer Traumavorgeschichte leiden, können Berührungen einer Yoga-Lehrerin unabsichtlich traumatische Erinnerungen reaktivieren. Dann ist es möglicherweise besser, mit Selbstberührung zu experimentieren, um sich während eines Yoga-Kurses selbst etwas Gutes zu tun. Eine bestimmte Berührungspraxis wird *Self-Havening* genannt. Es geht dabei um Selbstberührungen im Bereich des Gesichts, der Arme und der Hände während der Reflexion über ein belastendes oder traumatisches Ereignis (Ruden 2011/2012). Der Begriff *Havening* bezieht sich auf die Suche nach einem sicheren Hafen während eines heftigen Sturms. Self-Havening aktiviert die Ausschüttung von Serotonin und Oxytocin, die beide Angst- und Depressionssymptome verringern können (Thandi et al. 2015). Selbstberührung in Verbindung mit Selbstmitgefühl ist auch eine sanfte Art der Selbstbeelterung, mit deren Hilfe Sie sich um Ihre verletzlichsten Gefühle kümmern können (Dreisoerner et al. 2021; Seoane 2016).

Weil der Vagusnerv durch Gesicht, Ohren und Hals verläuft, kann es sehr vorteilhaft sein, diese Körperbereiche selbst zu massieren. Allerdings kann die

Vorstellung, sich selbst zu berühren, auch problematische Gefühle hervorrufen, insbesondere wenn Ihre Beziehung zu Ihrem eigenen Körper durch ein negatives Körperbild, Selbsthaß oder eine Geschlechtsidentitätsstörung verkompliziert wird, wobei Menschen im letzteren Fall eine Diskrepanz zwischen ihrem physischen Körper und ihrem inneren Empfinden der eigenen Geschlechtsidentität verspüren. Leider verstärkt die Darstellung von Yoga in den Medien – wobei häufig schlanke, stark sexualisierte und körperlich gesunde Menschen präsentiert werden – dieses Problem noch und wirkt auf diejenigen, die sich in diesen Bildern nicht wiederfinden, befremdlich (Razmjou et al. 2017).

Wenn Sie das Gefühl haben, Bezugnahmen auf Ihren Körper könnten bei Ihnen problematische Überzeugungen oder Emotionen zutage fördern, sollten Sie versuchen, sich auf das zu konzentrieren, was Ihr Körper tun kann, statt darauf, wie es von außen betrachtet wirkt. Beispielsweise könnten Sie sich versichern: »Mein Körper ist stark!« oder: »Mein Körper ist weise!« Fragen Sie sich, was Ihr Körper von Ihnen braucht, statt zu versuchen, ihn zu verändern oder zu etwas zu zwingen. Sie können die Verkörperung auch verstärken, indem Sie sämtliche Spiegel aus Ihrem Übungsbereich entfernen. Jede in diesem Buch vorgestellte Yoga-Übung sollte so geduldig erforscht werden, daß Sie Ihre persönliche Wahrheit würdigen und sich mit Ihrem Körper in einem für Sie persönlich geeigneten Tempo anfreunden können. Vergessen Sie nie, daß Sie jede beschriebene Übung auslassen können, wenn Sie sich bereit fühlen, die Aufmerksamkeit auf Ihren Körper zu richten.

Falls Ihnen die folgende Übung zusagt, ermöglicht sie Ihnen, die positiven Auswirkungen von Selbstberührungen zu erforschen, um Ihre sensorische Wahrnehmung zu entwickeln und Ihren Vagusnerv auf natürliche Weise zu stimulieren. Die Übung beginnt mit Kopf und Gesicht, den Ohren sowie dem Kiefer und Hals, bevor sie sich den Armen, dem Rumpf und den Beinen zuwendet. Ich stelle mir gern vor, daß dabei sequentiell alle Körperbereiche aufgeweckt werden. Da Sie einige Bereiche Ihres Körpers vermutlich als angenehmer empfinden als andere, können Sie Ihren Bedürfnissen entsprechend jeden Teil der Übung auslassen.

ÜBUNG 12

Entwickeln der sensorischen Wahrnehmung

Diese Übung dient der Erkundung von Selbstberührungen in verschiedenen Bereichen Ihres Körpers. Sie brauchen sich aber nur mit Bereichen zu beschäftigen, in denen Sie sich mit dieser Praxis wohlfühlen. Falls Sie irgendwann merken, daß Sie sich unwohl fühlen, kann Ihnen die Übung dualen Gewahrseins helfen, auf äußere Signale für Sicherheit zu fokussieren. Die Stärke der Selbstberührung können Sie so variieren, daß Sie die Aktivität als beruhigend empfinden. Stellen Sie fest, ob Sie dazu neigen, zu hastig zu agieren oder mit den Fingern zu starken Druck auszuüben. Finden Sie heraus, wie es sich auswirkt, wenn Sie das Tempo Ihrer Bewegungen oder den Fingerdruck verringern. Zwar empfehle ich grundsätzlich, jede Bewegung mindestens zwei- oder dreimal zu wiederholen, Sie können aber auch einige Bereiche bis zu einer Minute lang erforschen. Halten Sie nach jeder Berührungsintervention inne, um eventuelle geringe Veränderungen in Körper und Geist zu registrieren. Entscheiden Sie sich für ein Tempo, das Ihnen als das richtige erscheint.

Orientierung und Zentrierung

Setzen Sie sich bequem auf einen Stuhl oder auf den Boden, und achten Sie auf Körperempfindungen, auf Ihre Atmung und auf eventuell auftauchende Emotionen. Anhand dieser anfänglichen Bestandsaufnahme können Sie subtile Veränderungen erkennen, die sich im Laufe der Übung einstellen.

Aufwecken der Hände

Beginnen Sie, indem Sie Ihre Hände gegeneinander reiben und so auf den Handflächen eine gewisse Wärme erzeugen.

Aufwecken der Kopfhaut

Führen Sie die Hände nun zum Gesicht, und tasten Sie mit den Fingerspitzen den Schädel und den Haaransatz bis zu den Ohren ab.

Aufwecken der Stirn

Tasten Sie sich mit den Fingerspitzen von der Mitte der Stirn aus zu den Seiten des Gesichts vor, und lassen Sie die Fingerspitzen sanft über den Schläfen kreisen. Führen Sie die Fingerspitzen dann in den Bereich zwischen den Augenbrauen, und führen Sie dort kleine kreisende Bewegungen aus. Bewegen Sie die Finger nach mehreren Kreisbewegungen über die Augenbrauen in Richtung der Schläfen, die Sie dann leicht massieren.

Aufwecken der Wangen

Bewegen Sie die Fingerspitzen unter die Augen, in die Nähe des Nasenrückens, vollführen Sie über den Erhebungen der Wangenbeine kreisende Bewegungen, und lassen Sie die Finger von dort in Richtung der Ohren wandern. Lassen Sie die Hände nun sinken, so daß sich die Fingerspitzen neben Ihrer Nase befinden, unmittelbar neben den beiden Nasenöffnungen. Wenn Sie die Finger von der Nase entfernen, werden Sie möglicherweise einen besonders empfindlichen Bereich unter dem Wangenbein entdecken. Es ist sehr sinnvoll, hier innezuhalten und mit den Fingern kleine kreisende Bewegungen auszuführen. Nach mehreren Kreisbewegungen können Sie sich, weiter kreiselnd, unter den Wangenbeinen allmählich nach außen in Richtung der Ohren bewegen.

Aufwecken der Ohren

Massieren Sie vorsichtig Ihre Ohrläppchen, indem Sie die Knorpel zwischen Daumen und Zeigefinger nach innen und außen rollen. Lokalisieren Sie den Tragus des Ohrs, einen kleinen Bereich festen Knorpels zwischen Ohren und Wangen. Massieren Sie diesen Bereich etwa dreißig Sekunden lang sanft zwischen Daumen und Zeigefinger.

Aufwecken des Kiefers

Führen Sie vor den Ohren mit Ihren Fingern Kreisbewegungen aus, um das Kiefergelenk zu massieren. Wenn Ihr Kiefer angespannt ist, kann dieser Bereich empfindlich sein. Lassen Sie Ihre Fingerspitzen den Kiefer unterhalb der Ohrläppchen weiter mit sanften kreisenden Bewegungen massieren. Sie können den Kiefer auch einige Male öffnen und schließen und dabei weiter sanfte Bewegungen ausführen.

Aufwecken des Halsbereichs

Massieren Sie die Schädelbasis, indem Sie Ihre Hände hinter die Ohren setzen und dort verschränken, um die Rückseite des Kopfes abzustützen. Führen Sie dann mit den Daumen kreisende Bewegungen aus, und bewegen Sie sich dabei von den Rückseiten Ihrer Ohren in Richtung des Zentrums Ihres Halses. Entfernen Sie die Hände dann voneinander, und massieren Sie vorsichtig die Nackenmuskeln, indem Sie den Kopf mit einer Hand abstützen und mit der anderen Hand sanft Druck ausüben, während Sie die Hand von der Basis des Nackens aufwärts in Richtung Schädelbasis bewegen. Massieren Sie die linke Seite des Nackens vorsichtig mit der rechten Hand, und wechseln Sie anschließend auf die andere Seite und massieren die rechte Seite des Nackens mit der linken Hand.

Aufwecken der Arme

Massieren Sie Ihren linken Arm mit der rechten Hand. Üben Sie auf die Muskeln Ihrer rechten Schulter, des rechten Oberarms, des Unterarms und der Hand vorsichtig Druck aus. Bewegen Sie sich dabei in einem

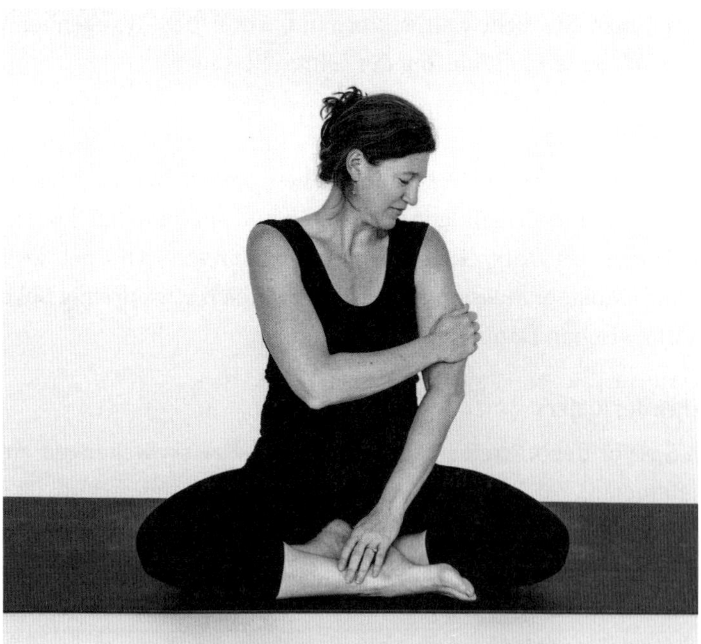

Tempo, das Ihnen ermöglicht, die positiven Wirkungen dieser Art von Selbstberührung vollständig zu erleben. Schließen Sie die Arbeit an dieser Körperseite mit einer streichenden Bewegung ab, bei der Sie sich schneller von der Schulter zur Hand hinab bewegen. Wechseln Sie dann auf die andere Körperseite, und massieren Sie die rechte Schulter, den rechten Ober- und Unterarm und die rechte Hand. Beenden Sie auch auf dieser Körperseite die Arbeit mit einigen Streichbewegungen. Verschränken Sie nun die Arme und legen Sie die rechte Hand auf die linke Schulter und die linke Hand auf die rechte Schulter. Lassen Sie nun gleichzeitig beide Hände von den Schultern abwärts in Richtung der anderen Hand streichen.

Aufwecken der Beine

Setzen Sie beide Hände auf Ihr linkes Bein, und massieren Sie es sanft, indem Sie die Muskeln im Oberschenkel und Unterschenkel sowie am Fußgelenk und Fuß vorsichtig zusammendrücken. Führen Sie außerdem mehrere Streichbewegungen auf der Haut des linken Beins aus. Wechseln Sie anschließend auf die andere Körperseite, und behandeln Sie Ihr rechtes Bein auf die gleiche Weise.

Aufwecken des Rückens

Stellen Sie fest, wie es sich anfühlt, Ihre Hände auf dem Rücken so hoch emporzustrecken, wie Sie können, und streichen Sie anschließend vorsichtig abwärts über die Nieren und weiter in Richtung des oberen Teils des Beckens.

Aufwecken des Rumpfes

Legen Sie zum Abschluß dieser Übung eine Hand auf das Herz und die andere auf den Bauch. Spüren Sie die Verbindung zwischen Händen und Körper, und bleiben Sie in dieser Haltung, so lange wie Sie möchten.

Zum Abschluß

Wie nehmen Sie nun Ihren Körper und Geist, Ihre Emotionen und Ihr Energieniveau wahr? Nehmen Sie sich ein wenig Zeit, um Ihre Beobachtungen zu notieren. Natürlich können Sie auch diese Übung so oft wiederholen, wie Sie möchten.

Augenbewegungen und natürliche Stimulation des Vagusnervs

Die Augen werden oft »Fenster zur Seele« genannt. Und tatsächlich vermitteln die Augen einen sehr guten Eindruck von unserer Gefühlslage. Sind wir gestreßt, runzeln wir häufig die Stirn, und dadurch werden die Augenringmuskeln kontrahiert, was die Augen kleiner wirken läßt. Sind wir müde, werden unsere Augenlider schwer. Fühlen wir uns verbunden und freuen uns darauf, daß wir jemanden treffen werden, heben sich die Augenbrauen und lassen die Augen heller und größer wirken.

Sie mögen zwar zu verbergen versuchen, wie Sie sich fühlen, indem Sie Ihre Gesichtsmuskeln beeinflussen, aber Sie können im Grunde nicht verhindern, daß Ihre Augen Ihren wahren psychischen Zustand offenbaren. Das ist deshalb so, weil die Augen stark mit dem ANS verbunden sind (Mathôt & Van der Stigchel 2015). Wird beispielsweise das ANS aktiviert, weiten sich Ihre Pupillen, um Ihnen beim Beobachten Ihrer Umgebung zu helfen. Dies ist einer der Gründe dafür, daß Menschen, die nachts ein Trauma erlebt haben, die Szene oft so beschreiben können, als habe sie am hellichten Tag stattgefunden. Und wenn wir uns sicher fühlen, blitzen unsere Augen häufig und strahlen Wärme aus und signalisieren so, daß unser System für soziale Verbundenheit aktiv ist. Die Grundlage von alldem ist, daß der Vagusnerv die Augen mit dem Herzen verbindet.

Wegen der zwischen den Augen und dem Nervensystem bestehenden Verbindung spielen Augenbewegungen in vielen Heilmethoden eine Rolle. Beispielsweise läßt die EMDR-Therapie *(Eye Movement Desensitization and Reprocessing)*, eine Form von Psychotherapie für die Behandlung von Traumata, die Klienten ihre Augen lateral von Seite zu Seite bewegen, während sie sich belastende Erinnerungen vergegenwärtigen (Shapiro 2018/2022). Unsere Augen bewegen sich natürlicherweise lateral, während wir unsere Umgebung beobachten. Entwicklungsgeschichtlich dient diese Aktivität der Überlebenssicherung, weil sie uns ermöglicht, in unserer Umgebung nach Nahrung zu suchen und eventuell auftauchende Raubtiere rechtzeitig zu entdecken. Im Sinne der EMDR-Therapie verringern laterale Augenbewegungen die Furchtreaktion in Körper und Geist und helfen uns, uns von den negativen Emotionen zu distanzieren, die für uns mit traumatischen Erlebnissen verbunden sind (Yilmaz Balban et al. 2021; de Voogd et al. 2018).

Augenbewegungen spielen auch in vielen Yoga-Übungen eine Rolle. Dabei geht es oft um das Senken und Heben des Blicks von der Nasenspitze zur Mitte der Stirn, um das Hin- und Herbewegen der Augen von links nach rechts und umgekehrt, und schließlich um das Kreisenlassen der Augen in beide Richtungen. Außerdem spielt im Yoga das Fokussieren des Blicks auf einen bestimmten Punkt, *Drishti* genannt, eine Rolle, was den Geist beruhigen soll. Aufgrund der Belastung, mit der unsere Augen täglich fertig werden müssen – insbesondere wenn wir regelmäßig lange auf den Bildschirm unseres Handys oder Computers schauen –, ist es sinnvoll, die Augen jeden Tag eine Weile in völliger Dunkelheit ausruhen zu lassen; dazu können wir ein Augenkissen benutzen oder unsere Handflächen sanft über die Augen legen (Abel 2014). Dadurch üben wir leichten Druck auf die Augäpfel aus, stimulieren so den Vagusnerv und aktivieren das PNS.

Aufgrund der Verbindung zwischen den Augen und dem Vagusnerv können wir letzteren auf natürliche Weise stimulieren, indem wir die Augenmuskeln dehnen und aktivieren und sie so letztlich entspannen. Weil die Augen direkt mit den Subokzipitalmuskeln an der Schädelbasis verbunden sind, können wir, indem wir die Augen bewegen, die Nackenmuskeln entspannen, und dadurch wird die Blutzufuhr zur Wirbelsäulenschlagader verbessert, die den Hirnstamm und den Vagusnerv mit Blut versorgt (Rosenberg 2017/2018). Ich empfehle Ihnen, mit Hilfe der nächsten Übung die Augenbewegungen selbst zu erforschen. Sie werden darin zu sanften Augenbewegungen und zur Dehnung der Nackenmuskeln angeleitet, was der Nährung Ihres Nervensystems dienen soll. Falls Sie unter einem Glaukom oder anderen Augenproblemen leiden, empfehle ich Ihnen, mit einem Arzt abzuklären, ob Sie die hier beschriebenen Augenbewegungen ausführen sollten.

ÜBUNG 13

Nähren des Nervensystems

Ich empfehle Ihnen, bei der Ausführung der hier beschriebenen Augenbewegungen und Nackendehnungen sehr bedächtig vorzugehen, weil Sie dann die subtilen Auswirkungen dieser Übungen besser studieren können.

Orientierung und Zentrierung

Setzen Sie sich bequem auf einen Stuhl oder auf den Boden. Achten Sie auf Körperempfindungen, Ihre Atmung und alle eventuell in diesem Moment bei Ihnen auftauchenden Emotionen. Was Sie in dieser Ausgangssituation beobachten, wird Ihnen während der ganzen Übung als Grundlage für die Beurteilung subtiler Veränderungen Ihres Empfindens dienen.

Augenbewegungen

Wenn Sie sich bereit fühlen, können Sie anfangen, die Muskeln im Bereich Ihrer Augen vorsichtig zu dehnen und zu lockern, indem Sie den Blick auf einen bestimmten Punkt in nicht zu großer Entfernung richten. Eine Möglichkeit ist, die Handflächen wie zum Gebet gefaltet etwa 15 cm vor den Augen zu fixieren. Fokussieren Sie auf die Fingerspitzen, und richten Sie den Blick nach fünf bis zehn Atemzügen in die Ferne, indem Sie beispielsweise aus einem Fenster schauen. Entfokussieren Sie dazu Ihren Blick, und lassen Sie ein möglichst weites, panoramisches Blickfeld auf sich einwirken. Versuchen Sie, fünf bis zehn Atemzüge lang dieses erweiterte Blickfeld aufrecht zu erhalten, während Sie sich Ihr inneres Empfinden vergegenwärtigen.

Sie brauchen die Bewegungen nicht zu erzwingen, sondern können Ihren Blick zwischen den beiden Positionen hin und her bewegen, als würden Sie einen Freund, den Sie lange nicht gesehen haben, mit einem warmherzigen Lächeln begrüßen. Wenn dieser Vorgang abgeschlossen ist, können Sie sich einen Augenblick Zeit dafür nehmen, Ihren Körper und Ihre Atmung zu spüren. Wenn Sie wollen, können Sie dann untersuchen, wie es sich anfühlt, die Augen nach links und rechts zu richten, ohne die Position des Kopfes zu verändern. Sollten Sie das Gefühl haben, daß Sie Ihre Augen anstrengen, wenn Sie diese von Seite zu Seite bewegen, können Sie die Intensität verringern, indem Sie den Winkel der Augenbewegungen verringern. Nach etwa zehn Serien von Augenbewegungen zentrieren Sie den Blick wieder. Stellen Sie anschließend fest, wie sich Ihr Körper und Geist und Ihre Atmung anfühlen.

Grundübung mit Augenbewegungen

Wenn es sich für Sie richtig anfühlt, können Sie beide Hände hinter Ihren Kopf bringen und den Hinterkopf sanft in die Hände sinken lassen, so daß sie den Kopf ein wenig abstützen. Erforschen Sie in dieser Haltung, wie es sich anfühlt, den Blick auf den rechten Ellbogen zu richten. Bleiben Sie mehrere Atemzüge lang in dieser Position, und halten Sie nach subtilen Hinweisen auf die Entspannung Ihres Körpers Ausschau. Möglicherweise verspüren Sie einen Drang zu gähnen oder zu seufzen. Sie brauchen sich aber keine Sorgen zu machen, falls Sie kein Signal für Entspannung entdecken können. Zentrieren Sie den Blick nach etwa zehn Atemzügen wieder. Sie können die Arme anschließend einen Moment ruhen lassen und den Vorgang dann wiederholen, wobei Sie diesmal auf den linken Ellbogen blicken. Schauen Sie anschließend wieder zum Zentrum, entspannen Sie Ihre Hände, und stellen Sie fest, wie Sie sich fühlen.

Entspannen des Halsbereichs durch Rückwärts- und Vorwärtsbewegung in Verbindung mit Augenbewegungen

Führen Sie erneut beide Hände zum Hinterkopf, um diesen abzustützen, und probieren Sie aus, wie es sich anfühlt, das Kinn sanft nach oben zu strecken, während Sie die Ellbogen weit zurückbewegen. Sie können den Blick emporrichten, als würden Sie das Zentrum Ihrer Stirn anschauen. Nach einigen Atemzügen können Sie die Hände lösen und den Kopf nach vorn rollen, wobei Sie die Handflächen über die Augen legen und so Ihren Kopf abstützen. Wenn es Ihnen als richtig erscheint, können Sie zulassen, daß sich Ihre Augen schließen und ausruhen. Stellen Sie fest, wie es sich anfühlt, in die Empfindungen, die Sie im Oberrücken, im Halsbereich und an der Schädelbasis spüren, hineinzuatmen. Nehmen Sie sich dafür die Zeit, die Sie brauchen, und erheben Sie langsam den Kopf, sobald Sie sich bereit fühlen, und lockern Sie die Hände.

Lockern der seitlichen Halsmuskeln in Verbindung mit Augenbewegungen

Die nun folgende Bewegung kann Ihnen helfen, die seitlichen Muskeln am Hals zu lockern. Bewegen Sie zunächst Ihr rechtes Ohr zur rechten Schulter. Mit den Fingerspitzen Ihrer rechten Hand können Sie sanft den Kopf unterstützen, während Sie die linke Hand in die entgegengesetzte Richtung strecken, um die Dehnung auf der linken Halsseite zu verstärken. Stellen Sie in dieser Haltung fest, wie es sich anfühlt, den Blick nach rechts zu wenden. Bleiben Sie mehrere Atemzüge lang in dieser Position, und achten Sie auch darauf, wie es sich anfühlt, den Blick nach links zu richten. Nehmen Sie sich etwa dreißig Sekunden bis zu einer Minute Zeit, und wiederholen Sie den Vorgang dann auf der anderen Halsseite. Zum Abschluß der Übung kehren Sie mit dem Kopf ins Zentrum zurück und rekapitulieren, was Sie erlebt haben.

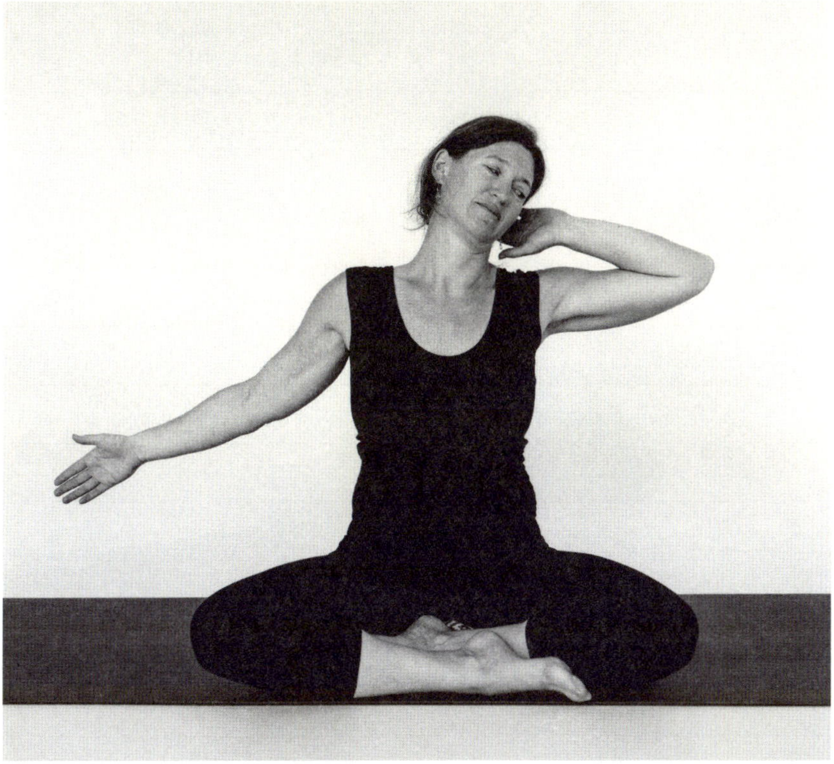

Zum Abschluß

Was nehmen Sie jetzt hinsichtlich Ihres Körpers und Geistes, Ihrer Emotionen und Ihres Energieniveaus wahr? Notieren Sie eventuelle Beobachtungen. Sie können diese Übung später so oft wiederholen, wie Sie wollen.

Flexibilität der Wirbelsäule und Gesundheit des Nervensystems

Die Ereignisse in unserem Leben formen uns buchstäblich. Wie wir uns bewegen, wie wir atmen und welche Haltungen wir bevorzugen – all das spiegelt die Besonderheiten dessen, was wir im Laufe der Jahre erlebt haben. Unsere Erlebnisse sind die Basis für unser spezielles Selbstempfinden. Wahrscheinlich können Sie sich vorstellen, daß sich ein Kind von einem beängstigenden Geräusch instinktiv entfernt oder daß es sein Gesicht verbirgt, um einem beunruhigenden Anblick zu vermeiden. Und wir alle kennen auch die Art, wie Menschen intuitiv flacher atmen, um sich vor Empfindungen der Verletzlichkeit zu schützen.

Insbesondere unsere Haltung spiegelt oft unseren emotionalen und psychischen Zustand. Sitzen Sie beispielsweise oft mit vorgebeugten Schultern da, atmen gleichzeitig flach und blicken auf den Boden, so ist dies möglicherweise auf eine Zeit zurückzuführen, in der Sie sich nicht in der Lage sahen, Ihre Lebensumstände in Ihrem Sinne zu beeinflussen. Jedesmal wenn Sie sich in dieser Haltung befinden, verstärken Sie die damit verbundene Art, sich selbst zu erleben (Ogden 2009). Irgendwann verfestigt sich bei Ihnen dann das Gefühl, daß Sie nun einmal »so sind«. Richten Sie jedoch die Aufmerksamkeit auf Ihre Haltung, wird Ihnen die damit verbundene innere Verfassung bewußt, und Sie können aufgrund dessen neue Möglichkeiten erkunden und Veränderungen vornehmen. Und die Veränderung Ihrer Haltung kann Ihre emotionalen Empfindungen verändern. Indem Sie die Wirbelsäule strecken, den Blick heben und tiefer atmen, können Sie andere Arten von Emotionen wecken, beispielsweise Freude oder Begeisterung, und werden dann feststellen, daß Sie einen besseren Zugang zu positiven Erinnerungen haben (Riskind & Gotay 1982).

Eine schlechte oder falsche Haltung gibt es nicht. Ebenso wie die verschiedenen Zustände des Nervensystems ermöglichen uns auch unterschiedliche Körperhaltungen, zu verschiedenartigen Emotionen und Eigenschaften in Kontakt zu treten. Manchmal ermöglicht uns das Einrollen nach vorn, den Verlust eines geliebten Menschen zu betrauern. In anderen Situationen erheben wir den Blick freudig zum Himmel und genießen einen wunderschönen Sonnenaufgang. Therapeutisches Yoga bei Traumata zielt nicht darauf ab, die Wirbelsäule in eine perfekte Haltung zu versetzen. Bei uns allen weist der Körper asymmetrische Muster auf, einfach weil er von Natur aus so ist. Unser Herz beispielsweise befindet sich linksseitig im Brustkorb. Deshalb besteht der linke Lungenflügel aus zwei Lappen, der rechte Teil der Lunge hingegen aus drei Lappen. Auch die rechte Seite des Zwerchfells ist größer als die linke Seite, und weil die Verdauungsorgane asymmetrisch verlaufen, sitzt die rechte Niere in der Regel tiefer als die linke. Auch der Vagusnerv umfaßt zwei Zweige, die die Organe unterschiedlich innervieren.

Auch durch unsere speziellen Lebensumstände können Asymmetrien entstehen. Manchmal ist eine Hüfte oder Schulter etwas höher oder im Verhältnis zur anderen Seite leicht gedreht. Vielleicht sind Sie auch verletzt worden oder haben chirurgische Eingriffe erlebt, die sich auf die Art, wie Sie Ihre Gliedmaßen benutzen, auswirken. Was in vielen traditionellen Yoga-Kursen gelehrt wird, konzentriert sich so stark auf eine »perfekte« Ausrichtung des Körpers, daß pflichtbewußte Studierende dazu verleitet werden können, sich über die natürlichen Tendenzen ihres Körpers hinwegzusetzen. Manchmal kommt es aufgrund dieses Bemühens um Perfektion sogar zu Verletzungen. Statt sich auf das Ziel einer »perfekten« Haltung zu versteifen, regt das therapeutische Yoga dazu an, das tatsächliche Resultat bei jeder Yoga-Haltung als *temporäres* Erlebnis anzusehen, das Ihnen Gefühle der Stärke, Befähigung, Klarheit oder Freude erschließt, die einen Gegensatz zu habituellen Haltungsmustern bilden. Dies hilft, neue Möglichkeiten zu entdecken, an denen Sie sich in der Welt zukünftig orientieren können.

Die Polyvagal-Theorie verhilft uns auch zu Einsichten darüber, wie die Haltung die Gesundheit von Körper und Geist fördert. Viele Menschen neigen dazu, ihr Becken nach vorn, nach hinten oder zur Seite zu kippen. Ebenso häufig strecken einige den Kopf vor den Rumpf, wodurch Verspannungen im Nackenbereich entstehen. Wenn Sie viel Zeit vor einem Computer oder mit einem Handy verbringen, kann auch das eine Vorneigung des Kopfes verstärken. Diese verbreiteten Fehlhaltungen der Wirbelsäule belasten das Nervensystem, und das wirkt sich negativ auf die Gesundheit der wichtigsten Körperorgane aus.

Eine Möglichkeit, die Funktionsfähigkeit des ANS zu verbessern, besteht darin, bestimmte Yoga-Übungen auszuführen, die die Flexibilität der Wirbelsäule verbessern und häufig vorkommende Wirbelsäulenprobleme korrigieren. Yoga-Übungen bestehen oft darin, wiederholt rhythmisch eine Sequenz von Körperhaltungen zu durchlaufen und dadurch die Herzfrequenz abwechselnd zu erhöhen und zu senken. Weil diese Haltungen den vagalen Tonus stark beeinflussen, können wir annehmen, daß es dadurch zu einer Stärkung der Resilienz des Nervensystems kommt, einmal abgesehen von der Stärkung der körperlichen Ausdauer, zu der es durch diese Aktivitäten kommt.

Die Haltungen in der nächsten Übung sollen Ihren Körper nicht in einen Zustand perfekter Symmetrie versetzen, sondern es geht um die Förderung von Flexibilität und Resilienz der Wirbelsäule, die Ihnen helfen werden, mit den unvermeidlichen Herausforderungen des Lebens besser fertig zu werden. Die im folgenden beschriebene Sequenz exploratorischer Bewegungen soll Ihnen ermöglichen, die Wirbelsäule nach vorn einzurollen, sie anschließend wieder zu strecken, sie von Seite zu Seite zu beugen und in jede Richtung zu drehen.

ÜBUNG 14

Fließende Bewegungen halten die Wirbelsäule flexibel

Diese Übung leitet Sie zunächst dazu an, Ihre Wirbelsäule zu bewegen, während Sie auf einem Stuhl oder im Schneidersitz auf dem Boden sitzen; anschließend erklärt sie, wie Sie mit dieser Exploration im Stehen fortfahren können.

Orientierung und Zentrierung

Setzen Sie sich zunächst bequem auf einen Stuhl oder auf den Boden. Achten Sie auf Ihre Körperempfindungen, darauf, wie Sie atmen, und auf alle momentan bei Ihnen auftauchenden Emotionen. Anhand dieses Ausgangszustandes können Sie später subtile Veränderungen hinsichtlich Ihres Empfindens erkennen, die während der Übung eingetreten sind.

Beugen und Dehnen der Wirbelsäule im Sitzen

Nehmen Sie sich ein wenig Zeit, um festzustellen, wie Sie auf Ihrem Stuhl oder Ihrer Yoga-Matte sitzen. Stellen Sie sich Ihr Becken wie eine mit Wasser gefüllte Schale vor. Ist das Becken nach vorn oder hinten gekippt, läuft das Wasser über den Rand der Schale. Achten Sie auf den Tonus Ihrer Wirbelsäule und darauf, ob Sie eine natürliche Tendenz Ihres Beckens, nach vorn oder hinten zu kippen, erkennen. Lassen Sie nun Ihr Steißbein rückwärts rollen; dadurch wird Ihr Rumpf gelängt und Ihr Brustkorb emporgehoben. Dabei können Sie Ihre Schultern zurückrollen und das Kinn sanft anheben. Möglicherweise übertreiben Sie die Haltung, indem Sie den Brustkorb durch tiefes Einatmen vortreten lassen. Was fällt Ihnen auf, während Sie sich in dieser Haltung befinden?

Rollen Sie anschließend beim Ausatmen das Steißbein nach vorn, und rollen Sie gleichzeitig die Schultern ein und senken den Blick. Auch bei dieser Übung können Sie die Rundung der Wirbelsäule übertreiben. Welche Emotionen und Empfindungen fallen Ihnen in dieser Haltung auf? Sie können nun anfangen, Ihre Wirbelsäule mit dem Atemrhythmus vor und zurück zu bewegen, indem Sie beim Einatmen die Wirbelsäule längen und sich beim Ausatmen einrollen. Legen Sie Ihre Hände auf die Schultern, und bewegen Sie den Rumpf im Rhythmus und Tempo der Atmung zurück und vor. Ziehen Sie die Ellbogen weit zurück, während Sie die Wirbelsäule längen, und nähern Sie die Ellbogen beim Ausatmen und während des Einrollens einander an. Nach fünf bis zehn Atemzyklen können Sie sich allmählich wieder in eine zentrierte, offene, aber unterstützende Haltung versetzen. Dazu erheben Sie den Kopf so, daß er sich unterstützt und über der Wirbelsäule zentriert fühlt.

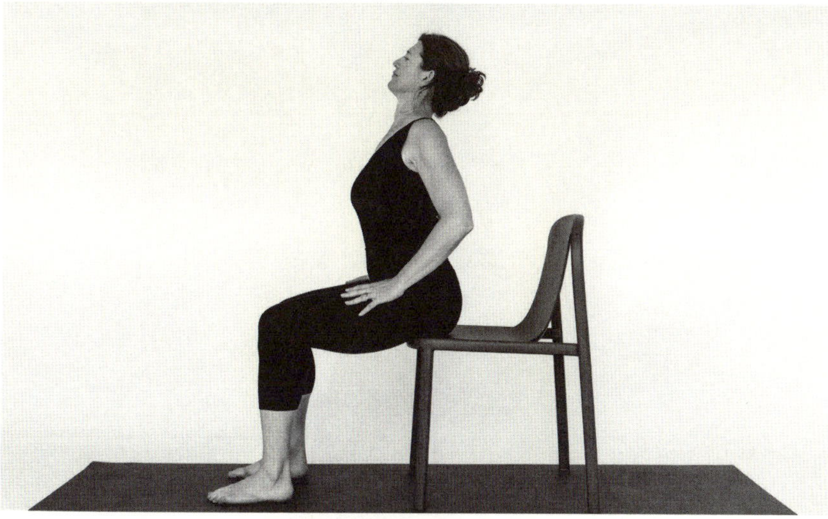

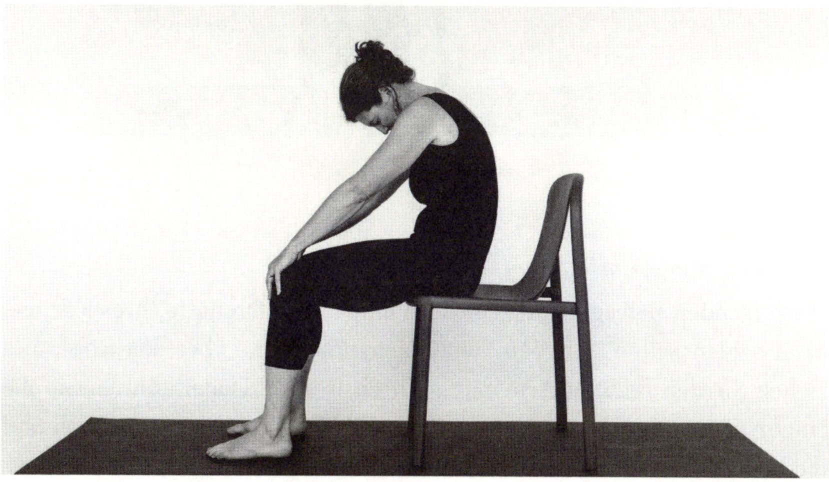

Seitliche Beuge im Sitzen

Lehnen Sie nun Ihren Oberkörper nach rechts. Dabei können Sie die rechte Hand gegen den Stuhl oder Boden drücken, um sich abzustützen. Achten Sie darauf, wie es sich anfühlt, die rechte Körperseite zu stauchen und gleichzeitig die linke Körperseite zu dehnen. Wechseln Sie anschließend die Seiten, indem Sie sich nach links beugen und die rechte Körperseite dehnen. Nehmen Sie sich für den Wechsel von der einen zur anderen Seite soviel Zeit, wie Sie brauchen. Wenn Sie das Gefühl haben, daß die Übung abgeschlossen ist, können Sie in eine zentrierte Haltung zurückkehren.

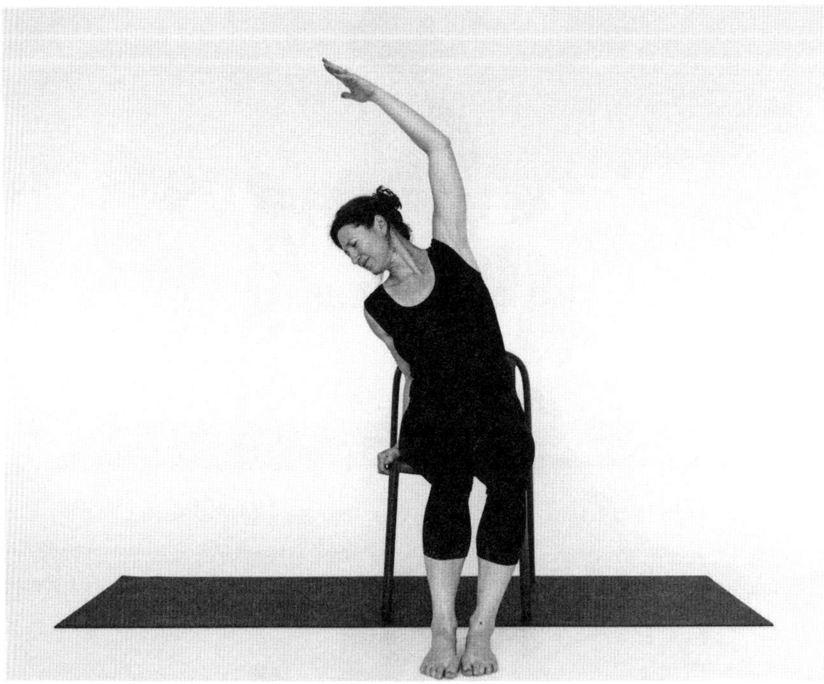

Drehen des Rumpfs im Sitzen

Die folgenden Bewegungen erfordern eine sanfte Drehung Ihres Körpers nach beiden Seiten. Erheben Sie zunächst die Arme über den Kopf, und ziehen Sie den rechten Arm hinter Ihren Körper. Dabei können Sie die Fingerspitzen der rechten Hand auf den Stuhl oder Boden hinter sich und die linke Hand auf Ihr rechtes Knie setzen. Finden Sie heraus, wie stark die Drehung sein muß, damit sie sich als für Ihren Körper richtig anfühlt. Sie brauchen die Drehung nicht durch Anspannung zu verstärken. Würdigen Sie Ihren Körper, und bewegen Sie sich langsam und sanft.

Wenn es Ihnen angenehm ist, können Sie den Kopf sanft in Richtung der rechten Schulter drehen und die Augen nach rechts wandern lassen, so daß sie über Ihre rechte Schulter nach hinten schauen. Es kann sehr angenehm sein, sich mit dem Atem zu bewegen, indem Sie beim Einatmen die Drehung verlassen und sich beim Ausatmen in die Drehung hineinbewegen. Setzen Sie dies mehrere Atemzyklen lang fort, und kehren Sie, wenn Sie das Gefühl haben, daß die Arbeit auf dieser Körperseite abgeschlossen ist, in eine zentrierte Haltung zurück. Lassen Sie sich ein wenig Zeit, bevor Sie den Rumpf nach links drehen. Bemühen Sie sich auch auf dieser Seite um eine natürliche und ungezwungene Drehung, und bleiben Sie mit Ihrem Atem verbunden.

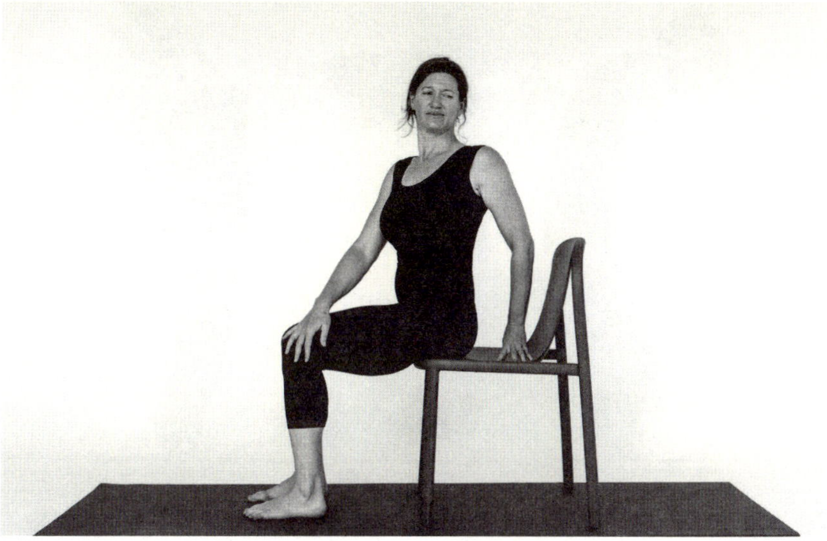

Beugen und Dehnen der Wirbelsäule im Stehen

Sie können mit dieser Haltungserforschung im »Berg« stehend fortfahren, wobei Ihre Arme seitlich neben dem Rumpf herabhängen. Auch dabei bewegen Sie das Becken vor und zurück. Das Stehen ermöglicht Ihnen, sich in einem größeren Winkel zu bewegen. Achten Sie darauf, wie es sich anfühlt, wenn Sie Ihr Steißbein nach vorn kippen, wodurch sich Ihr Unterrücken rundet und sich Ihre Wirbelsäule einrollt. Lassen Sie in dieser Haltung zu, daß sich Ihr Hals nach vorn einrollt. Achten Sie darauf, wie Sie sich bei der Bewegung in die entgegengesetzte Richtung fühlen, wenn Sie das Steißbein zurückbewegen und die Wirbelsäule durchbiegen. Wie fühlt es sich an, die Schultern nach oben und zurück zu ziehen, während Sie den Blick emporrichten? Nehmen Sie sich Zeit, um diese Rückwärts- und Vorwärtsbewegung zu erforschen. Lassen Sie die Bewegungen nach einer Weile allmählich abklingen, damit Sie die subtilen Schaukelbewegungen Ihres Beckens erforschen können. Fahren Sie mit diesen sanften Bewegungen so lange fort, bis Sie sich in einer Stehhaltung sowohl unterstützt als auch offen fühlen.

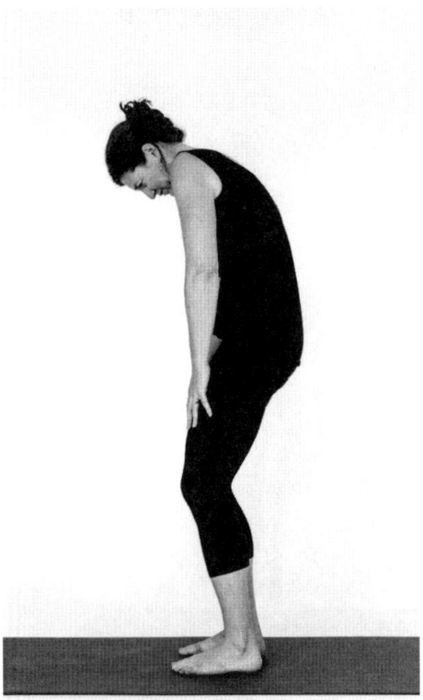

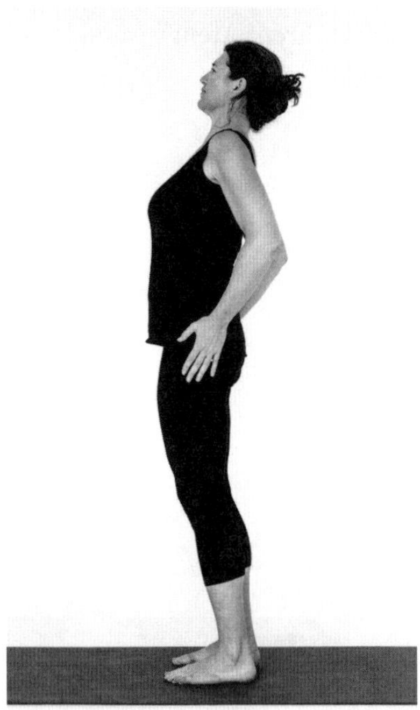

Seitliche Biegung im Stehen

Im Stehen können Sie sich von Seite zu Seite beugen und dabei die Arme an den Körperseiten ruhen lassen. Achten Sie, wenn Sie sich nach rechts beugen, darauf, wie es sich anfühlt, die rechte Körperseite zu stauchen und die linke Seite zu dehnen. Anschließend wechseln Sie die Seiten. Sie können diese Dehnübung noch erweitern, indem Sie einen Arm über den Kopf erheben und sich mit dem Handgelenk des anderen Arms abstützen. Kehren Sie nach mehrmaligem Wiederholen der Übung auf beiden Körperseiten ins Zentrum zurück, und halten Sie inne, um festzustellen, wie Sie sich fühlen.

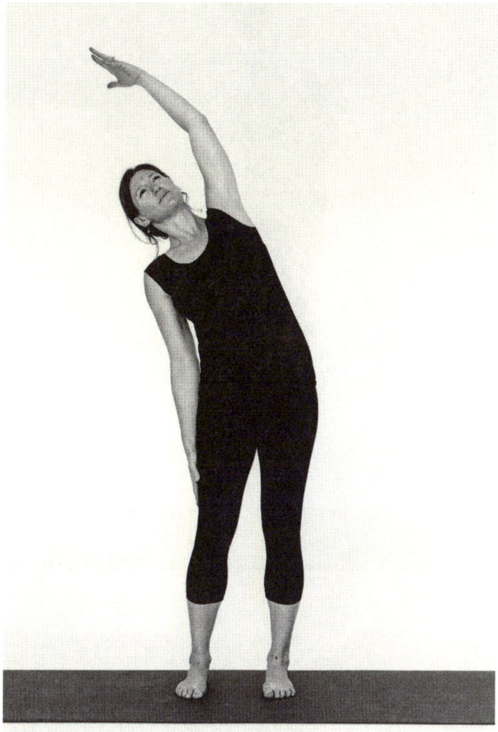

Seitliche Drehung der Wirbelsäule im Stehen

Sie können dieser Sequenz noch eine Drehung der Wirbelsäule im Stehen hinzufügen, wobei Sie die Arme gerade ausstrecken. Drehen Sie sich nach rechts, und bewegen Sie den rechten Arm hinter den Körper und den linken Arm nach vorn. Ihre rechte Hüfte folgt dabei wahrscheinlich der rechten Schulter. Versuchen Sie, eine Veränderung des Hüftstandes zu verhindern, indem Sie die rechte Hüfte nach vorn ziehen, so daß Ihr Becken in der Waagerechten und über den Füßen bleibt. Stellen Sie fest, wie es sich anfühlt, sich zur Seite zu drehen und dabei mit Ihrem Zentrum verbunden zu bleiben. Verweilen Sie ein paar Atemzüge lang in einer zentrierten Haltung, bevor Sie die gleiche Drehung auf der anderen Körperseite erforschen.

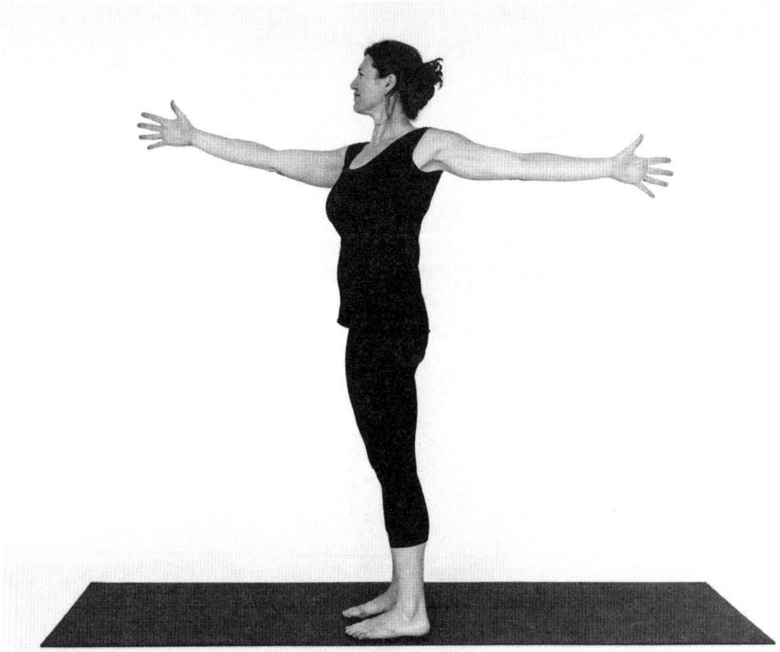

Vorbeuge im Stehen

Sie werden diese Sequenz von im Stehen ausgeführten Körperhaltungen mit einem Wechsel zwischen Stehen in Berg-Haltung und Vorbeuge im Stehen beenden. Bewegen Sie sich dabei so langsam, daß Sie die subtilen Anpassungen Ihres Nervensystems an diese Wechsel wahrnehmen können. Atmen Sie im Stehen ein, während Sie die Arme über den Kopf ausstrecken, und atmen Sie aus, während Sie den Rumpf über die Beine nach vorn beugen. Versuchen Sie, die Knie leicht gebeugt zu halten, um die auf dem Unterrücken oder den Beinen lastende Anspannung zu verringern. Atmen Sie langsam ein, während Sie sich halb erheben, indem Sie mit den Fingerspitzen den Boden, Ihre Schienbeine oder Yoga-Blöcke vor Ihnen berühren. Atmen Sie aus, während Sie in die Vorbeuge zurückkehren.

Atmen Sie erneut ein, und kehren Sie in die Berg-Haltung im Stehen zurück, wobei Sie die Hände an den Seiten des Rumpfs herabhängen lassen. Atmen Sie in dieser Haltung mehrmals, und achten Sie darauf, wie Sie sich fühlen. Sie können diese Sequenz wiederholen, während Sie auf achtsame Weise mit Ihrem Körper und Ihrer Atmung verbunden bleiben.

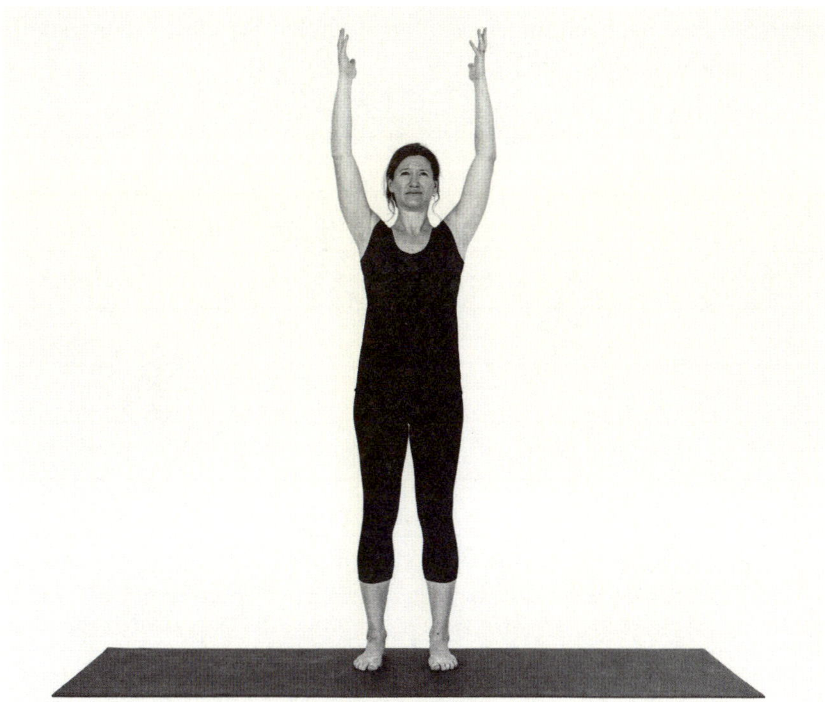

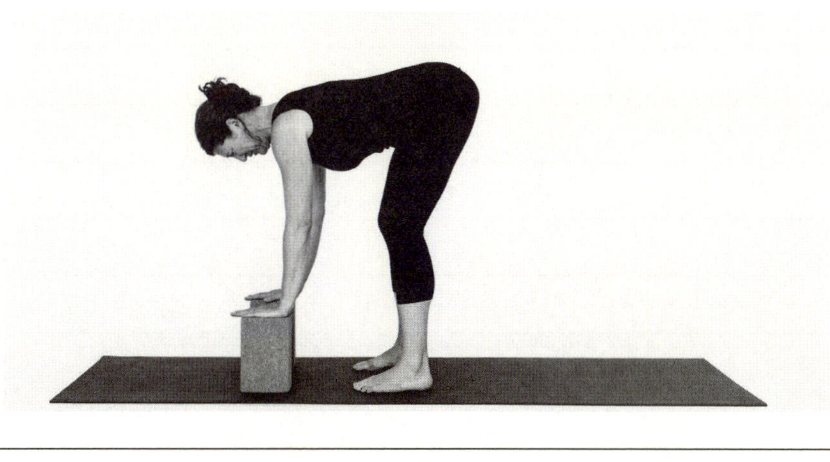

Zum Abschluß

Wenn Sie das Gefühl haben, daß die Übung abgeschlossen ist, empfehle ich Ihnen, sich ein wenig Zeit zu nehmen, um sich darüber klar zu werden, wie Sie sich innerlich fühlen, nachdem Sie die Beweglichkeit Ihrer Wirbelsäule erforscht haben. Was nehmen Sie wahr, nachdem Sie Ihren Körper und Geist, Ihre Emotionen und Ihr Energieniveau überprüft haben? Notieren Sie Ihre Beobachtungen, und wiederholen Sie diese Übung so oft, wie Sie möchten.

Co-Regulation, Kohärenz und Mitgefühl

In den ersten Lebensjahren, die auch *Bindungsperiode* genannt werden, ist ein Kind von der nährenden Zuwendung und vom Schutz fürsorglicher Erwachsener abhängig. In dieser für die Entwicklung so wichtigen Zeit wird zwischen Bezugsperson und Säugling die emotionale Sicherheit gestärkt und so die Grundlage dafür geschaffen, wie das Kind im weiteren Leben zur Welt in Beziehung treten wird.

Wir können uns diese frühen Bindungsbeziehungen wie eine Art interpersonaler Yoga-Übung vorstellen, die ein Gefühl der Einheit zwischen zwei Menschen erzeugt und das zentrale Selbstempfinden des Kindes formt. Eine sensible Bezugsperson stimmt sich in die Mimik, den stimmlichen Ausdruck, die Gesten und die Körperbewegungen des Kindes ein. Dies ermöglicht der Bezugsperson, sich bei der Nutzung von Berührung, Blickkontakt, stimmlichem Ausdruck und Timing von Interaktionen den Bedürfnissen des Kindes anzupassen. Mit der Zeit verstärkt die Akkumulation solch empathischen relationalen Austauschs unsere Fähigkeit, uns mit unserem Körper verbunden zu fühlen, unsere Emotionen zu erkennen und effektiv auf unsere Bedürfnisse einzugehen. Mit anderen Worten: Wir erlernen die Fähigkeit zur Selbstregulation durch *Co-Regulation.* Diese beinhaltet, daß die Fähigkeit eines Menschen, im ventral-vagalen Zustand zu verharren, einem anderen Menschen eine ruhige, mitfühlende und regulierend wirkende Präsenz ermöglicht.

Weil sich der vagale Tonus zunächst im Kontext solcher frühen Bindungserlebnisse entwickelt (Insel 2000), haben Kinder, die in ihrer Entwicklungszeit Traumata erlebt haben, in ihrer Kindheit eher einen schwachen vagalen Tonus und dementsprechend häufiger Koliken und leiden stärker unter emotionaler Dysregulation, Impulsivität, Aufmerksamkeitsstörungen und Aggression (Beauchaine 2001). Hingegen erhalten Kinder, die in einer sicheren, verläßlichen, vorhersehbaren, vertrauenswürdigen und nährenden Umgebung aufwachsen, die idealen Bedingungen für die Entwicklung ihres sozialen Nervensystems. Die Eingestimmtheit der Eltern braucht dabei nicht perfekt zu sein. Eine gewisse Fehlerquote, ein Bereich, in dem Eltern die Bedürfnisse ihres Kindes nicht erfüllen, ist normal. Im Idealfall sind solche Beziehungsbrüche nur von kurzer Dauer, und sie werden erkannt und behoben. Solche »normalen« Bruch- und Wiederherstellungserlebnisse dienen auch dazu, das Nervensystem des Kindes dazu anzuregen, im Leben mit unvermeidlichen Stressoren fertig zu werden und das Vertrauen zu entwickeln, daß es möglich ist, sie aufzulösen.

Erleben Kinder hingegen ständig Bindungsbrüche, die nicht wieder behoben werden, befinden sie sich über längere Zeit in Zuständen tiefer emotionaler und physiologischer Dysregulation – oft zusammen mit selbst ebenfalls dysregulierten Bezugspersonen. Solche Kinder können dann verängstigt, aufgewühlt, rastlos oder aggressiv werden, was zeigt, daß sie in einem Defensivzustand ihres SNS gefangen sind. Da ein Kind jedoch nicht in der Lage ist, einer beängstigenden oder verletzenden Bezugsperson zu entfliehen, greift es wahrscheinlich auf die defensiven Aktivitäten des dorsal-vagalen Schaltkreises zurück, um sein Überleben zu sichern, was dazu führt, daß es in einen Zustand der Immobilität oder Erstarrung verfällt, einschläft oder dissoziiert. Solche frühkindlichen Erlebnisse können erlernte Hilflosigkeit erzeugen, was bedeutet, daß ein solches Kind nicht mehr daran glaubt, daß das, was es tut, für den weiteren Verlauf seines Lebens noch irgendeine Bedeutung hat.

Zu den negativen Auswirkungen traumatischer Ereignisse zählt, insbesondere wenn diese mit Beziehungsverrat, Vernachlässigung, Mißhandlung oder Mißbrauch verbunden sind, der Verlust jeden Vertrauens hinsichtlich menschlicher Beziehungen. Zu anderen Menschen in Kontakt zu treten fühlt sich für manche Betroffenen zeitlebens unsicher an. Sie wissen nicht, wem sie vertrauen können. Manchmal bleiben sie auch weiter in einer Beziehung zu Menschen, die sie verletzen oder nicht gut behandeln, obwohl sie diese eigentlich verlassen wollen. Und manche treiben unabsichtlich andere Menschen, die es gut mit ihnen meinen, von sich weg. Oder die Furcht, zurückgewiesen zu werden, läßt sie jedes Bemühen, neue Verbindungen aufzubauen, völlig meiden.

Selbst wenn Menschen in ihrer Kindheit nicht in den Genuß einer nährenden, co-regulierenden Beziehung gekommen sind, kann es auf sie heilend wirken, wenn sie diese Art von Unterstützung und Verbindung im Erwachsenenalter erleben. Untersuchungen über Neuroplastizität haben ergeben, daß sich Gehirn und Körper bis ins Erwachsenenalter verändern und daß wir auch im weiteren Verlauf unseres Lebens unseren vagalen Tonus verbessern können. Zwar ist Yoga eine sehr individuelle Praxis, aber dieser Weg erschließt auch viele Möglichkeiten, zusammen mit anderen Menschen zu üben, was wiederum Möglichkeiten zur Co-Regulation im Hinblick auf den vagalen Tonus erschließt. Singen beispielsweise die Mitglieder eines Chors zusammen, harmonisieren sie nicht nur ihre Stimmen, sondern synchronisieren auch ihren Atem und den vagalen Tonus (Müller & Lindenberger 2011). Ähnliches kann in Yoga-Kursen passieren, wo Studierende gemeinsam atmen und sich bewegen. Diese harmonische Co-Regulation verstärkt Kooperation, Vertrauen und Mitgefühl (McCraty 2017).

Die neuronale Grundlage der Co-Regulation ist Mitgefühl, was nicht das Gleiche wie Empathie ist. Empathie beinhaltet häufig, den Schmerz eines anderen Menschen zu spüren, wohingegen Mitgefühl bedeutet, Zeuge des Leidens eines anderen Menschen zu werden, ohne an dessen Leiden teilzuhaben oder sich dafür verantwortlich zu fühlen (Porges 2017/2021). Mitgefühl basiert darauf, daß wir sowohl das Leiden als auch die Freude anderer respektieren und daß wir ihre Fähigkeit, ihren eigenen Schmerz zu erleben, würdigen. Außerdem basiert Mitgefühl auf dem Prinzip, daß wir zunächst unseren eigenen Schmerz und unser Leiden annehmen müssen.

Mitgefühl beruht nicht auf dem Bedürfnis, einen anderen Menschen zu »reparieren«; es erzeugt einen ruhigen ventral-vagalen Zustand, der es uns ermöglicht, zum Schmerz anderer (oder der Welt) in Beziehung zu treten, ohne davon überwältigt zu werden. Obgleich Mitgefühl nicht gleichbedeutend mit Nicht-Handeln ist, sind wir mit unserem Handeln vorsichtig, um anderen nicht versehentlich zu suggerieren, sie seien unzulänglich oder schwach. Diese Art, Mitgefühl auszudrücken, beinhaltet nicht, daß wir uns von anderen distanzieren oder ihnen gegenüber gleichgültig sind. Im Gegenteil treten wir zu ihnen in Beziehung und reagieren fürsorglich auf sie, ohne eine klare, geerdete Verbindung zu uns selbst zu verlieren.

Selbst wenn wir nicht in der Lage sind, zu anderen in Beziehung zu treten, können wir unser System für soziale Verbundenheit aktivieren und den vagalen Tonus stärken, indem wir uns in Achtsamkeit, bewußter Atmung und Bewegung üben. Insbesondere Übungen, bei denen es um liebende Güte, Dankbarkeit, Selbstmitgefühl und Vergeben geht, können zur Stärkung des vagalen Tonus beitragen, die Resilienz des Nervensystems wiederherstellen und das allgemeine Wohlbefinden verbessern (Carson et al. 2005; Emmons 2007; Emmons & McCullough 2003; Kok & Fredrickson 2010; Kok et al. 2013; Toussaint et al. 2015). Solche Übungen helfen, im Nervensystem eine gewisse *Kohärenz* zu erzeugen, was man als emotionale Gelassenheit bezeichnen kann, ein Zustand, der die geistige Klarheit und Fokussiertheit verstärkt.

In einem kohärenten Zustand sind wir besser in der Lage, Entscheidungen zu treffen, mit Konflikten umzugehen und auf Streß zu reagieren. Wir werden auch besser mit schwierigen Situationen fertig, weil wir darauf achten, wann wir uns getriggert fühlen, und statt auf den Trigger zu reagieren, können wir eine achtsame Pause einlegen. Kohärenz des Geistes ermöglicht uns auch, auf andere förderlich zu reagieren. In einem kohärenten Zustand können wir beispielsweise ruhig und liebevoll auf ein Kind eingehen, das einen Wutanfall bekommt. Und wir können lernen, mit uns selbst so liebevoll umzugehen, als ob wir für uns selbst zu mitfühlenden und liebenden Eltern geworden wären. Nehmen Sie sich nun ein wenig Zeit, um dies mit Hilfe der folgenden Übung zu erforschen, in der es um Selbstmitgefühl geht.

ÜBUNG 15

Selbstmitgefühl

Ich empfehle Ihnen, die Wirkung dieser Übung zu studieren, indem Sie beobachten, wie Sie sich bei deren Ausführung fühlen, und indem Sie auf Veränderungen Ihres mentalen Zustandes achten.

Orientierung und Zentrierung

Setzen Sie sich bequem auf einen Stuhl oder auf den Boden. Achten Sie auf Körperempfindungen, auf Ihre Atmung und auf in diesem Moment bei Ihnen auftauchende Emotionen. Dies alles ist Ihre Ausgangsbasis, mit deren Hilfe Sie erkennen können, ob sich während der Übung an Ihren Empfindungen etwas geändert hat.

Reflektieren über einen schwierigen Augenblick

Nehmen Sie sich ein wenig Zeit, um über einen schwierigen Augenblick aus der Vergangenheit oder aus Ihrer momentanen Situation zu reflektieren. Registrieren Sie dabei aufkommende Gedanken, Emotionen und Körperempfindungen.

Selbstmitgefühl anbieten

Atmen Sie nun tief, und stellen Sie fest, ob Sie in der Lage sind, sich selbst so zu lieben, wie Sie sind. Stellen Sie ohne jedes Urteil fest, ob Sie diese Art von Selbstfürsorge annehmen können. Falls es Ihnen schwerfällt, sich selbst gegenüber Güte zu empfinden, können Sie versuchen, Ihrem Erleben gegenüber Neugierde zu entwickeln. Was hält Sie davon ab, dieses Mitgefühl anzunehmen? Versuchen Sie herauszufinden, ob Sie sich eine andere Person vorstellen können, die Sie liebt und gütig behandelt. Stellen Sie fest, wie Sie sich fühlen, während Sie sich vorstellen, daß Sie von dieser Person fürsorgliche Zuwendung und Güte empfangen. Welche Emotionen spüren Sie jetzt? Fällt es Ihnen leicht oder schwer, sich als Empfänger dieser Zuwendung zu sehen?

Sie können sich auch eine andere Person oder eine Menschengruppe vorstellen, die eine ähnliche Art von Schmerz oder Leiden erlebt. Untersuchen Sie, wie es sich anfühlt, die gleiche Fürsorge und Güte jener anderen Person oder Gruppe anzubieten. Beobachten Sie, was Sie in Ihrem Körper empfinden, während Sie herauszufinden versuchen, wie es für Sie ist, anderen Mitgefühl anzubieten. Kehren Sie mit Ihrem Gewahrsein nun zu sich selbst und Ihrem eigenen Bedürfnis nach Liebe und fürsorglicher Zuwendung zurück, und atmen Sie erneut tief, während Sie erforschen, wie es ist, sich selbst zu lieben und für sich selbst zu sorgen. Sie können mit dieser Übung so lange fortfahren, wie Sie sich von ihr genährt fühlen.

Zum Abschluß

Wenn Sie die Arbeit mit dieser Meditationspraxis abgeschlossen haben, können Sie sich einen Moment Zeit gönnen, um herauszufinden, wie Sie sich jetzt in Ihrem Körper und Geist, mit Ihren Emotionen und mit Ihrem Energieniveau fühlen. Nehmen Sie sich die Zeit, Ihre Beobachtungen schriftlich festzuhalten. Natürlich können Sie auch diese Übung so oft wiederholen, wie Sie möchten. Falls Sie damit Schwierigkeiten hatten, könnte es sinnvoll sein, sich zusätzlich jemanden zu suchen, der Ihnen eine unterstützende und mitfühlende, co-regulierend wirkende Beziehung anbieten kann.

Rückblick auf das Kapitel

Sie haben sich in diesem Kapitel mit Yoga aus neurophysiologischer Perspektive beschäftigt, wobei Ihnen die Sicht der Polyvagal-Theorie eine Grundlage dafür geliefert hat, zu verstehen, wie und warum Yoga-Übungen wirken. Sie haben Ihre Reise durch Atem- und Bewegungsübungen vertieft, die helfen, die Balance zwischen Körper und Geist zu verbessern. Wenn Sie möchten, können Sie sich nun Ihre schriftlichen Kommentare zu den hier beschriebenen Übungen noch einmal anschauen. Was nehmen Sie aus diesem Kapitel mit in Ihr Leben? Haben Sie darin irgendwelche Ihnen neuen Werkzeuge kennengelernt, die Sie weiter erforschen möchten, während Sie sich dem nächsten Kapitel zuwenden?

3 Eine Reise zur Verkörperung

Übungen zur Förderung von Mobilität und Vitalität

Entscheidend für die Heilung von Traumata ist eine Umgebung, in der wir auf eine sehr konkrete und authentische Weise zu uns selbst in Beziehung treten können. Wir wenden uns dem inneren Empfinden unseres Körpers im Hier und Jetzt zu und heißen alle unsere Emotionen willkommen – auch diejenigen, die wir eigentlich lieber ignorieren oder vor uns selbst und anderen verbergen. Nach einem traumatischen Erlebnis Wut, Furcht und Traurigkeit zu empfinden ist normal, und diese Emotionen treten im Laufe des Heilungsprozesses häufig in Erscheinung. Durch Yoga können wir mit diesen Gefühlen spielerisch in Kontakt kommen, denn Sie erhalten dabei Gelegenheit, wie ein Löwe zu brüllen oder wie ein Tiger zum Sprung anzusetzen. In anderen Fällen ist Yoga das dringend erforderliche heilige Refugium, das uns ermöglicht, durch ein beseeltes Weinen unsere Trauer zum Ausdruck zu bringen. Sofern Sie dazu bereit sind, wirkt es oft ungeheuer erleichternd, wenn es Ihnen schließlich gelingt loszulassen.

Wir alle wurden mit physiologisch fundierten Überlebensinstinkten geboren, die im Falle der Konfrontation mit einem beängstigenden Ereignis aktiviert werden. Unser Körper aktiviert automatisch Schutzreaktionen auf alles, was unsere Wahrnehmung für potentiell gefährlich hält. Manchmal ist unser Körper mit den Nachwirkungen solcher belastender oder traumatischer Ereignisse noch beschäftigt, wenn diese längst vorüber sind. Die Wahrscheinlichkeit, daß dies eintritt, ist größer, wenn es uns nicht möglich war, uns zu schützen oder uns dem gefürchteten Ereignis zu entziehen. Unser Körper trägt diese unvollständigen Handlungen dann mit sich herum – nicht zum Ausdruck gelangte instinktive Tendenzen, nicht erfüllte Impulse, zu kämpfen, zu fliehen, in Ohnmacht zu fallen oder zu erstarren; und diese bleiben noch lange nach dem traumatischen Ereignis im Körper gefangen (Levine 2010/2011).

Existiert bei Ihnen beispielsweise eine nicht aufgelöste Erstarrungsreaktion, haben Sie möglicherweise das Gefühl, immer noch wie ein Tier erschrocken und schockiert im Scheinwerferlicht eines Autos erstarrt zu sein. Obwohl eine solche Erstarrungsreaktion früher einmal Ihr Überleben ermöglicht hat, gibt es auch weiterhin Situationen, in denen Sie ungewöhnlich still im Körper werden, während Sie sich Ihrer Umgebung gegenüber gleichzeitig hypervigilant fühlen und Sie Ihre Körperempfindungen sehr bewußt wahrnehmen. Vielleicht neigen Sie auch dazu, den Atem anzuhalten oder flach zu atmen. Ein anderer Begriff, der die Erstarrungsreaktion bezeichnet, ist *attentive and reaktive Immobilität* – was beinhaltet, daß bei einem Menschen der Muskeltonus sehr stark und die Bewegungsfähigkeit eingeschränkt ist, ein Zustand, der durch das SNS hervorgerufen wird (Kozlowska et al. 2015).

Möglicherweise hat sich aufgrund einer unaufgelösten Fluchtreaktion in Ihrem Körper traumatischer Streß akkumuliert, weshalb Sie schnell in den oberen Teil Ihres Brustkorbs atmen oder sich im gesamten Körper rastlos fühlen. Deshalb kann es Ihnen schwerfallen, sich zu beruhigen oder zu Ihrem Körper in Verbindung zu treten. Das Gegenstück zur Fluchtreaktion ist die Kampfreaktion, bei der Menschen versuchen, sich durch Treten, Stoßen, Schlagen, Kratzen oder Beißen zu schützen. Eine unaufgelöste Kampfreaktion kann eine Anspannung im Kiefer, in den Armen, Händen, Hüften oder Beinen verfestigen. Beispielsweise könnte Ihnen auffallen, daß Sie die Fäuste ballen oder nachts die Zähne zusammenbeißen. Vielleicht fällt es Ihnen auch sogar in sicheren Situationen schwer, Ihren Körper zu entspannen.

Und schließlich kann in Ihrem Körper infolge einer unaufgelösten Ohnmachtsreaktion ein Trauma gefangen sein, mit der Folge, daß Sie sich erschöpft und nicht mit Ihrem Körper verbunden fühlen. Eine Ohnmachtsreaktion kommt häufig als ein Gefühl zum Ausdruck, kollabiert, angeekelt, benommen, benebelt oder müde zu sein. Diese parasympathische Reaktion war einmal für die Überlebenssicherung wichtig – weil sie die Atem- und Herzfrequenz senkt, um den Energieverbrauch zu verringern –, aber die Hypoarousal-Reaktion kann jederzeit wieder auftreten, sobald Sie das Gefühl haben, in einer Situation gefangen zu sein, ohne jede Aussicht, dem damit verbundenen Streß entkommen zu können. Im Gegensatz zur attentiven und reaktiven Immobilität, die mit der Erstarrungsreaktion assoziiert wird, bezeichnet man eine unaufgelöste

Ohnmachtsreaktion als *kollabierte Immobilität*, und es handelt sich dabei um einen Zustand, in dem der Körper einen sehr schwachen Muskeltonus hat und seine Bewegungsfähigkeit eingeschränkt ist (Kozlowska et al. 2015).

Werden solche Spannungsmuster und unangenehmen Empfindungen nicht aufgelöst, können sie sich ganz schnell auf unser Selbstempfinden auswirken. In diesem Kapitel erhalten Sie Gelegenheiten, Ihren Körper mit Energie aufzuladen und zur heilenden Kraft instinktiver Bewegungen in Kontakt zu treten. Dies soll Ihnen helfen, sich aus den lastenden Mustern des Erstarrens, der Flucht, des Kampfes und der Ohnmacht zu befreien. Sie werden Übungen kennenlernen, die Ihre Fähigkeit verbessern, angesichts eines großen Spektrums von Emotionen, Empfindungen und Energien in Ihrem Körper präsent zu bleiben. Aus der Perspektive der somatischen Psychologie und der körperorientierten Psychotherapien werden Sie die Polyvagal-Theorie auf Yoga anwenden und Übungen erproben, die Ihnen helfen sollen, Ihre Komfortzone zu verlassen und sich weiterzuentwickeln. Die Übungen sollen Ihre Vitalität stärken, indem Sie ein wenig länger in schwierigen Haltungen verweilen. Dadurch können Sie zwar mit dem Unbehagen in Kontakt kommen, das mit für Sie schwierigen Emotionen und Empfindungen verbunden ist, aber Ihnen wird dadurch auch klar werden, daß diese Unannehmlichkeiten nicht von Dauer sind. Ich hoffe, daß Sie mit Hilfe dieser Übungen ein Gefühl für Ihre Stärke und Resilienz entwickeln können.

Integration von Gehirn und Körper

Ein Trauma hat eine starke Wirkung auf das Gehirn. Dies gilt insbesondere für die Kindheit, in der sich das Gehirn in einem stürmischen Entwicklungsprozeß befindet. Ein Trauma kann insbesondere neuronale Verbindungen zwischen verschiedenen Gehirnbereichen beeinträchtigen und dadurch die Fähigkeit des Gehirns, Informationen auf kognitiver, emotionaler und sensumotorischer Ebene zu integrieren, stören. Deshalb sind bei der Traumabehandlung auf die Integration des Gehirns zielende Strategien sehr wichtig, damit gesunde neurologische Verbindungen zwischen der linken und rechten Gehirnseite und zwischen den höheren und niederen Gehirnzentren entstehen. Um dies besser zu verstehen, werden wir uns nun das Gehirn genauer anschauen und uns vor allem damit beschäftigen, wie ein Trauma seine Funktionsfähigkeit beeinträchtigen kann.

Schon im Uterus setzt die hierarchische Entwicklung des Gehirns ein, die von unten nach oben und von innen nach außen verläuft. Die untersten Gehirnstrukturen, darunter der Hirnstamm, die Medulla oblongata (das Markhirn), der Pons (die Brücke) und das Cerebellum (Kleinhirn), steuern die wichtigen ANS-Funktionen unseres Körpers, einschließlich der Atmung, der Verdauung, der Körpertemperatur, des Gleichgewichts, der Koordination und der visuellen Orientierung. Der Hirnstamm ist eng mit dem Mittelhirn oder limbischen System verbunden, der neuronalen Basis für Erinnerungen und Emotionen. Im limbischen System helfen uns Zentren wie der Thalamus, der Hypothalamus, die Amygdala und der Hippocampus gemeinsam, unsere Gefühle zu verarbeiten und auszudrücken, und Emotionen, die wir bei anderen beobachten, einzuordnen. Das limbische System reguliert auch die HPA-Achse (Hypothalamus-Hypophyse-Nebenniere), deren Aufgabe es ist, durch Kortisolausschüttung unsere Selbstschutzmechanismen zu mobilisieren.

Die neueste Struktur unseres Gehirns ist der Kortex und insbesondere der Präfrontalkortex. Diese oberen Gehirnzentren ermöglichen uns, unsere aktuellen Erlebnisse mit Erinnerungen in Einklang zu bringen und so ein integriertes Selbstempfinden im Zeitkontinuum zu entwickeln. Der Kortex ist eng mit dem Thalamus verbunden, der aus dem Körper übermittelte sensorische Informationen empfängt, die vom Vagusnerv weitergeleitet werden. Befinden wir uns in Sicherheit, leitet der Thalamus diese Informationen dem zerebralen Kortex zu; empfinden wir hingegen Streß, aktiviert der Thalamus die Amygdala, die ihrerseits die Streßreaktionssysteme aktiviert.

Ein Kindheitstrauma kann eine erhebliche Wirkung auf diese Gehirnregionen haben, indem es die Verbindungen zwischen den oberen und unteren Gehirnbereichen beeinträchtigt, was wiederum Störungen in der HPA-Achse und im ANS insgesamt zur Folge hat. Aufgrund dessen können wir uns emotional überwältigt oder isoliert und empfindungsunfähig fühlen. Ein Trauma kann auch Verbindungen im Corpus callosum (dem Balken) beeinträchtigen, einem Areal, das die linke und rechte Hirnhälfte miteinander verbindet (Teicher & Samson 2016). Zu starke linkshemisphärische Aktivität verursacht das Gefühl emotionaler Abgeschnittenheit, zu starke rechtshemisphärische Aktivität hingegen kann das Gefühl hervorrufen, von Emotionen oder schmerzhaften Erinnerungen überflutet zu werden.

Um im Nervensystem einen Zustand der Balance wiederherzustellen, müssen die genannten Teile des Gehirns integriert werden, denn nur dann können sie wieder als ein Ganzes wirken. Die wohl bekannteste therapeutische Methode, die auf die Re-Integration des Gehirns abzielt, ist EMDR. Sie versucht, mittels bilateraler Augenbewegungen die Kommunikation zwischen linker und rechter Hemisphäre auf eine Weise zu fördern, die der Aktivität der Augen während des REM-Schlafs ähnelt (Shapiro 2018/2022; Stickgold 2002). Die rhythmischen Bewegungen zwischen linker und rechter Körperseite scheinen auch das Kleinhirn zu stimulieren, was ein Empfinden der Integration von Körper und Geist hervorruft (Bergmann 2008; Hannaford 1995/1996).

Somatische Psychotherapien beziehen neurowissenschaftliche Erkenntnisse in ihre Behandlungsmethoden ein, insofern sie der Auffassung Rechnung tragen, daß eine erfolgreiche Therapie ein ausgewogenes Verhältnis zwischen Top-down- und Bottom-up-Interventionen erfordert (Ogden et al. 2006/2009; van der Kolk 2006). Top-down-Interventionen regen mittels kognitiv-basierter Strategien die oberen Gehirnzentren an, was oft beinhaltet, daß Klienten lernen, ihre negativen Denkmuster zu überprüfen. Nun sind diese Strategien zwar nützlich, aber im allgemeinen reichen sie nicht aus, weil sie nicht auf die physiologischen Störungszustände des ANS eingehen, was das Einwirken auf den Hirnstamm und das limbische System erforderlich machen würde. Bottom-up-Strategien, die Körperempfindungen, Bewegungen und Atemübungen betreffen, sind erforderlich, wenn die unteren Gehirnzentren einbezogen werden sollen. Weil Bottom-up-Interventionen das Gewahrsein traumabezogener Erinnerungen oder Emotionen tendenziell verstärken, kann man sie mit Top-down-Interventionen verbinden, um für den Weg zur Verkörperung ein angenehmes Tempo vorzugeben.

Die therapeutische Nutzung des Yoga für die Traumaarbeit erschließt ihrerseits zahlreiche Möglichkeiten, mittels Top-down- und Bottom-up-Übungen die Integration des Gehirns zu fördern. Beim Yoga können Top-down-Übungen im Festlegen einer Intention und in der Anpassung an selbst-bestärkende Überzeugungen bestehen, wohingegen Bottom-up-Übungen auf die Modifikation des Atemmusters, das Beobachten der eigenen Empfindungen, die Ausführung stärkender Körperbewegungen oder das Erforschen erholsamer Körperhaltungen, die zu tiefer Entspannung führen, zielen können. Bei beharrlichem Üben verbessern Yoga und Meditation unsere Fähigkeit, über unsere emotionalen Reaktionen zu reflektieren und logisch begründete Entscheidungen zu treffen, statt auf automatische überlebenssichernde Reaktionen zurückzugreifen (Desai et al. 2015; Gotink et al. 2018; Larrivee & Echarte 2018; Raffone et al. 2010; Tang et al. 2015). Allerdings müssen Sie eventuell sehr bedächtig vorgehen, insbesondere wenn Sie dazu neigen zu dissoziieren. Jede Meditationspraxis, die auf die

Neutralisierung von Körperempfindungen zielt, kann die Neigung, auf dissoziative Coping-Strategien zurückzugreifen, verstärken. Deshalb steht bei den in diesem Buch empfohlenen Übungen die Verkörperung im Vordergrund, die erreicht werden soll, indem Sie zu Empfindungen in einer für Sie erträglichen Geschwindigkeit in Kontakt treten.

Viele Yoga-Praktiken fördern diese Integration auch durch Bewegungen, die sowohl die linke als auch die rechte Körperseite einbeziehen. Diese Bewegungen regen Energiekanäle an, *Nadis* genannt, durch die unsere Lebenskraft, *Prana*, zirkuliert. Das Sanskrit-Wort *Nadi* bedeutet »kleiner Fluß«, wodurch das Bild der Bewegung in diesen Kanälen suggeriert wird. Es gibt zwei primäre Nadis, die links und rechts der Wirbelsäule verlaufen und mit den Zuständen des ANS assoziiert sind (Lutz 2021). Der linke Nadi, *Ida*, wird mit dem PNS in Verbindung gebracht, der rechte Nadi, *Pingala*, mit dem SNS.

An der Mittellinie des Körpers befindet sich der *Sushumna Nadi*, oft Zentralkanal genannt, der vom untersten Punkt der Wirbelsäule bis zum obersten Punkt des Kopfes verläuft. Das Wort *Sushumna* bedeutet übersetzt »ruhiger oder friedlicher Geist«, eines der wichtigsten Ziele des Yoga. In diesem zentralen Kanal steigt die *Kundalini* auf. Damit ist ein energetisches Phänomen gemeint, das Menschen manchmal wie eine »spirituelle Krise« erleben, wenn sich der Effekt zu schnell einstellt. Wesentlich häufiger jedoch ermöglicht uns Yoga, unsere angeborene Macht allmählich und auf achtsame Weise aufzuwecken. In diesem Fall bewirkt der zentrale Kanal, daß wir Gelassenheit, Ausgewogenheit und Gleichmut erleben.

Unter anderem fördert Yoga das Gewahrsein von Shushumna durch Bewegungen und Atemmuster, die zwischen den beiden Seiten des Körpers und des Gehirns wechseln. Die folgende Übung, *Nadi shodana,* auch Reinigungs- oder Wechselatmung genannt, besteht im abwechselndem Atmen durch eine der beiden Nasenöffnungen. Durch die abwechselnde Nutzung der linken und rechten Nasenöffnung werden die beiden Kanäle gereinigt und wird die Balance zwischen Gehirn und Körper gefördert. Außerdem scheint sich diese Atemübung positiv auf die Herzratenvariabilität (HRV) auszuwirken und den Gesundheitszustand des Herz-Kreislauf-Systems zu verbessern (Jovanov 2005; Saoji et al. 2019; Sharma et al. 2013).

ÜBUNG 16

Abwechselndes Atmen durch beide Nasenöffnungen

Ich empfehle Ihnen, bei dieser Atemübung darauf zu achten, wie Sie sich emotional fühlen und Veränderungen Ihres mentalen Zustandes zu verfolgen. Es geht hier um ein langsames und gleichmäßiges Atemmuster. Traditionell läßt man dabei die linke Hand auf dem Schoß ruhen und verschließt mit der rechten abwechselnd jeweils eine Nasenöffnung.

Orientierung und Zentrierung

Nehmen Sie zunächst eine für Sie bequeme und unterstützende Sitzposition auf einem Stuhl oder einem Kissen auf dem Boden ein. Vergegenwärtigen Sie sich zunächst, wie Sie sich momentan fühlen. In diesem Teil der Übung können Sie sich die Zeit nehmen, sich im Raum umzusehen. Registrieren Sie Ihre Empfindungen und Emotionen, Ihre Gedanken und Ihre Energie.

Bevor Sie damit anfangen, die Wechselatmung zu erforschen, empfehle ich Ihnen, mit dem Daumen der rechten Hand die rechte Nasenöffnung zu verschließen. Atmen Sie dreimal durch die linke Nasenöffnung aus, und nehmen Sie die Offenheit dieses Atemkanals wahr. Fühlt er sich verstopft an? Haben Sie das Gefühl, daß er offen ist? Entfernen Sie den Daumen nach drei Atemzügen, und verschließen Sie nun mit dem Mittel- oder Ringfinger die linke Nasenöffnung (je nachdem, wobei Sie sich intuitiv am wohlsten fühlen), und atmen Sie dreimal durch die rechte Nasenöffnung aus. Achten Sie auch hier darauf, ob sich diese Nasenseite verstopft oder offen anfühlt. Was Sie bei dieser Untersuchung vorfinden, ist für Sie der Ausgangsbefund, an dem Sie während der gesamten Übung subtile Veränderungen hinsichtlich Ihres Empfindens messen können.

Wechselatmung

Beginnen Sie nun damit, abwechselnd durch beide Nasenöffnungen zu atmen. Verschließen Sie erneut mit dem rechten Daumen den rechten Nasenkanal, während Sie lange und langsam durch die linke Nasenöffnung einatmen. Verschließen Sie dann die linke Nasenöffnung mit dem Mittel- oder Ringfinger, und biegen Sie vorsichtig den ersten oder die ersten beiden Finger in Richtung der Handfläche. Dies ermöglicht Ihnen, langsam durch die rechte Nasenöffnung auszuatmen. Erhalten Sie diese Handhaltung aufrecht, und atmen Sie langsam durch die rechte Nasenöffnung ein. Verändern Sie die Handposition anschließend wieder, um die rechte Nasenöffnung verschließen und aus der linken Nasenöffnung ausatmen zu können. Dies ist der vollständige Zyklus der Wechselatmung. Atmen Sie insgesamt etwa drei Minuten lang abwechselnd durch beide Nasenöffnungen – oder so lange, wie es sich für Sie richtig anfühlt. Traditionell endet die Übung mit dem Ausatmen durch die linke Nasenöffnung.

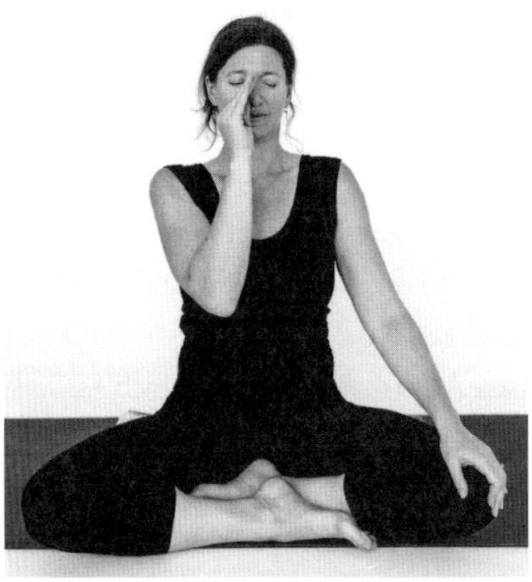

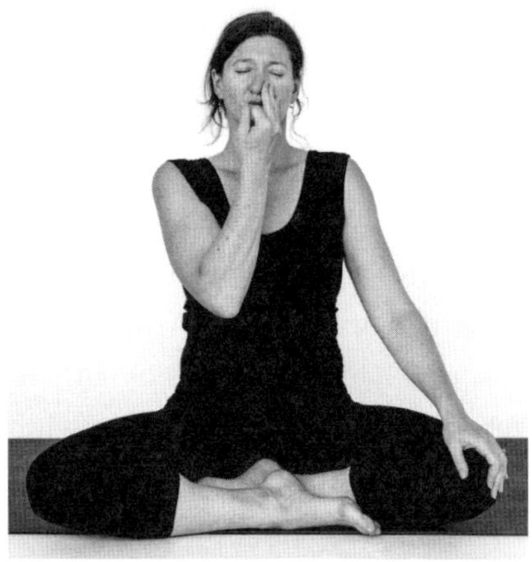

Abschluß

Atmen Sie zum Abschluß der Übung mehrmals lange und langsam, wobei Sie die Bewegung der gleichzeitig durch beide Nasenöffnungen strömenden Luft spüren. Wie nehmen Sie nun Ihren Körper und Geist, Ihre Emotionen und Ihr Energieniveau wahr? Verwenden Sie ein wenig Zeit darauf, Ihre Beobachtungen zu notieren. Sie können auch zu dieser Übung so oft zurückkehren, wie Sie möchten.

Yoga und die Ränder unserer Komfortzone

Es entspricht der menschlichen Natur, Stabilität zu suchen. Dies tun wir unter anderem, indem wir Gewohnheiten entwickeln. Anders als neuartige Situationen – die mehr Energie erfordern, weil wir unserer Umgebung mehr Beachtung schenken müssen – vereinfachen Gewohnheiten unser Leben und sparen Energie. Denken Sie einmal an all Ihre morgendlichen Aktivitäten. Was tun Sie nach dem Aufwachen als Erstes? Was essen Sie gewöhnlich zum Frühstück? Wie finden Sie den Weg in Ihren Alltag? Diese Gewohnheiten helfen, mit Streß umzugehen, einfach weil das, was Ihnen altbekannt ist, tröstlich wirkt. Traumatische Ereignisse hingegen stören den Status quo. Manchmal fühlen wir uns dann so, als hätte die Welt, so wie wir sie einmal kannten, zu existieren aufgehört. Nichts fühlt sich mehr stabil an.

In solchen Situationen sind Werkzeuge wichtig, die einem helfen, mit Veränderungen fertig zu werden. Yoga ist solch ein Werkzeug, eine Insel in einem Meer der Veränderung. Yoga ermöglicht uns, unsere Aufmerksamkeit auf die Atmung zu richten, während wir Gedanken, Emotionen und Empfindungen beobachten. Auf diese Weise können wir die Ressourcen entwickeln, die wir brauchen, um uns auf mitfühlende Weise unserem Leiden zuzuwenden. Wir lernen, auf unangenehme Empfindungen und schmerzhafte Emotionen zu achten – achtsam die Ränder unserer Komfortzone zu erforschen –, was einer langsamen und stetigen Weiterentwicklung zugute kommt. In der Psychologie spricht man in diesem Zusammenhang vom Kennenlernen unseres *Toleranzfensters*, ein Phänomen, das wir uns als optimalen Zustand der Regulation des Nervensystems vorstellen können, in dem wir in der Lage sind, auf unsere Emotionen und Empfindungen besonders effektiv zu reagieren (Siegel 1999/2006). In dieser Zone fühlen wir uns mit uns selbst verbunden, während wir versuchen, mit den unvermeidbaren Stressoren des Lebens fertig zu werden.

Ehrlicherweise müssen wir uns eingestehen, daß wir alle Situationen erleben, in denen wir uns außerhalb jenes metaphorischen »Fensters« befinden. Im Bereich über dem Fenster empfinden wir Angst, Panik, Rastlosigkeit, Hypervigilanz und fühlen uns überwältigt. Unterhalb des Fensters fühlen wir uns depressiv, unfähig, unsere Lebensumstände zum Positiven zu verändern, verschlossen, empfindungstaub oder nicht mit unseren Emotionen verbunden. Anfangs kann uns unser Toleranzfenster als sehr eingeschränkt vorkommen, aber durch geeignete Übung können wir unsere Fähigkeit, angesichts eines größeren Spektrums von Emotionen und Empfindungen präsent zu bleiben, verbessern. Yoga hilft uns, unser Toleranzfenster zu vergrößern, unsere Fähigkeit, Unbehagen zu ertragen, zu verbessern und Unbehagen und Schmerz zu unterscheiden.

Mit Yoga die Randbereiche unserer Komfortzone zu erkunden bedeutet, sich nur so weit in bestimmte Haltungen zu vertiefen, daß sich unser Geist gezwungen sieht, die Aufmerksamkeit darauf zu richten. Sind wir zu weit vom Rand entfernt, haben wir nicht viel, woran wir arbeiten können, und unsere Yoga-Praxis bleibt dann oberflächlich oder stagniert. Möglicherweise müssen Sie sich dann der yogischen Disziplin *Tapas* (Hitze) widmen, um den Mut aufzubringen, sich Ihrer Übung zu widmen, und sei es auch nur fünf Minuten am Tag. Bewegen Sie sich hingegen zu weit über den Randbereich hinaus, geht Ihnen die Fähigkeit verloren, gleichmäßig zu atmen, was Verletzungen zur Folge haben kann. In diesem Fall ist es sinnvoll, sich dem yogischen ethischen Prinzip *Ahimsa* (Gewaltlosigkeit) zuzuwenden und zu beherzigen, daß wir uns selbst und unserem Prozeß gegenüber gütig und geduldig bleiben sollten.

Immer wenn wir uns einer Yoga-Praxis widmen, haben wir die Möglichkeit, uns zu vergegenwärtigen, was in unserem Körper vor sich geht. Dadurch können wir unsere Praxis auf Veränderungen unserer Bedürfnisse abstimmen. Auf diese Weise lernen wir, unser Nervensystem zu justieren, indem wir unsere Bemühungen verstärken oder verringern und so mit uns selbst verbunden bleiben. Eines Tages entdecken wir eine Schwierigkeit beim Aufrechterhalten des Gleichgewichts, etwa bei der Baum-Haltung, wobei wir mit der Angst hinzufallen konfrontiert werden. An einem anderen Tag beschäftigt uns ein längeres Verweilen in der Krieger-Haltung, wobei wir in eine unangenehme Hitzeempfindung in den Beinen hineinatmen. Falls Sie sich ständig selbst antreiben, wird Ihnen vielleicht klar werden, daß es beim Rand Ihres Toleranzfensters darum geht, Ihre Aktivitäten zu verlangsamen und ruhiger zu werden. Ihr Empfinden zu Beginn einer Übungssitzung verändert und entwickelt sich in jedem Fall. Sobald Sie den Randbereich Ihrer momentanen Möglichkeiten gefunden haben, können Sie sich darin üben, bei allem, was auftaucht, präsent zu bleiben, denn das ermöglicht Ihnen, sich zu wandeln und zu entwickeln.

Sich mit einem Randbereich eigener Möglichkeiten zu konfrontieren ist oft sehr schwer, insbesondere wenn dies im Rahmen einer Yoga-Praxis mit einer Gruppe geschehen soll, denn dies kann leicht Befangenheitsgefühle hervorrufen. Wir verfangen uns dann leicht in dem Bedürfnis, als perfekt, schlank, stark oder intelligent angesehen zu werden. Doch Yoga am Rande unseres Toleranzfensters ist in Wahrheit eine Einladung an uns alle, uns gemeinsam auf diese unvollkommene Reise des Menschseins zu begeben. Im Idealfall sollte Ihre Praxis

Ihnen Gelegenheit geben, das, was Sie erleben, von innen zu sehen. Wir müssen lernen, liebevoll mit unserer Trauer, unserer Wut und unserer Freude umzugehen. Wir üben uns darin, im Randbereich unserer Möglichkeiten zu leben, um die dort erforderliche Art von Präsenz auch in unserem Alltagsleben zeigen zu können. Wir üben, uns in für uns besonders schwierigen Situationen selbst zu lieben, damit wir auch im Büro, in Gegenwart unserer Kinder oder in einer Warteschlange im Lebensmittelgeschäft daran denken können, daß es besser ist, die Dinge langsamer anzugehen, zu atmen und aufmerksam zu sein.

Natürlich gibt es für uns alle Augenblicke, in denen uns Selbstzweifel, Furcht oder unzutreffende Überzeugungen plagen. Solche Schwierigkeiten versperren den Zugang zu unserem inneren Zeugen. Wir fühlen uns dann manchmal, als würde ein jüngerer Anteil von uns versuchen, unsere ungeteilte Aufmerksamkeit zu erzwingen. Wir alle haben jüngere Anteile, die den Schmerz unaufgelöster Erlebnisse bewahren (Schwartz 1997/1997). Wir können nur heilen, wenn wir uns um diese Anteile kümmern und jeden wie einen Ehrengast behandeln, der uns eine wichtige Botschaft übermittelt. Letztlich können wir unseren Schmerz nur auflösen, wenn wir zuhören und für jeden unserer Anteile Verantwortung übernehmen. Auf diese Weise lernen wir, neugierig zu sein. Was tut ein bestimmter Anteil oder was will er Ihnen mitteilen? Was braucht er von uns? Was würden wir aus einem Raum des Akzeptierens und der Liebe heraus zu diesem Anteil sagen?

Wenn wir uns mit unserem Zentrum – mit unserem inneren Zeugen – verbinden, lernen wir, allen Anteilen, die sich um unsere Aufmerksamkeit bemühen, diese mitfühlend zu schenken. Wenn wir zu unserem Zentrum in Verbindung treten, entwickeln wir eine Zone optimaler Erregung des Nervensystems, die uns hilft, uns ruhig, neugierig und von Selbstmitgefühl erfüllt zu fühlen, während wir uns dem Randbereich unserer Möglichkeiten nähern. Sich zu zentrieren bedeutet nicht, daß wir unser Leid ignorieren. Vielmehr entwickeln wir diese Ressource, damit wir uns unserem Leid zuwenden können, ohne das Gefühl zu haben, wir würden von unserem Schmerz verschlungen. Dies ermöglicht uns, schwierigen Empfindungen und Emotionen wie Reizbarkeit, Schwere, Traurigkeit oder Scham liebevoll zu begegnen.

Wenn wir uns aus unserer Komfortzone herauswagen, fühlt sich das vielleicht unangenehm an, es bewirkt aber auch, daß wir uns weiterentwickeln. Wie ein Kind, das zu laufen lernt, fällt man dabei immer wieder hin, bis man schließlich die Steuerungsmöglichkeit im eigenen Körper entdeckt, die uns hilft, das Gleichgewicht zu halten. Etwas Neues zu lernen und sich zu entwickeln sind langsam voranschreitende Prozesse, die wiederholt werden müssen. Durch Übung können wir jedoch lernen, uns in unangenehme Situationen zu begeben, ohne auf Schutzstrategien wie Rückzug, Beschuldigung oder Aggression zurückzugreifen. Sinn und Zweck jeder Yoga-Haltung und jeder Atemübung besteht darin, daß wir lernen, angesichts von Unbehagen präsent zu bleiben und darauf zu vertrauen, daß Positives entstehen kann. Dieses Erleben von Vertrauen wird in unserem Nervensystem verankert. Insofern ist Yoga eine Art Trainingsplatz für das Leben, der uns ermöglicht, mit unserem Zentrum verbunden zu bleiben, während wir in das Unbekannte treten.

In der nächsten Übung werden Sie mit Hilfe von drei Atemübungen den Randbereich Ihrer Möglichkeiten erforschen. Die Übungen zielen darauf, Wärme zu erzeugen, das innere Feuer anzufachen und sich später wieder abzukühlen. Mit Hilfe der Übungen können Sie die Randbereiche Ihres Toleranzfensters untersuchen, indem Sie Ihr Nervensystem anregen und beruhigen. Die erste der drei Übungen, *Ujjayi Pranayama* (der »Siegreiche Atem«), ist eine Form von Widerstandsatmung, die durch eine leichte Kontraktion der Kehlkopfmuskeln ermöglicht wird. Dieses Atemmuster wird als wärmend und auf das Nervensystem energetisierend wirkend angesehen, und es kann die Aktivierung des SNS zeitweilig verstärken (Lutz 2021). Die zweite Atemübung ist *Kapalabhati Pranayama* (das »Schädelleuchten«). Dabei wird schnell durch die Nase ein- und ausgeatmet. *Ujjayi* und *Kapalabhati* rufen beide eine temporäre Streßreaktion mit einer Erholungsphase hervor, wodurch die Effizienz des Vagus gesteigert wird (Mahour & Verma 2017; Telles et al. 2011). Die dritte Art von Atemübungen, *Sitali* und *Sitkari Pranayama*, wird mit parasympathischer Dominanz in Verbindung gebracht, und sie wirkt kühlend auf Geist und Körper (Shetty et al. 2017).

Diese drei Übungsarten fördern die physiologische Resilienz und die autonome Flexibilität. Sie können bei jeder in diesem Buch beschriebenen Übung Ihren eigenen Rhythmus finden, indem Sie die ausgleichend und zentrierend wirkenden Übungen aus den vorigen beiden Kapiteln wieder aufgreifen.

Übung 17

Wärmende und kühlende Atmung

In dieser Übung können Sie mit drei Atemtechniken für Geist und Körper experimentieren. Sie können mit einer Zeitspanne zwischen dreißig Sekunden und einer Minute beginnen, um die Auswirkungen der Übung zu beobachten. Sie können sich auch zunächst nur mit einer oder zwei der drei Atemtechniken befassen.

Orientierung und Zentrierung

Sie sitzen zunächst bequem auf einem Stuhl oder auf dem Boden und achten auf Körperempfindungen, Ihren Atem und eventuell in diesem Moment aufkommende Emotionen. Dies ist der Ausgangspunkt, anhand dessen Sie während der Übung eintretende subtile Veränderungen feststellen können.

Wärmende Atmung

Ujjayi Pranayama wird oft als »Siegreiche Atmung« übersetzt, weil das an das Meeresrauschen erinnernde Geräusch, das dabei entsteht, die ständigen Fluktuationen des Geistes zu bezwingen helfen kann. Wenn Sie bequem sitzen, atmen Sie tief und langsam durch die Nase ein und anschließend mit einem »Haaa«-Laut lange und langsam durch den Mund aus, als wollten Sie durch Anhauchen das Glas eines Spiegels beschlagen lassen. Dabei wird der Rachen leicht verengt. Der »Haa«-Klang-Atem, *Haakara Pranayama*, gilt als eine Art Vorstufe zum Ujjayi Pranayama.

Sie können nun den Mund schließen und weiter durch die Nase ein- und ausatmen. Bleiben Sie dem Klang Ihres Atems gegenüber präsent, der Ihr inneres Ohr aufweckt. Möglicherweise bemerken Sie in Ihrer Kehle oder Brust eine Wärmeempfindung. Setzen Sie diese Atemübung etwa dreißig Sekunden fort, wenn Sie möchten auch länger. Lösen Sie zum Abschluß die Verengung in Ihrer Kehle auf, und atmen Sie mehrmals sanft und leicht. Verwenden Sie dann ein wenig Zeit darauf, die Auswirkungen dieser Atemübung zu beobachten und sich Notizen darüber zu machen.

Der Feueratem

Kapalabhati Pranayama, der »Feueratem«, gilt als energetisierend und wärmend. Dieser Pranayama-Technik wird manchmal auch eine reinigende Wirkung zugeschrieben, und sie kann helfen, den Geist zu klären und die Stimmung zu verbessern. Allerdings empfiehlt es sich, diese Atemtechnik zu meiden, wenn Sie schwanger sind, menstruieren oder unter Bluthochdruck, Asthma oder Glaukom leiden. Sie können jederzeit aufhören, auf diese Weise zu atmen, insbesondere wenn Sie beim Üben Schmerzen bekommen oder sich benommen fühlen.

Atmen Sie zunächst tief ein und anschließend in einem kurzen Stoß aus, wobei sich der Unterbauch in Richtung Wirbelsäule bewegt. Dabei kann es nützlich sein, eine Hand auf den Bauch zu legen, denn dann spüren Sie, wie sich Ihre Bauchmuskeln zusammenziehen. Lösen Sie beim Einatmen die Kontraktion im Bauch, damit der Atem in die Lunge fließen kann. Fahren Sie etwa zwanzig Atemzüge lang mit der Anwendung dieser Technik fort, und atmen Sie danach wieder frei, wobei Sie die Empfindungen in Ihrem Körper beobachten. Sie können diese Übung ein- oder zweimal wiederholen. Sobald Sie die Übung beenden wollen, kehren Sie zu Ihrem natürlichen Atemmuster zurück. Nehmen Sie sich ein wenig Zeit, um die Auswirkungen dieser Atemübung zu beobachten und sich darüber Notizen zu machen.

Kühlende Atmung

Sitali und *Sitkari Pranayama* wird eine kühlende Wirkung auf Körper und Geist zugeschrieben. Sitali Pranayama erfordert, die Zunge längs zusammenzurollen, so daß sie einem Strohhalm ähnelt; dabei wird sie aus dem Mund vorgestreckt. Sie atmen lange durch die gerollte Zunge ein, spüren dabei die kühle Luft auf der Zunge und atmen anschließend langsam durch die Nase aus, wobei Sie die Zunge zurückziehen und den Mund schließen.

Aufgrund unterschiedlicher genetischer Anlagen ist nicht jeder Mensch in der Lage, seine Zunge auf die beschriebene Weise zusammenzurollen. Falls das auch Ihnen nicht möglich ist, können Sie mit Sitkari Pranayama experimentieren, was bedeutet, daß Sie durch den Mund atmen und dabei Ihre obere und untere Zahnreihe leicht zueinander in Kontakt treten lassen. Zu diesem Zweck bringen Sie die oberen und unteren Zähne nahe zusammen, lassen die Lippen geöffnet, und atmen durch die geschlossenen Zähne ein, wobei ein zischendes Geräusch entsteht. Entfernen Sie die oberen und unteren Zähne dann wieder voneinander, und atmen Sie langsam durch die Nase aus. Sowohl beim Sitali als auch beim Sitkari Pranayama spüren Sie die kühlende Wirkung der Luft, wenn sie an der Zunge vorbeistreift.

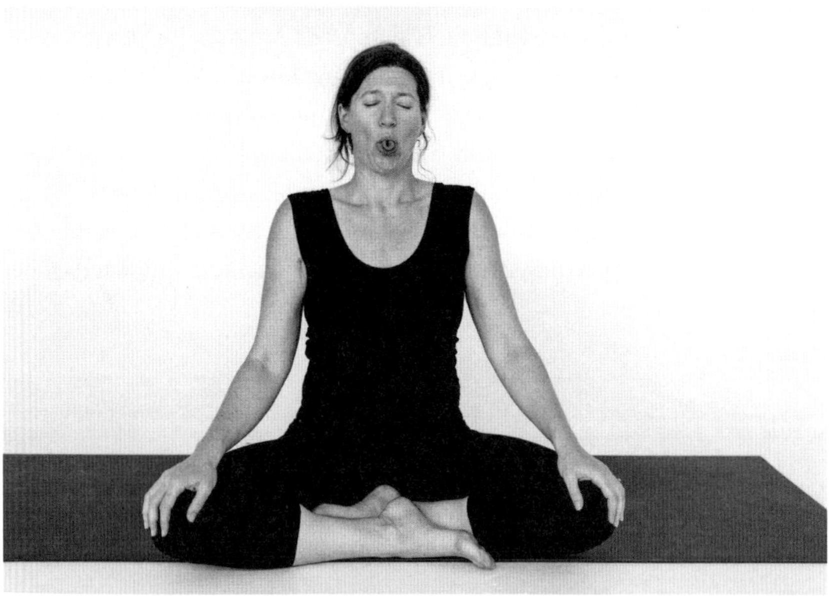

Fahren Sie mit diesem Atemmuster etwa drei Minuten oder so lange, wie es Ihnen angenehm ist, fort. Nehmen Sie sich danach ein wenig Zeit, um sich über die Auswirkungen der Übung klar zu werden und etwas darüber zu schreiben.

Zum Abschluß

Nach diesen drei Atemübungen sollten Sie ein wenig darüber reflektieren, wie Sie die drei Übungsschritte erlebt haben, und etwas über Ihre Empfindungen aufschreiben.

Faszien und Bindegewebe

Wenn wir uns eingehender mit der Verbindung zwischen Körper und Geist befassen, merken wir, daß die Faszien für das körperliche Empfinden von Streß und für die Speicherung traumatischer Erlebnisse im Körper eine wichtige Rolle spielen. Die Faszien, auch Bindegewebe genannt, sind ein Fasernetz, das in allen Strukturen und Systemen unseres Körpers gegenwärtig ist und den umgebenden Gewebeschichten ermöglicht, über einander zu rutschen und zu gleiten. Beispielsweise befinden sich einige Faszienschichten direkt unter der Haut, und tiefer liegende Schichten umgeben Knochen und Muskeln. Außerdem umgibt eine nährende und gleitfähige Faszienschicht die Lunge, und diese ist mit dem Perikardium verbunden, einer Faszienschicht, die das Herz umgibt. Auch in den Verdauungsorganen und in den endokrinen Drüsen gibt es Faszien, die in einer engen Verbindung zum Nervensystem stehen. Die Faszien werden als größtes Sinnesorgan des menschlichen Körpers bezeichnet, weil sie etwa 250 Millionen Nervenenden beherbergen (Schleip 2017).

Wenn wir nachts schlafen, verhärten sich die Faszien ein wenig; wir können dies aber beheben, indem wir den Körper morgens bewegen und dehnen. Haben wir jedoch eine körperliche Verletzung oder ein emotionales Trauma erlebt, schränken wir unsere Bewegungen wahrscheinlich eher ein – entweder um uns selbst zu schützen oder um unsere emotionale Verletzlichkeit nicht sichtbar werden zu lassen. Wenn wir Bewegung vermeiden, können sich die Faszien weiter verhärten und zu chronischen Schmerzen führen, wie sie beispielsweise in Zusammenhang mit einer systemischen Entzündung, bei Histaminunverträglichkeit, Fibromyalgie und chronischer Erschöpfung auftreten. Diese Symptome in Form von chronischem Schmerz werden im Körper als eine Art von prozeduralen Erinnerungen gespeichert. Diese betreffen unser Empfinden muskulärer Anspannung. Die Fähigkeit, Fahrrad zu fahren oder sich die Schnürsenkel zuzubinden, sind Beispiele für prozedurale Erinnerungen, weil wir über diese Fertigkeiten, nachdem wir sie einmal erlernt haben, nicht mehr nachzudenken brauchen – unser Gehirn und Körper aktivieren die entsprechenden neuronalen Schaltkreise dann automatisch.

Prozedurale Erinnerungen widersetzen sich im übrigen häufig Veränderungen. Beispielsweise mögen chronische Schmerzen im Körper entstehen, sie können aber selbst dann vom Gehirn aufrechterhalten werden, wenn die Ursache des Schmerzes längst nicht mehr existiert. Weil der Körper darauf programmiert ist, sich selbst zu schützen, dienen Erinnerungen an Schmerz insofern einem Zweck, als sie uns vor zukünftigen Gefahren zu schützen versuchen. Allerdings können sie auch falschen Alarm auslösen, was bedeutet, daß wir uns vor Schmerz krümmen, obwohl keine Verletzungsgefahr besteht oder obwohl unsere Reaktion auf Schmerz in keinem sinnvollen Verhältnis zur realen Situation steht. Auf diese Weise kann ein Teufelskreis chronischer Schmerzmuster entstehen. Hat beispielsweise jemand immer wieder unter Migräne oder chronischen Rückenschmerzen gelitten, löst bei diesem Menschen schon das kleinste Anzeichen von Kopfschmerzen oder das geringste Stechen im Rücken eine Furchtreaktion aus. Betroffene denken dann vielleicht: »Damit kann ich nicht fertig werden«, »Mir wird es nie besser gehen« oder: »Ich bin völlig machtlos!« Möglicherweise spannen sie dann auch ihre Muskeln an oder schränken ihre Bewegungen ein.

Solche Gedanken und gewohnheitsmäßigen Reaktionen verschlimmern die chronischen Schmerzsymptome noch und beeinträchtigen die natürliche Heilungsfähigkeit. Besser wäre es, heilungsfördernde Bewegungen auszuführen, welche die Faszien rehydrieren und weich werden lassen, den Aufbau chronischer Muskelanspannung verhindern und die Willenskontrolle über die Muskeln stärken. Eine Art von Bewegungen, die in dieser Hinsicht positiv wirken, wird *Pandikation* genannt. Dabei geht es um eine sanfte Dehnung des ganzen Körpers und eine natürliche und angenehme Form von Gähnen. Durch Bewegungen dieser Art weckt unser Nervensystem das sensumotorische System (Hanna 2004/1990). Man kann Bewegungen dieser Art beobachten, wenn Tiere aufwachen: Sie dehnen und kontrahieren dann die Muskeln im Bereich der Wirbelsäule und der Beine.

Indem wir unsere Muskeln sanft und intuitiv im Sinne der Pandikation dehnen, können wir Spannungen im Körper erkennen, und dies ermöglicht uns die Wiederaneignung heilender Bewegungen, die manchmal vor vielen Jahren unterdrückt wurden (Fogel 2013). Auch wenn Sie den Drang verspüren mögen, sich von derartigen unangenehmen Empfindungen zu distanzieren, schlummert doch in *allen* unseren Emotionen und Empfindungen eine Intelligenz (Pert 1997/1999). Andererseits müssen wir eine Balance zwischen dem Umgang mit körperlichem Unbehagen und Aufmerksamkeit schaffen, die nicht auf schmerzbezogene Empfindungen fokussiert ist, um nicht überflutet und überwältigt zu werden. Im Yoga üben wir uns darin, unsere Aufmerksamkeit zu lenken und zu fokussieren. Werden Schmerzempfindungen überwältigend, können wir dem entgegenwirken, indem wir gezielt auf angenehme (oder neutrale) Empfindungen fokussieren.

Sie können sich eine Verkörperungsübung wie ein Gespräch mit Ihrem Körper vorstellen. Sie hören Ihren Empfindungen zu und können mit Ihrem Atem und Ihrer Bewegung antworten. Dann fragen Sie Ihren Körper: »Habe ich das richtig verstanden?« Achten Sie auf Feedback in Form von Emotionen, Veränderungen des Empfindens oder eines allgemeinen Gefühls von Behagen. Stellen Sie fest, ob Sie dazu neigen, sich selbst gegenüber aggressiv zu werden. Falls Sie das Gefühl haben festzustecken, können Sie Ihre Aufmerksamkeit auf dieser Empfindung ruhen lassen. Fragen Sie den betreffenden Teil Ihres Körpers, was er von Ihnen braucht. Ermöglichen Sie Ihrer Neugier, tiefer zuzuhören. Empfinden Sie beispielsweise eine Anspannung in den Schultern, dann erforschen Sie, warum Sie sich so fühlen. Vielleicht stellen Sie dann fest, daß dem angespannten Gefühl in Ihren Schultern Emotionen wie Traurigkeit, Wut oder Furcht zugrunde liegen. Sie könnten aber auch einen Kloß im Hals, eine Schwere im Brustkorb oder eine Angespanntheit im Bauch spüren. Mit der Zeit lösen sich solche Empfindungen auf natürliche Weise auf.

Der Atem spielt bei der Fokussierung der Aufmerksamkeit in den Körper eine Schlüsselrolle. Ihre Lunge reicht zwar nicht bis in die Hüften und Beine, aber Sie können sich trotzdem vorstellen, daß Sie in diese Bereiche hineinatmen, um Ihr Gewahrsein dorthin zu lenken. Dies ist eine sehr nützliche Möglichkeit, insbesondere wenn sich bestimmte Körperbereiche angespannt, eingeengt, schmerzhaft oder taub anfühlen. Ihr Atem signalisiert, daß Sie aufmerksam sind. Denken Sie daran, daß Yoga Sie einlädt, die Einheit von Körper, Atem, Geist und Seele zu fördern. Durch bewußtes Atmen stellen Sie diese Verbindungen auf eine Weise her, die Ihnen hilft, sich darauf einzustimmen, wie sich Ihr Körper intuitiv aus Erstarrungs-, Flucht-, Kampf- oder Ohnmachtsreaktionen zu befreien versucht. In der folgenden Übung geht es darum, daß sich Ihr Körper in verschiedenen Yoga-Haltungen bewegt. Sie können sich aber grundsätzlich in jeder Yoga-Haltung natürlich und intuitiv bewegen. Insofern fungiert eine Yoga-Haltung immer als Grundlage für erforschende Bewegung.

ÜBUNG 18

Frei fließende Bewegungen für die Faszien

Diese Übung geleitet Sie durch eine Sequenz explorierender natürlicher Bewegungen, die Sie auf einer Yoga-Matte sitzend sowie in der Vierfüßler-, Katze-Kuh- und Herabschauender-Hund-Haltung ausführen. Wenn Sie nicht in der Lage sind, Ihren Körper in diese Haltungen zu versetzen, können Sie die positiven Auswirkungen bewußten Atmens und Dehnens auch im Sitzen auf einem Stuhl erforschen und genießen.

Orientierung und Zentrierung

Setzen Sie sich zunächst bequem auf einen Stuhl oder auf den Boden. Achten Sie auf Empfindungen in Ihrem Körper, auf Ihre Atmung und auf eventuell in diesem Moment spürbare Emotionen. Mit Hilfe dieses Anfangszustandes können Sie eventuell im Laufe der Übung eintretende subtile Veränderungen erkennen.

Bewußtes Atmen

Stellen Sie zunächst fest, ob Sie in einem bestimmten Bereich Ihres Körpers Spannungen festhalten. Anschließend können Sie ein wenig Zeit darauf verwenden, in die angespannten Bereiche hineinzuatmen. Sie können sich vorstellen, daß Sie Ihren Atem in diese Bereiche lenken und dabei auftauchende Empfindungen beachten. Was braucht dieser Bereich Ihres Körpers? Wäre es nützlich, ihn beim Atmen mit einer Hand zu bedecken? Wie möchte sich dieser Teil Ihres Körpers bewegen? Geben Sie ihm die Möglichkeit, Ihre Empfindungen durch intuitive Bewegungen zu würdigen. Atmen Sie weiter in den angespannten Bereich. Vielleicht fallen Ihnen daraufhin in anderen Bereichen neue Empfindungen auf, und Sie können Ihren Atem dann auch dorthin senden. Falls Sie auch Emotionen entdecken, können Sie diese an die Oberfläche Ihres Gewahrseins steigen lassen und sich beim Ausatmen von allen körperlichen oder emotionalen Spannungen lösen. Natürlich können Sie die Übung nötigenfalls unterbrechen.

Katze und Kuh

Zur Fortsetzung dieser Bewegungsexploration bitte ich Sie, sich auf der Yoga-Matte in den Vierfüßlerstand zu stellen. Versuchen Sie, sich in diese Haltung einzufühlen. Sobald Sie bereit sind, können Sie beginnen, die Wirbelsäule im Einklang mit Ihrem Atem zu bewegen. Atmen Sie in der Kuh-Haltung ein, wobei Sie Steißbein und Kopf emporstrecken, wodurch Ihr Bauch nach unten sinkt. Anschließend atmen Sie in der Katzen-Haltung aus, wobei Sie die Wirbelsäule anheben, so daß sich der Rücken nach oben wölbt, während Sie den Kopf senken und das Steißbein nach vorn ziehen. Fahren Sie fort, sich im Einklang mit dem Atem zwischen diesen beiden Positionen hin und her zu bewegen, so wie es sich für Sie richtig anfühlt. Sie können in der Beugung oder Streckung der Wirbelsäule jederzeit innehalten oder Ihre Atmung in dieser Form verändern. Achten Sie darauf, wie es sich anfühlt, während dieser Bewegung in die Empfindungen in Ihrem Körper hineinzuatmen.

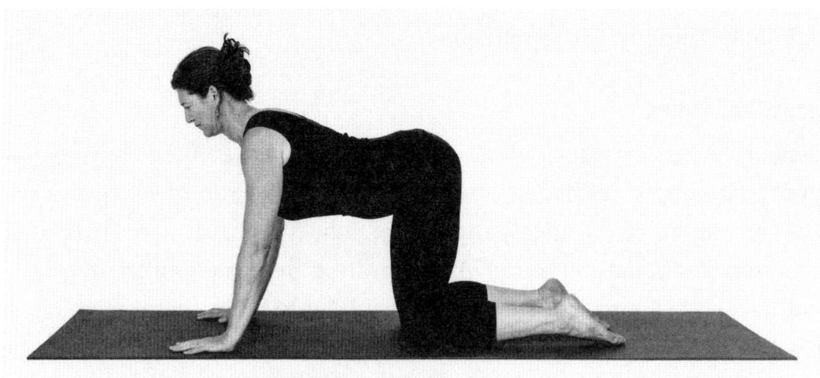

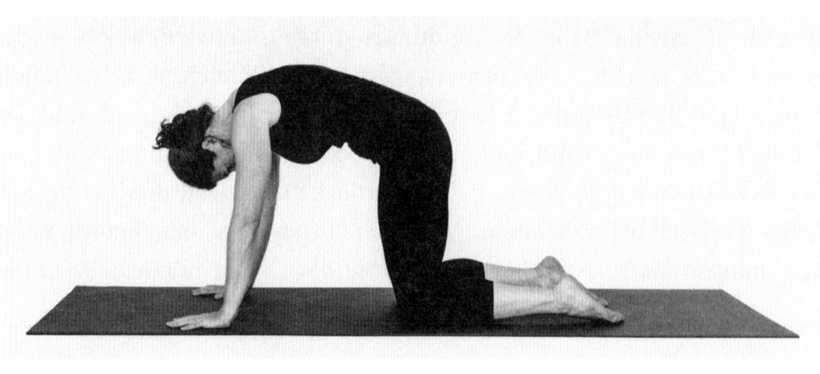

Seitliche Bewegung der Wirbelsäule

Stellen Sie nun fest, wie es sich anfühlt, die Wirbelsäule seitlich zu bewegen und so eine konkave Krümmung zu erzeugen, bei der sich Steißbein und Kopf aufeinander zu bewegen. Sie können auf jeder Seite pausieren und kreativ damit umgehen. Sie können zusätzlich den Fuß auf der Körperseite, die der Krümmung entgegengesetzt ist, anheben. Bewegen Sie sich so lange auf diese Art von Seite zu Seite, wie Sie es als angenehm empfinden.

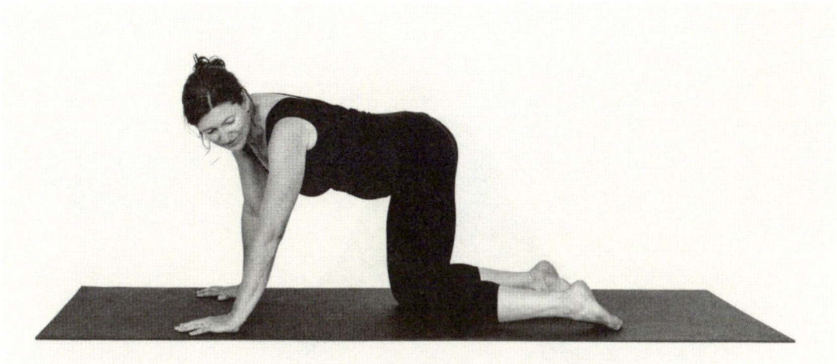

Gestreckte Welpenhaltung (*Uttana Shishosana*)

Versuchen Sie, von der Vierfüßlerhaltung ausgehend beide Hände vorzustrecken. Dabei nähert sich die Brust dem Boden, und die Hüften bleiben erhoben. Sie können auch die Finger spreizen und nur die Fingerspitzen den Boden berühren lassen, weiterhin zuerst die eine Hand nach vorn drücken und dann die andere, oder die Hände von Seite zu Seite »gehen« lassen und dabei jeweils eine Seite des Körpers öffnen. Führen Sie jede intuitive Bewegung aus, die Ihnen als für Sie gut erscheint.

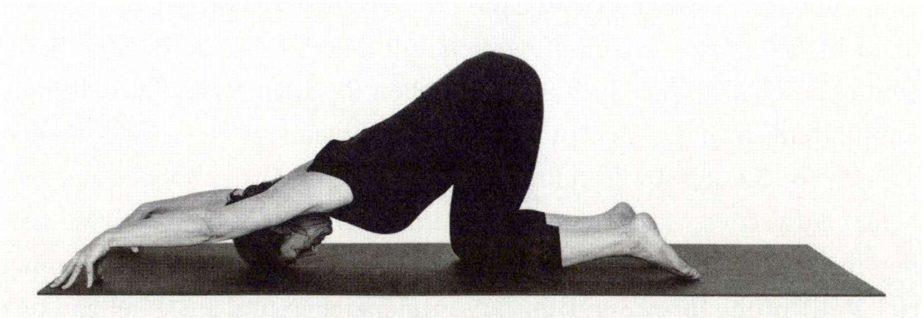

Herabschauender Hund (Adho Mukha Shvanasana)

Ausgangspunkt ist auch hier die Vierfüßlerhaltung, von der aus Sie sich in die Haltung Herabschauender Hund versetzen können, indem Sie die Knie vom Boden erheben und die Hüften empordrücken. Die Knie können bei dieser Bewegung gebeugt bleiben, während die Wirbelsäule gestreckt wird. Sie können aber auch die beiden Beine abwechselnd beugen und strecken. In jedem Fall sollten Sie sich in dieser Haltung von Ihren Empfindungen geleiten lassen.

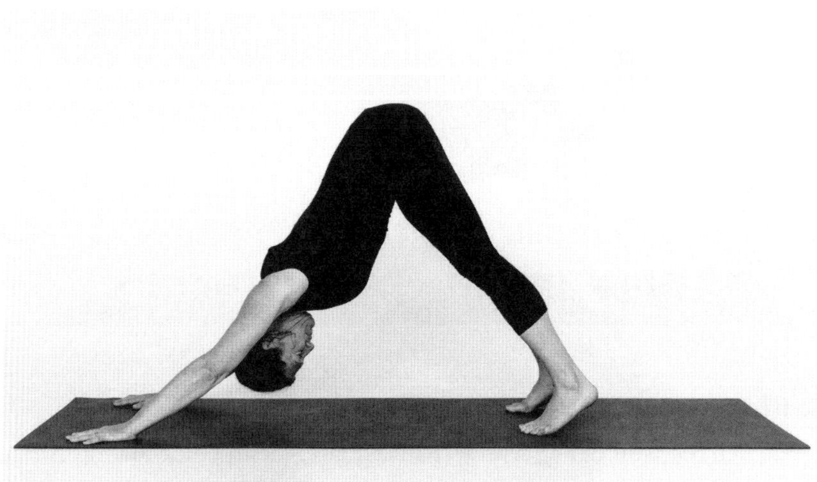

Streckbewegungen

Auch für die nächste Bewegungsexploration können Sie in die Vierfüßler-Haltung zurückkehren oder in der Herabschauender-Hund-Haltung bleiben. Führen Sie dann zunächst Bewegungen aus, die Ihnen intuitiv in den Sinn kommen. Vielleicht richten Sie Ihr Gewahrsein dann wieder auf den ursprünglichen angespannten Bereich, mit dem Sie sich zu Beginn dieser Übung beschäftigt haben. Vielleicht stellen Sie aber auch fest, daß neue Empfindungen in das Zentrum Ihres Gewahrseins getreten sind. Stellen Sie sich vor, Sie selbst wären Ihr Lieblingstier und würden soeben aus dem Schlaf aufwachen. Lassen Sie Streck- und Dehnbewegungen zu. Sie können Ihren Körper auch spielerisch klein machen, indem Sie sich einrollen, sich in Richtung Ihres Zentrums zusammenziehen und anschließend den

Körper strecken und dehnen. Man könnte sich dies als eine Art Gähnen des ganzen Körpers vorstellen.

Bewegen Sie sich weiter auf eine Weise zwischen Kontraktion und Expansion, die Sie als natürlich und intuitiv empfinden. Würdigen Sie die Rhythmen Ihrer Atmung und Bewegung. Ihre Bewegungen sollten von Ihrem innersten Wissen ausgehen. Eine »richtige« Art, diese Übung auszuführen, gibt es nicht. Falls Sie in Ihrem Körper einen angespannten Bereich bemerken, dann stellen Sie fest, was geschieht, wenn Sie den Körper zu diesem Bereich hin kontrahieren und anschließend im Einklang mit dem Atem dehnen und öffnen. Gibt es eine Haltung, die Sie als genau richtig empfinden? Gibt es ein Geräusch, das Ihrem Empfinden entspricht? Lauschen Sie Ihrem Empfinden, als führten Sie mit Ihrem Körper ein Gespräch. Was will Ihr Körper Ihnen mitteilen?

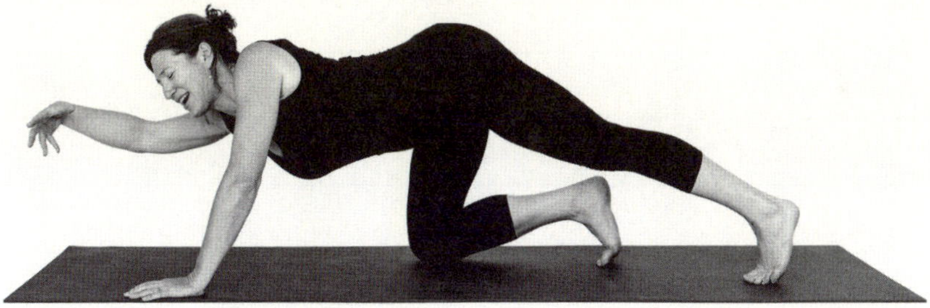

Zum Abschluß

Führen Sie diese frei fließenden Bewegungen so lange aus, wie Sie möchten. Wenn Sie zum Abschluß kommen wollen, können Sie sich ein paar Minuten im Sitzen oder auf dem Rücken liegend ausruhen. Machen Sie sich anschließend bewußt, was in Ihrem Körper und Geist hinsichtlich Ihrer Emotionen sowie hinsichtlich Ihres Energieniveaus vor sich geht. Und verwenden Sie dann ein wenig Zeit darauf, Ihre Beobachtungen aufzuschreiben. Sie können zu dieser Übung so oft zurückkehren, wie Sie möchten.

Die Macht des Spiels

Auf Streß kann unser Körper unter anderem reagieren, indem er das Fußgelenk, das Knie oder die Hüftgelenke blockiert. Dies geschieht teilweise aufgrund des sogenannten Kniesehnenreflexes, der die Oberschenkel- und Wadenmuskeln aktiviert, um sie vor Gefahr zu schützen. Dieser Reflex ist der attentiven und reaktiven Immobilität zuzurechnen, die mit der Erstarrungsreaktion in Verbindung gebracht wird (Kozlowska et al. 2015). Anspannung im Bereich dieser Gelenke tritt besonders häufig auf, wenn Menschen durch ein unerwartetes Ereignis in einen Schockzustand versetzt werden. Werden bei uns Muskeln von solch einer Erstarrung betroffen, ist wahrscheinlich unser Empfindungsvermögen gestört, oder wir fühlen uns nicht mit uns selbst verbunden. In solch einem Fall ist es wichtig, die Gelenke in unserem Körper geschmeidig werden zu lassen, um auf sanfte Weise zur Welt in Beziehung treten und sie dementsprechend wahrnehmen zu können.

Andererseits gibt es Menschen, bei denen die Gelenke übertrieben mobil oder zu beweglich sind. Nun könnte man meinen, daß hypermobile Menschen großartige Yogis seien, weil sie so geschmeidig sind und sich so unglaublich leicht in Rückwärts- oder Vorwärtsbeugen bewegen können. Aber tatsächlich müssen die Betroffenen in Yoga-Kursen extrem vorsichtig sein, weil sie eher zu kollabierter Immobilität neigen, da ihr Körper einen sehr schwachen Muskeltonus hat. Ihre Gelenke können deshalb weniger Widerstand aufbieten, was die Propriozeption beeinträchtigt und das sensorische Feedback verringert, die Koordination von Bewegungen erschwert und die Betroffenen anfälliger für Angst- oder PTBS-Symptome (Bulbena-Cabré & Bulbena 2018) macht. Falls Sie zu den Hypermobilen zählen, sollten Sie sich auf Ihre muskuläre Aktivität konzentrieren, während Sie Ihre Gelenke und insbesondere die Knie, Ellbogen und Handgelenke beweglich halten.

Weil die Gelenke bei der Propriozeption eine Schlüsselrolle spielen, kann Ihnen sanftes Drehen der Gelenke helfen zu spüren, wo im Raum sich Ihr Körper befindet, und dabei, Ihre Koordination zu verbessern und das Gleichgewicht zu halten. Auf der Yoga-Matte können Sie diesen Prozeß unterstützen, indem Sie achtsam Bewegungen ausführen, die in den Gelenken und Muskeln angesammelten Spannungen auflösen, aber gleichzeitig genug muskulären Tonus mobilisieren, um Verletzungen zu verhindern. Die Gelenke zu bewegen mobilisiert auch die Gelenkflüssigkeit, eine dickflüssige Substanz, die Räume zwischen den Knochen abpolstert und gleitfähig macht und so dazu beiträgt, den Knorpel mit

Nährstoffen und Sauerstoff zu versorgen. Allerdings können das kräftige Dehnen und die wiederholten Bewegungen, die einige Yoga-Stile fördern, die Gelenke überanstrengen. Wahrscheinlich profitiert unser Körper mehr von Yoga-Formen, bei welchen sanfte Drehungen und nicht erzwungene Bewegungen im Vordergrund stehen, welche die Gelenkflüssigkeit in Bewegung bringen.

Die Gelenke sind Übergangsräume – die Bereiche unseres Körpers, die uns von einer Position in eine andere befördern – was uns Gelegenheit gibt, mit einer wunderschönen Metapher Bekanntschaft zu machen, die uns einlädt, den Raum zwischen der Person, als die wir uns selbst kennen, und der Person, zu der wir werden, zu erforschen. Wahrscheinlich können Sie sich vorstellen, wie eine Raupe sich mit einem Kokon umhüllt und sich dann von ihrer bisherigen Form lösen muß, um sich in einen Schmetterling zu verwandeln. Manchmal halten wir an Erzählungen oder Überzeugungen fest, obwohl sie unzutreffend sind, weil sie ein Selbstgefühl stärken, das uns Sicherheit vermittelt. Übergangsräume laden uns ein, unsere Kontrollbedürfnisse aufzugeben und uns mit unseren Ängsten vertraut zu machen.

Wenn Sie Ihre Gelenke sanft und ohne jeden Zwang bewegen, können Sie feststellen, ob Sie sich ruhig und verbunden, angespannt in einer Kampf- oder Fluchtreaktion, erstarrt oder verschlossen und kollabiert fühlen. Auf der Grundlage dieses Gewahrseins können Sie allmählich Toleranz gegenüber Streß entwickeln, indem Sie mit einer Vielfalt spielerischer und rotierender Bewegungen experimentieren. Tatsächlich liegt eine der besten Möglichkeiten, unsere Fähigkeit zum Umgang mit Streß zu verbessern, in der Macht des Spiels. Wenn wir spielen, schüttet unser Körper Endorphine aus. Dies erfüllt uns nicht nur mit Freude, sondern lindert auch zeitweilig Schmerzen. Beim Spiel gehen wir so vollständig im gegenwärtigen Augenblick auf, daß wir das Zeitgefühl verlieren oder uns so fühlen, als befänden wir uns im Fluß unseres Lebens. Einer der zentralen Aspekte des Spiels, und das betrifft auch Yoga, besteht darin, daß wir dabei lernen, mit dem Unbekannten zu tanzen. Spiel setzt die Bereitschaft voraus, nicht zu wissen, was als nächstes geschehen wird. Die Bereitschaft, sich überraschen zu lassen, hilft uns nicht nur, Streß zu ertragen, sondern ermöglicht uns auch, Glückseligkeit, Lachen und Freude zu entdecken.

Wenn wir uns darin üben, den Körper spielerisch zu bewegen, erleben wir das Nachlassen von Anspannung in einem Bereich unseres Körpers, und dadurch kommt es unvermeidlich auch zu Veränderungen in anderen Körperbereichen. Das ist deshalb so, weil die Faszien in unserem Körper an zwei spiralförmigen Linien entlang verlaufen. Ein Band des Bindegewebes verläuft beidseitig der

Schädelbasis über den Rücken zur Schulter der anderen Körperseite und von dort um die Vorderseite des Körpers zur Hüfte. Dieser Faszienstrang setzt seinen Weg spiralförmig am Bein entlang zum Fuß fort und verläuft von dort wieder aufwärts. Die Spirale ist in der gesamten Natur zu finden, unter anderem bei Muscheln, Farnen, Blütenblättern, Wellen, Wirbeln und Galaxien. Dieses auch unter dem Namen Fibonacci-Sequenz oder Goldener Schnitt bekannte Phänomen bildet die mathematische Grundlage für jene heilige Geometrie, die zu allen Zeiten Künstler und Architekten inspiriert hat. Wir finden die Struktur auch anderswo im menschlichen Körper, beispielsweise in der Hörschnecke und in der Doppelhelix der DNS.

Die folgende spielerische Übung lädt dazu ein, dieses Spiralmuster durch vielfältige Drehbewegungen mit unseren Gelenken in Verbindung zu bringen. So simpel Ihnen die anfänglichen Bewegungen auch erscheinen mögen, sollten Sie doch darauf achten, wie es sich anfühlt, loszulassen und sich bei Bewegungen von Ihren Empfindungen geleiten zu lassen, während Sie sich im Tanz mit dem Göttlichen befinden.

Übung 19

Spiralbewegungen zur Auflösung von Streß

Diese Übung dient der Erforschung von Dreh- und Spiralbewegungen mit allen wichtigen Gelenken unseres Körpers, und sie ermöglicht außerdem, in einem fließenden, freien Tanz natürliche und intuitive Bewegungen zu erkunden. Sie können während dieser Übung Musik anhören, die Sie inspiriert, sich entspannt und spielerisch zu bewegen.

Orientierung und Zentrierung

Nehmen Sie zunächst eine angenehme Haltung ein, entweder auf der Yoga-Matte stehend oder auf einem Stuhl sitzend. Achten Sie auf Körperempfindungen, Ihre Atmung und in diesem Moment präsente Emotionen. Anhand dieser Ausgangssituation können Sie im Laufe der Übung subtile Veränderungen hinsichtlich Ihres Empfindens erkennen.

Kreiseln der Fußknöchel

Sobald Sie sich bereit fühlen, können Sie Ihre Füße hüftweit voneinander entfernt plazieren. Im Stehen lockern Sie anschließend die Knie und erheben eine Ferse vom Boden, so daß Sie mit dem Knöchel dieses Fußes eine Drehbewegung ausführen können. Dabei dürfen Sie sich an einer Stuhllehne festhalten, um nicht das Gleichgewicht zu verlieren. Wenn Sie sitzen, sollten Sie eine Position am Rand der Sitzfläche einnehmen, von der aus Sie das Gelenk eines Fußes kreiseln lassen können. Lassen Sie den Fuß fünfmal in eine Richtung rotieren und anschließend fünfmal in die andere Richtung. Wechseln Sie danach zum anderen Fuß, und lassen Sie dessen Gelenk ebenfalls je fünfmal in beiden Richtungen kreiseln.

Rotieren der Knie

Falls Sie stehen, ist es sinnvoll, die Füße nahe zusammenzustellen, bevor Sie Kniebewegungen erforschen. Beugen Sie die Knie leicht, und führen Sie mit beiden gleichzeitig kreiselnde Bewegungen in eine Richtung aus. Wechseln Sie nach fünf Kreisbewegungen die Bewegungsrichtung. Falls Sie auf einem Stuhl sitzen, können Sie einen Fuß vom Boden erheben und den Unterschenkel des betreffenden Beins je fünfmal in beide Richtungen rotieren lassen. Dann wechseln Sie zum anderen Bein.

Rotieren der Hüften

Bei den Hüften ist es sinnvoll, die Füße weiter als hüftbreit auseinanderzustellen. Setzen Sie die Hände auf die Hüften, und bewegen Sie die Hüften zunächst fünfmal im Uhrzeigersinn im Kreis und anschließend fünfmal gegen den Uhrzeigersinn. Wählen Sie den Bewegungsradius so, daß sich die Rotation für Ihren Körper angenehm anfühlt. Falls Sie auf einem Stuhl sitzen, können Sie kleinere Hüftrotationen ausprobieren, um die Mobilität des unteren Teils der Wirbelsäule zu verbessern.

Wellenförmige Bewegungen der Wirbelsäule

Auf Ihrem Weg durch den Körper können Sie Ihre Wirbelsäule bewegen, indem Sie mit wellenförmigen Bewegungen im Rumpf spielen. Arbeiten Sie sich auf diese Weise vom Steißbein bis zur Schädelbasis vor, indem Sie die Wirbelsäule sanft in alle Richtungen bewegen. Auch auf einem Stuhl sitzend können Sie mit Wellenbewegungen der Wirbelsäule experimentieren. Das mag sich anfangs unangenehm anfühlen. Um dem entgegenzuwirken, können Sie sich vorstellen, Sie seien eine Schlange, die durch den Sand gleitet, oder ein Delphin, der im Wasser schwimmt.

Rotieren der Schultern

Bewegen Sie als nächstes Ihre Schultern, und stellen Sie fest, wie es sich anfühlt, diese fünfmal in beiden Richtungen nach vorn und hinten rotieren zu lassen.

Rotieren der Ellbogen

Richten Sie die Aufmerksamkeit nun auf Ihre Ellbogen, wobei Sie Ihre Arme seitlich des Körpers anheben. Vollführen Sie mit den Unterarmen je fünfmal in beiden Richtungen Kreisbewegungen.

Rotieren der Handgelenke

Drehen Sie die Hände an den Gelenken fünfmal in beide Richtungen.

Rotieren des Kopfes

Sie können nun sanfte Drehungen des Kopfes in beide Richtungen erforschen. Falls Ihr Hals besonders empfindlich ist oder Sie in der Vergangenheit schon einmal Probleme mit der Halswirbelsäule hatten, können Sie mit halbkreisförmigen Drehungen beginnen.

Der Spiraltanz

Zum Abschluß können Sie alle vorangegangenen Spiralbewegungen zusammenfassen. Ganz gleich, ob Sie sitzen oder stehen, entdecken Sie Ihren Tanz mit dem Göttlichen, und spielen Sie mit Rotationen Ihrer Fußgelenke, Knie, Hüften, Schultern, Ellbogen und Handgelenke. Dabei gibt es keine richtigen oder falschen Bewegungen. Folgen Sie einfach dem Fluß. Sie können diesem Tanz auch wellenförmige Bewegungen der Wirbelsäule hinzufügen. Im Stehen können Sie sogar das Gleichgewicht des Körpers einbeziehen, indem Sie ein Bein in die Luft erheben und an ihm den Knöchel, das Knie oder die Hüfte rotieren lassen. Sie können sich auch vorstellen, Sie balancieren auf Ihrem persönlichen Hochseil im Zirkus, wobei Sie auf die andere Körperseite wechseln, sobald Sie sich dazu bereit fühlen.

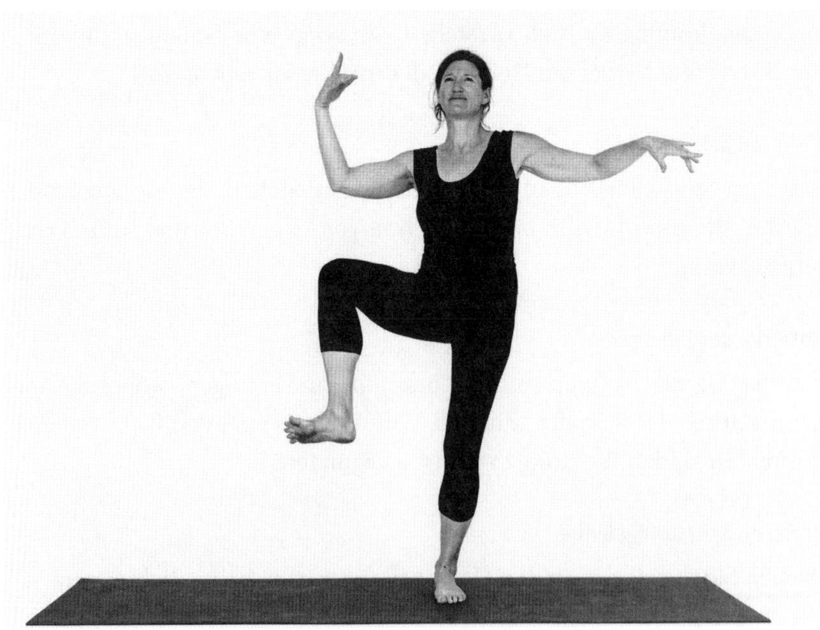

Zum Abschluß

Fahren Sie mit diesen Bewegungen so lange fort, wie Sie möchten. Wenn Sie das Gefühl haben, daß Ihr Tanz abgeschlossen ist, setzen Sie beide Füße auf den Boden und kehren ganz allmählich in den Zustand der Ruhe zurück. Ich empfehle Ihnen, sich im Sitzen oder auf dem Rücken liegend ein paar Minuten lang auszuruhen. Sobald Sie sich dazu in der Lage fühlen, können Sie feststellen, was Sie in Ihrem Körper und Geist sowie hinsichtlich Ihrer Emotionen und Ihres Energieniveaus wahrnehmen. Verwenden Sie ein wenig Zeit darauf, Ihre Beobachtungen aufzuschreiben. Natürlich können Sie auch zu dieser Übung so oft, wie Sie wollen, zurückkehren.

Umstrukturieren des Körpers

In der somatischen oder körperzentrierten Psychologie gehen wir davon aus, daß wir den Heilungsprozeß unterstützen können, indem wir den Körper umstrukturieren; dies erfordert die Aneignung neuer Bewegungsressourcen, die uns zum Zeitpunkt eines traumatischen Ereignisses noch nicht zur Verfügung standen. Wenn Sie sich beispielsweise in einer traumatischen Situation hilflos fühlten, tendieren Sie vielleicht zum Erstarren, zur Bewegungsunfähigkeit aufgrund von Anspannung oder zum Kollabieren. Yoga vermag solche Traumafolgen durch vielfältige Bewegungsmuster aufzulösen. Beispielsweise können Sie Arme und Beine kräftig gegen die Yoga-Matte drücken und dabei die Kraft Ihres Körpers spüren; oder Sie stellen sich hin und schütteln Arme und Beine aus. Das Drücken und Schütteln kann bewirken, daß Sie sich gestärkt und mobilisiert fühlen, wie Sie es in der Vergangenheit nie erlebt haben. Wenn es Ihnen gelingt, die körperliche und emotionale Anspannung aus Ihrem Körper zu lösen, können Sie Ihre Fähigkeit wiedererlangen, eine nährende Beziehung zur Stille zu unterhalten. Auch hierbei geht es um eine zeitweilige Aktivierung Ihres SNS, an die sich eine Pause in Achtsamkeit anschließt, die Ihrem Nervensystem ermöglicht, sich auszuruhen und zu erholen.

Heilende Bewegungen werden oft als intuitiv empfunden. Sie beruhen auf neuronal basierten Instinkten, die schon zum Zeitpunkt der Geburt existieren und die Basis für sämtliche Bewegungen im weiteren Leben bilden (Bainbridge Cohen 1994). Wir alle kommen mit den gleichen angeborenen Reflexen in diese Welt und durchlaufen als Säuglinge die gleichen relativ vorhersehbaren Phasen entwicklungsspezifischer Bewegungen. Beispielsweise gibt es bei Babys einen Haltungsreflex, der ihren Kopf grundsätzlich in eine aufrechte Haltung versetzt, während sich ihr Körper im Einklang mit der Schwerkraft bewegt. Dieser Reflex hilft zu organisieren, wie das Gehirn Informationen aus den vestibulären und propriozeptiven Systemen integriert. Nähert sich ein Baby der Phase, in der es zu krabbeln lernt, experimentiert es reflexhaft mit der Verlagerung seines Körpergewichts auf die Hände und Knie, um einen Übergang zwischen Sitzen und Stehen zu ermöglichen.

Sobald Kinder Druck auf ihre Hände und Knie verlagern können, erforschen sie zunächst *homologe* Bewegungen, bei denen sich der Oberkörper unabhängig vom Unterkörper bewegt. Oft ist zu beobachten, daß Babys in dieser Phase vor und zurück schaukeln. Wenn sie dann wachsen, beginnen sie, zwischen den beiden Seiten ihres Körpers zu unterscheiden, während sie mit *homolateralen*

Bewegungen experimentieren. Dies ermöglicht ihnen, den Arm und das Bein ein und derselben Körperseite gleichzeitig zu bewegen. Schließlich lernt das Kind, sich diagonal über seinen Körper hinweg zu bewegen, was ihm *kontralaterale* Bewegungen ermöglicht, welche die Kommunikation zwischen linker und rechter Hirnhälfte fördern.

Body-Mind-Centering ist ein körperbasierter Ansatz von Bewegungsarbeit, der einige zentrale Handlungen beschreibt, die unseren Weg durch diese Entwicklungsstadien unterstützen. Diese unter dem Namen Zufriedenheitszyklus *(satisfaction cycle)* bekannten zentralen Handlungen umfassen fünf Phasen: Nachgeben *(yielding)*, Drücken *(pushing)*, Greifen *(reaching)*, Packen *(grasping)* und Ziehen *(pulling)* (Aposhyan 2007). *Nachgeben* kann man am besten als die Fähigkeit verstehen, das eigene Körpergewicht der Schwerkraft zu überantworten; *Drücken* hingegen bedeutet, sich auf die Hände und Knie zu erheben, um sich auf eine Bewegung vorzubereiten. *Drücken* ermöglicht uns zu spüren, wo im Raum wir beginnen und enden, so daß wir unsere Grenzen definieren oder uns nötigenfalls schützen können. Durch *Greifen* können wir unsere Neugier auf die Welt ausdrücken und zu anderen Menschen in Beziehung treten. Und *Packen* und *Ziehen* schließlich versetzen uns in die Lage, uns etwas zu nähern, das wir wollen, und uns etwas anzueignen, das uns wichtig ist. Wir können uns vorstellen, wie diese Neugier ein Kind dazu bringt, quer durch einen Raum zu krabbeln, sich auf die Beinchen zu erheben und dann nach den Armen eines liebevollen Elternteils zu greifen oder einen Teddy zu packen und zu umarmen. Der Zufriedenheitszyklus kommt zum Abschluß, wenn wir in einen Zustand des Nachgebens zurückkehren, in dem wir uns ausruhen und die nährende Zuwendung und die positiven Auswirkungen dessen, was wir aufgenommen haben, in Empfang nehmen können, ganz gleich, ob es sich dabei um ein Objekt, um Nahrung oder um die liebevolle Verbindung zu einer anderen Person handelt.

Das Verständnis dieser instinktbasierten Muster verhilft uns zu wertvollen Informationen darüber, wie traumatische Ereignisse die Entwicklung eines Menschen stören können. Beispielsweise kann ein Kind durch ein Entwicklungstrauma dazu gebracht werden, seine Muskeln und Gelenke zu kontrahieren, und die dadurch entstehenden Spannungsmuster können seine Fähigkeit beeinträchtigen, diese Bewegungsmuster zu durchlaufen. Manchmal wirkt sich dies auch auf andere Lebensbereiche aus, beispielsweise auf die Fähigkeit, kognitive Aufgaben zu bewältigen oder die eigenen Emotionen zu verarbeiten. So könnte ein traumatisiertes Kind einen schwachen Muskeltonus haben, der zu einer schlechten Haltung, Problemen mit der Hand-Auge-Koordination oder einer Tendenz zu emotionaler Dysregulation führt.

Im Rahmen Ihrer persönlichen Yoga-Praxis werden Sie möglicherweise bemerken, daß solche früh entstandenen Muster des Erstarrens, der Flucht, des Kampfes oder der Ohnmacht zu Anspannung im Körper oder zu Problemen bei der Bewegungskoordination führen. Dieses Gewahrsein Ihrer selbst kann Ihnen helfen, Selbstmitgefühl zu entwickeln. Außerdem können Sie, sobald Sie die Tendenzen Ihres eigenen somatischen Systems und Ihres Nervensystems erkennen, auf der Yoga-Matte daran arbeiten. Zwar verbringen die meisten von uns nicht viel Zeit damit, auf dem Boden herumzukrabbeln, doch erschließt uns Yoga Möglichkeiten, uns in späteren Lebensphasen mit instinktbasierten Bewegungsmustern zu beschäftigen. Dies kann von Vorteil sein, weil es uns hilft, zu körperlicher Stärke, einem besseren Gleichgewichtssinn, besserer Koordinationsfähigkeit und Geschicklichkeit sowie einem größeren Atemvolumen zu gelangen (Matthews et al. 2016; Niklasson et al. 2015). Außerdem können uns diese Bewegungen auf dem Weg zur Genesung von einem Trauma nützlich sein, insofern wir mit ihrer Hilfe unsere Fähigkeit stärken, Grenzen zu setzen, uns um Unterstützung zu bemühen, die nährende Wirkung eines positiven Augenblicks aufzunehmen und uns wirklich erholsam auszuruhen.

In der nächsten Übung können wir Yoga-Haltungen im Rahmen einer Folge von instinktbasierten Körperhaltungen erkunden, die uns helfen sollen, zu unserer Intuition in Verbindung zu treten und ein integriertes inneres Empfinden unserer selbst zu entwickeln.

ÜBUNG 20

Instinkt und Intuition wecken

Diese Sequenz von Yoga-Haltungen regt zum Erforschen instinktiver Bewegungen an. Die Übung soll Ihnen helfen, zu Ihrer Intuition in Kontakt zu treten, die von Ihren Empfindungen geleitet wird.

Orientierung und Zentrierung

Setzen Sie sich bequem auf einen Stuhl oder auf Ihre Yoga-Matte, und achten Sie auf Körperempfindungen, Ihre Atmung und in diesem Moment spürbare Emotionen. Die so gewonnenen Eindrücke sind die Ausgangsbasis, an der Sie später während der Übung subtile Veränderungen Ihrer Empfindungen erkennen können.

Die Löwen-Haltung (Simhasana)

Diese Haltung ist mit einer Energie mobilisierenden Art zu atmen verbunden, die Ihre Verbindung zu den Instinkten stärken soll. In ihrer klassischen Form sitzt man mit weit voneinander entfernten Knien auf den Fersen. Falls sich Ihr Körper dabei unwohl fühlt oder Sie diese Haltung nicht einnehmen können, empfiehlt sich eine Variante, bei der Sie mit übereinandergeschlagenen Beinen auf der Yoga-Matte oder auch auf einem Stuhl sitzen. Strecken Sie die Arme lang aus, und legen Sie die Handflächen auf

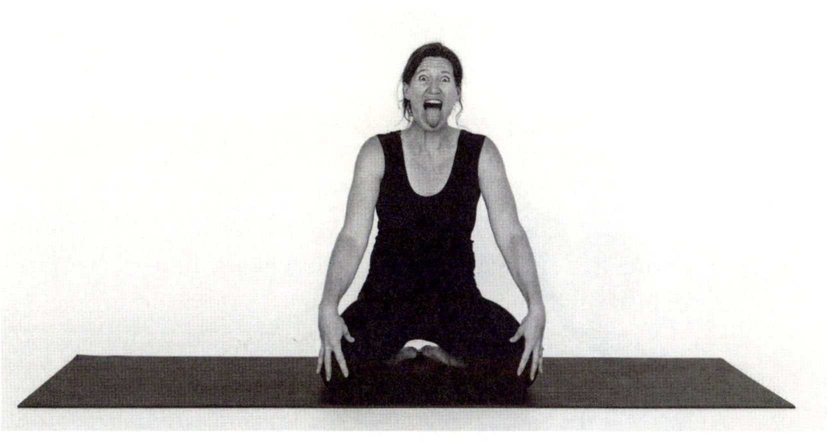

die Knie. Atmen Sie tief durch die Nase ein und durch den Mund aus, und dehnen Sie dabei die Gesichtsmuskeln und lassen ein »Haaaah!« ertönen, das dem Brüllen eines Löwen ähnelt. Dehnen Sie den Mund, und strekken Sie die Zunge, öffnen Sie die Augen weit, und schauen Sie abwärts in Richtung Ihrer Nasenspitze. Öffnen Sie Handflächen und Finger weit, als handelte es sich um die scharfen Klauen eines Löwen. Treten Sie zu Ihrer inneren Wildheit in Kontakt. Wiederholen Sie diese Atemtechnik zwei oder drei Mal.

Herabschauender Hund – Variante

Sie können nun feststellen, wie es sich anfühlt, die Knie vom Boden zu erheben und die Hüften in die Haltung des herabschauenden Hundes zu bringen. Halten Sie die Knie leicht gebeugt, und strecken Sie die Ellbogen. Stellen Sie fest, wie es sich anfühlt, wenn Sie die Knie senken, so daß sie dicht über der Yoga-Matte schweben. Drücken Sie Hände und Füße fest gegen die Matte. Sie können den Blick nun nach vorn richten, als wollten Sie im nächsten Moment zum vorderen Ende der Matte springen. Stellen Sie fest, wie es sich anfühlt, in dieser Haltung zu Ihrer Stärke in Kontakt zu treten. Statt dessen können Sie auch eine ähnliche Haltung erforschen, bei der Ihre Handgelenke weniger stark unter Anspannung stehen, indem Sie den herabschauenden Hund gegen eine Wand gelehnt ausführen. Auch hierbei sollten Knie und Ellbogen leicht gebeugt sein, während Sie untersuchen, wie es sich anfühlt, durch die Gliedmaßen Ihres Körpers hindurch kräftig zu drücken.

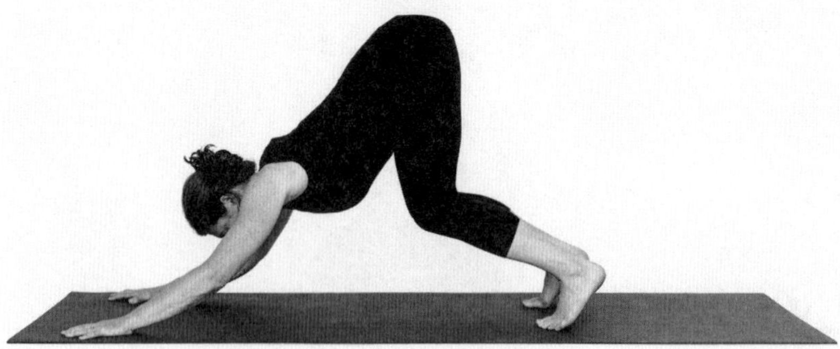

Eidechse und Drachen

Die Eidechsen-Haltung erfordert, daß Sie den rechten Fuß in eine Ausfallschritt-Position vorstellen, wobei das linke Bein nach hinten ausgestreckt ist und die Rückseite des linken Oberschenkels zur Decke gerichtet ist. Bewegen Sie die Hände zur Innenseite des rechten Beins, und nehmen Sie sich ein wenig Zeit, um in dieser Position die Ausfallschritt-Haltung zu erforschen. Sie können weiter auf die Hände gestützt bleiben, können aber auch erforschen, wie es für Sie ist, sich auf einem oder beiden Unterarmen abzustützen, entweder mit der Unterstützung von Yoga-Blöcken oder ohne. Wenn es Ihnen lieber ist, können Sie auch weiter aufgerichtet bleiben und sich mit beiden Händen auf dem rechten Oberschenkel abstützen. Sie können aber auch Ihr linkes Knie erhoben lassen oder es auf den Boden senken. Achten Sie auf die feinen Unterschiede in dieser Haltung, je nachdem, ob Sie den Kopf erheben und nach vorn schauen oder ihn senken und nach unten blicken. Wahrscheinlich spüren Sie vorn an Ihrem linken Hüftbeuger und Lendenmuskel etwas. Ist Ihr linkes Knie erhoben, können Sie herausfinden, wie es sich anfühlt, es zu senken und den Oberkörper etwas höher zu erheben, indem Sie die Hände auf den Boden drücken.

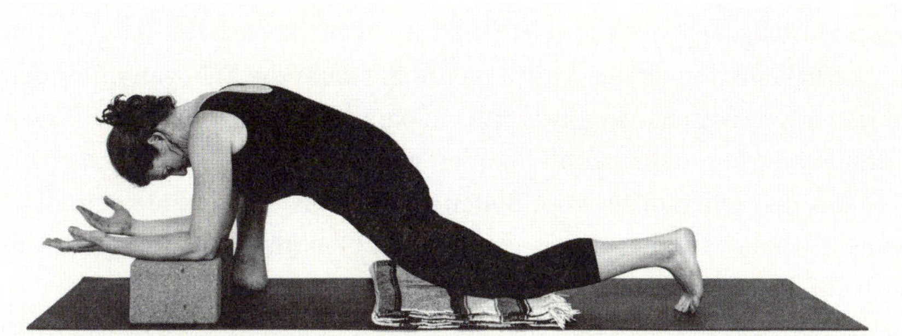

Die Drachen-Haltung finden Sie, indem Sie bei einem Ausfallschritt links vorn den linken Fuß nach links bewegen und den Oberkörper ebenfalls nach links drehen. Versetzen Sie sich auf eine Art, die Ihnen intuitiv als richtig erscheint, in diese Haltung, indem Sie Ihre Bewegung in den Ausfallschritt und die Drehung hinein mit Ihrem Atem synchronisieren. Eine weitere Möglichkeit besteht darin, mit der linken Hand nach hinten zu greifen und das rechte Bein zu beugen, während Sie »den Schwanz des

Drachen in die Hand nehmen«, indem Sie Ihren rechten Fuß oder Knöchel ergreifen. Erforschen Sie diese Varianten noch einige Atemzüge lang, und wechseln Sie nach Abschluß der Übung auf die andere Körperseite.

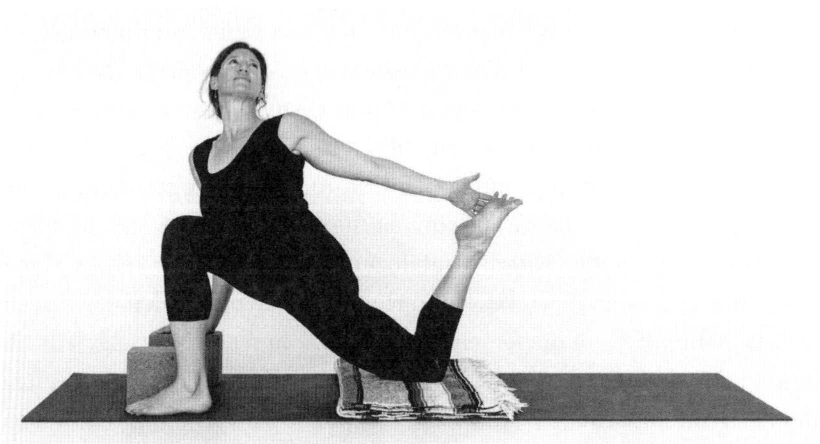

Die Sphinx

Um die nächste Haltung einnehmen zu können, müssen Sie sich zunächst vollständig ausgestreckt auf den Bauch legen. Zur Vorbereitung auf die sanft zurückgebogene Sphinx-Haltung strecken Sie die Beine aus, um den Unterrücken zu schützen. Positionieren Sie dann die Ellbogen unter den Schultern, so daß sich die Unterarme in paralleler Haltung auf dem Boden befinden. Drücken Sie beim Einatmen gegen Ihre Unterarme, und beginnen Sie, den Oberkörper vom Boden zu erheben. Atmen Sie noch mehrmals in dieser Haltung, und senken Sie den Oberkörper dann wieder, um sich auf die nächste Variante der Haltung vorzubereiten.

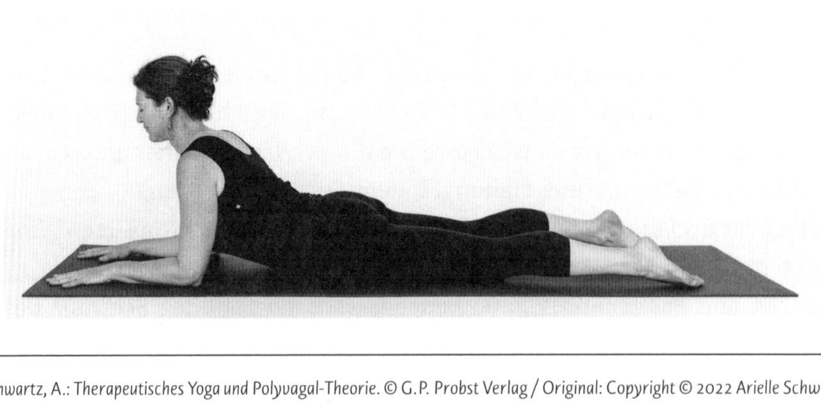

Halber Frosch (Ardha Bekhasana)

Bei dieser Variante der Sphinx beugen Sie das linke Knie seitlich in einem Winkel von neunzig Grad. Stellen Sie auch in diesem Fall fest, wie es sich anfühlt, auf die Unterarme gestützt den Rumpf von der Matte zu erheben.

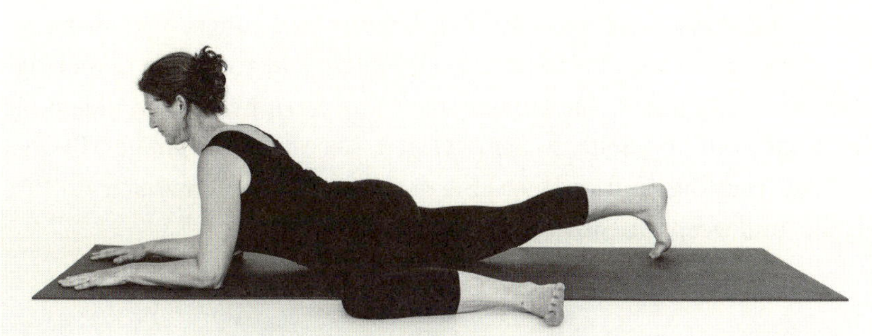

Wie bei der Eidechse können Sie auch hier einige leichte Varianten ausprobieren. Beispielsweise können Sie die Zehen des rechten Fußes anziehen und das rechte Knie von der Matte erheben, oder Sie können den Kopf drehen und über Ihre linke Schulter blicken. Sie können sogar Ihre linke Hand in die Matte drücken, während Sie sich sanft nach links drehen. Falls diese Position im Unterrücken zuviel Druck erzeugt, können Sie auf eine sanftere Variante ausweichen, indem Sie den Oberkörper stärker dem Boden annähern oder Ihren Kopf auf den aufgestellten Fingern ruhen lassen. Atmen Sie noch einige Male, während Sie die beschriebenen Varianten erforschen, und wechseln Sie zur anderen Körperseite, sobald Sie das Gefühl haben, mit der Übung zum Abschluß gekommen zu sein.

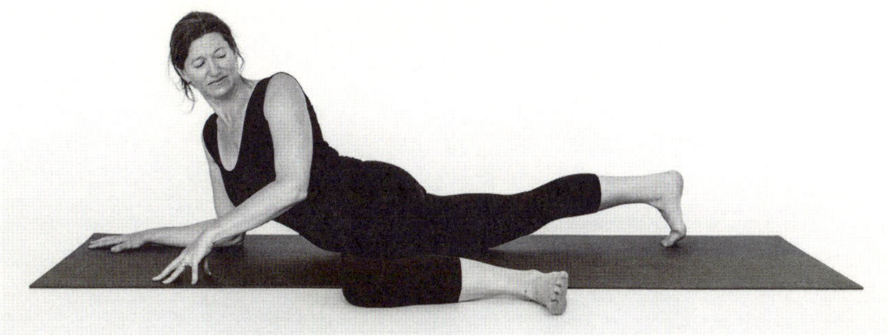

Das Krokodil

Die letzte Haltung in dieser Sequenz ermöglicht Ihnen, zu ruhen und die vorangegangenen Bewegungen zu integrieren. Während Sie sich in der Krokodil-Haltung auf dem Bauch ausruhen, legen Sie die Unterarme aufeinander, bewegen die Hände jeweils zum Ellbogen des anderen Arms und lassen Ihren Kopf dann auf den Unterarmen ruhen. Verändern Sie Ihre Haltung so lange, bis Sie sich wohl fühlen, und atmen Sie dann lange und tief in den Bauch. Sie können auch Ihre Stirn massieren, indem Sie den Kopf sanft von Seite zu Seite wiegen. Verweilen Sie einige Minuten in dieser Haltung, und verlagern Sie den Druck dann allmählich auf Ihre Hände, und wechseln Sie in eine sitzende Position.

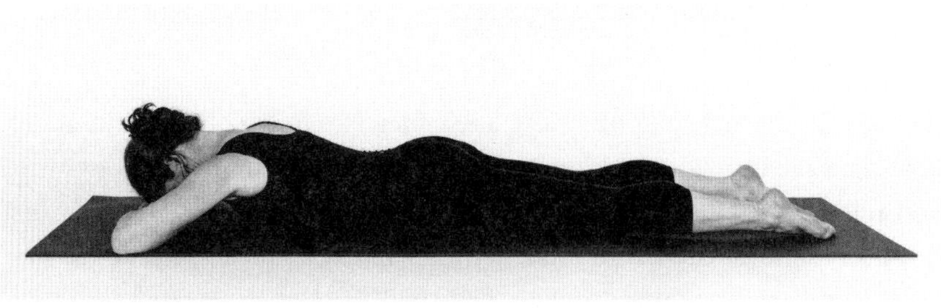

Zum Abschluß

Nehmen Sie sich nun ein wenig Zeit, um sich im Sitzen auszuruhen. Sobald Sie sich bereit fühlen, können Sie feststellen, wie es um Ihren Körper und Geist, Ihre Emotionen und Ihr Energieniveau steht. Verwenden Sie dann noch ein wenig Zeit darauf, Ihre Beobachtungen zu notieren. Sie können auch zu dieser Übung so oft zurückkehren, wie Sie möchten.

Den Kontakt zur eigenen inneren Kraft fördern

Viele Yoga-Übungen fördern durch Übungen, welche die Energie im Bereich des Nabels wecken und im Bauch ein *Agni* genanntes inneres Feuer erzeugen, die Kraft des Zentrums; *Agni* ist das Sanskrit-Wort für Feuer oder den göttlichen Funken der Lebensenergie in jedem Menschen, die mit Verdauung und Assimilation assoziierte Energie in unserem Körper. Auf physischer Ebene bezieht sich dies auf die Verdauung von Nahrung. Ist diese Energie gestört, leiden wir häufiger unter Verdauungsbeschwerden, Blähungen oder Verstopfung. Agni bezieht sich aber auch darauf, wie wir Erlebtes mental verarbeiten, aufspalten und verdauen. Unverarbeitete Erlebnisse können zu Stagnation und Verbitterung führen oder die Neigung zum Grübeln fördern; doch Agni kann uns helfen, diese Art von Hindernissen zu überwinden. Dies erreichen wir durch Reflexion über die schwierigen Ereignisse, was uns in die Lage versetzt, zwischen dem, was uns nährt, und dem, was wir als toxisch empfinden, zu unterscheiden. So können wir den Rohstoff unserer Lebensumstände in Weisheit verwandeln.

Ein Teil dieses Unterscheidungsprozesses beinhaltet, daß wir unserem Bauch zuhören, der oft auch »zweites Gehirn« genannt wird. Das ist deshalb so, weil Magen und Darm nicht nur die Verdauung, die Peristaltik und die Ausscheidung organisieren, sondern auch auf Ereignisse in unserem Leben reagieren, indem sie Neurotransmitter produzieren. Der Vagusnerv übermittelt diese chemischen Veränderungen zum Gehirn – was erklärt, warum unser »Bauchgehirn« auch »Bauchgefühl« genannt wird und eine Instanz ist, die uns intuitiv bejahend oder verneinend auf bestimmte Menschen oder Situationen reagieren läßt. Vielleicht erinnern Sie sich an Situationen, in denen Sie Ihrer Intuition gefolgt sind, *und* an Situationen, in denen Sie Ihr Bauchgefühl ignoriert haben.

Sich über das Bauchgefühl hinwegzusetzen können Menschen sich auch aufgrund traumatischer Erlebnisse angewöhnt haben. Beispielsweise können sich Kinder, die von ihren Bezugspersonen schlecht behandelt wurden, in einer unerträglichen Situation befinden, weil sie von eben der Person abhängig sind, die ihnen Schaden zufügt. Sie befinden sich dann in einem Konflikt zwischen dem Bedürfnis, einer für sie gefährlichen Umgebung zu entkommen, und dem Bedürfnis nach einer Bindung. Weil sie dem Trauma, dem sie ständig ausgesetzt sind, nicht entkommen können, müssen sie sich die für sie gefährliche Umgebung erträglich machen, und dies erfordert oft, daß sie den Teil von sich, der das traumatische Erlebnis bewahrt, abspalten bzw. sich von ihm dissoziieren. Sie ignorieren also ihr Bauchgefühl, um die Beziehung, die sie zum Überleben brauchen, aufrechterhalten zu können.

Dieser Vorgang, der oft »Bambi-Reflex« genannt wird, beinhaltet, daß Menschen ihre eigenen Bedürfnisse – und manchmal sogar das eigene Identitätsempfinden – ignorieren, um den Bedürfnissen anderer Menschen entsprechen zu können. Vielleicht lernen sie auch, für andere zu sorgen, um selbst keinen Schaden zu erleiden – oft aufgrund der irrigen Hoffnung, wenn man sich um andere kümmere, würden diese sich später auch um einen selbst kümmern. Durch einen unaufgelösten Bambi-Reflex können Muster von Gefallsucht und Co-Abhängigkeit entstehen, was bedeutet, daß wir unsere eigenen Bedürfnisse ständig zurückstellen, um bestimmte Beziehungen nicht zu gefährden.

Aus Sicht der Polyvagal-Theorie handelt es sich beim Bambi-Reflex um eine sehr komplexe Aktivität des Autonomen Nervensystems. *Erstens* spiegelt sich darin eine Überanspruchung des ventral-vagalen Schaltkreises – des Systems für soziale Verbundenheit – mit dem Ziel, andere Menschen zu besänftigen und ihnen zu gefallen. *Zweitens* deutet diese Reaktion auf ein überaktives SNS hin, das aufgrund der Sorge um die Bedürfnisse anderer hypervigilant ist. Und weil der Bambi-Reflex oft mit einer Verringerung der auf eigene Bedürfnisse gerichteten Aufmerksamkeit verbunden ist, spiegelt sich darin *drittens* auch eine Aktivierung des dorsal-vagalen Schaltkreises, insofern mit dieser Reaktion untergründig ein Erlebnis des Scheiterns oder der Hilflosigkeit verbunden ist, basierend auf dem Gefühl, daß die eigenen Bedürfnisse niemals erfüllt werden.

Yoga bietet Möglichkeiten, solche Gefühle der Machtlosigkeit zu überwinden. Deshalb lade ich Sie nun ein, sich ein Hindernis als etwas vorzustellen, das es Ihnen unmöglich macht, sich gut, frei oder unbelastet zu fühlen. Durch Yoga können Sie zu Ihrem inneren Feuer in Kontakt treten. Das hilft Ihnen, sich mit schwierigen Emotionen und Empfindungen zu konfrontieren. Statt sich im Gefühl eigener Machtlosigkeit zu verheddern, können Sie die Stärke in Ihrem Körper mobilisieren, also das Gegenteil Ihrer Erlebnisse des Beziehungsverlusts, der Verwirrung oder der Machtlosigkeit. Insbesondere die Stärke Ihres Zentrums ist dabei von großer Bedeutung.

Die Qigong-Tradition versteht *Dantian* (den Bereich etwa fünf Zentimeter unter dem Nabel) als Quelle der Stabilität. Dieses Zentrum fungiert in den stürmischen Augenblicken des Lebens als sicherer Hafen. Letztlich unterstützt Ihre Verbindung zum Zentrum Sie darin, anderen und der Welt gegenüber Ihr Herz zu öffnen, ohne den Kontakt zu sich selbst zu verlieren. Zwar sind viele der hier vorgestellten Übungen in der Lage, Ihnen zu helfen, zu Ihrer inneren Kraftquelle in Kontakt zu treten, doch ist die nächste Sequenz von Bewegungen und Haltungen ganz besonders geeignet, Agni zu wecken, indem Sie durch rhythmische kreuzlaterale Bewegungen die Integration von Gehirn und Körper fördern.

ÜBUNG 21

Verbindung mit Ihrem Zentrum

Diese Übung zielt darauf ab, durch rhythmische Bewegungen, die zwischen der linken und rechten Körperseite wechseln, eine Verbindung zu Ihrem Zentrum herzustellen. Sie können mit dieser Übung die Intention verbinden, an der Überwindung eines bestimmten Hindernisses zu arbeiten, das Ihnen momentan zu schaffen macht.

Orientierung und Zentrierung

Nehmen Sie zunächst auf Ihrer Yoga-Matte eine angenehme Sitzhaltung ein. Sie können dann beide Hände über Ihren Bauch legen und mehrmals lange und tief in Ihr Zentrum hineinatmen. Nehmen Sie sich ein wenig Zeit, um sich auf Ihr Vorhaben einzustimmen. Vergessen Sie nie, daß Ihr eigener Körper Ihr bester Yoga-Lehrer ist. Das Entscheidende bei dieser und allen anderen Yoga-Übungen ist, auf Ihre eigene innere Weisheit zu hören.

Fokussieren der Aufmerksamkeit

Während Sie Ihres Körpers und Geistes immer bewußter werden, können Sie ein wenig Zeit darauf verwenden festzustellen, ob Sie momentan körperlich, emotional oder mental mit spezifischen Herausforderungen konfrontiert sind. Gibt es in Ihrem Körper lokale Anspannungen? Gibt es Bereiche, in die Ihr Atem nicht ungehindert vordringt? Sind Sie mit irgendeiner emotionalen Belastung oder einem Gefühl der Stagnation konfrontiert? Sorgen Sie sich wegen der Zukunft oder grübeln Sie über die Vergangenheit? Ich empfehle Ihnen, eine Intention zu entwickeln, im Rahmen dieser Übung an einem solchen Problem zu arbeiten und Ihrem Atem, Ihrer Bewegung und Ihrem Körpergewahrsein die Möglichkeit zu erschließen, den Weg nach vorn klarer zu sehen.

Das Boot (*Navasana*)

Achten Sie darauf, wie es sich anfühlt, die Füße von Ihrer Ausgangsposition aus auf der Matte vorzusetzen, um die Boot-Haltung zu erforschen.

Ihre Hände befinden sich dabei zunächst hinter den Knien, und Sie bewegen den Rumpf allmählich zurück, von den Beinen weg. Versuchen Sie weiter, eine starke Verbindung zu Ihrem Zentrum zu spüren, während Sie in dieser Haltung die Wirbelsäule strecken. Sie können auch die Füße vom Boden erheben und die Schienbeine in eine Haltung parallel zum Boden versetzen. Weiterhin können Sie damit experimentieren, die Arme an den Beinen entlang auszustrecken, ohne Ihre Haltung grundsätzlich zu verändern. Stellen Sie fest, wie es ist, fünf bis zehn Atemzüge lang in dieser Haltung zu bleiben. Natürlich können Sie die Füße jederzeit wieder auf den Boden stellen.

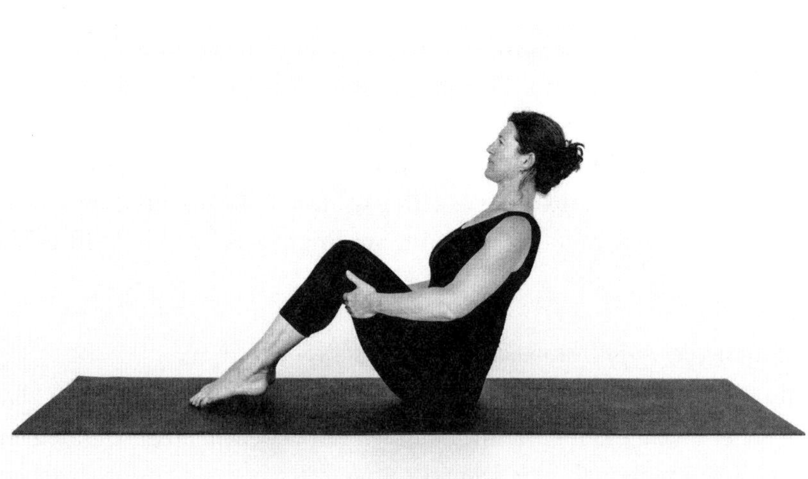

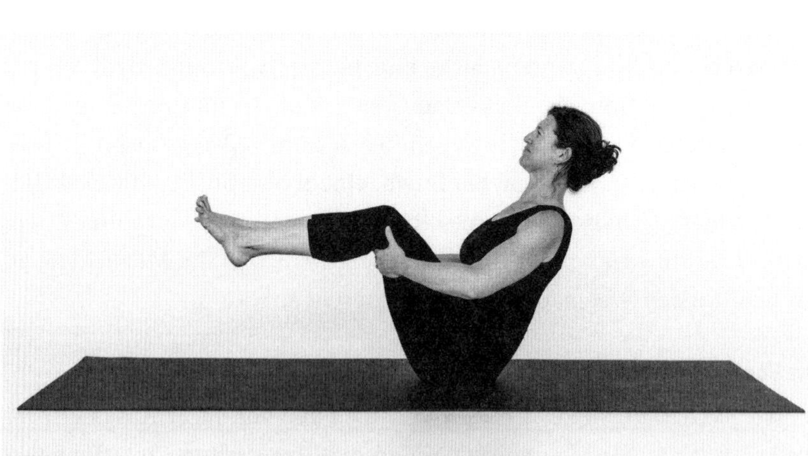

Überkreuzbewegung in Rückenlage

Der nächste Teil dieser Sequenz wird auf dem Rücken liegend ausgeführt. Strecken Sie den Rücken auf der Yoga-Matte aus, und nehmen Sie sich ein wenig Zeit, um mit auf dem Boden aufsetzenden Fußsohlen und über dem Bauch verschränkten Händen zu atmen. Zur Vorbereitung auf die Überkreuzbewegungen setzen Sie die Hände hinter den Kopf und heben die Füße vom Boden. Atmen Sie langsam und bewußt ein und wieder aus, wobei Sie den Rumpf leicht drehen und den rechten Ellbogen dem linken Knie annähern. Atmen Sie anschließend in Ihr Zentrum ein, und bewegen Sie beim Ausatmen den linken Ellbogen in Richtung des rechten Knies. Wechseln Sie weiter bedächtig und aufmerksam von einer Körperseite zur anderen, bis Sie die Bewegung fünf- bis zehnmal wiederholt haben.

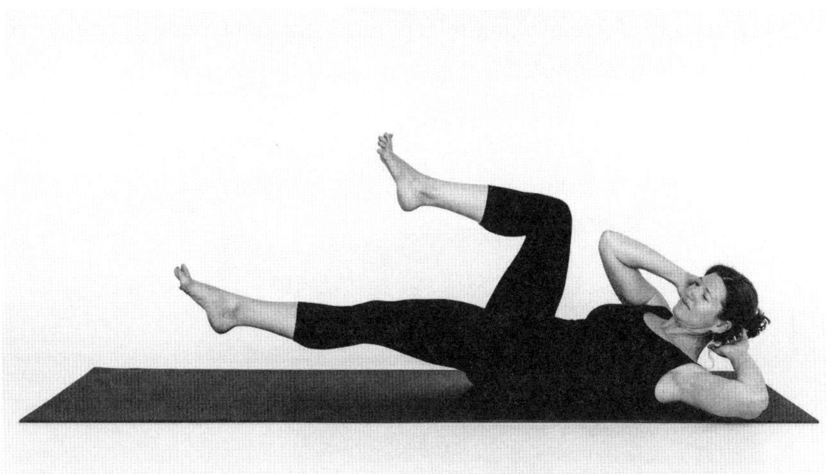

Wenn Sie das Gefühl haben, zum Abschluß kommen zu können, lassen Sie den Oberkörper und die Füße wieder auf den Boden zurückkehren und legen die Hände wieder auf den Bauch. Wenn Sie möchten, können Sie nach einer kurzen Pause erneut fünf bis zehn Überkreuzbewegungen in Rückenlage ausführen. Zur Vorbereitung auf die nächste Übung können Sie die Knie in Richtung Brust anziehen und Ihre Hände hinter den Knien verschränken. Sie können dann in dieser Haltung Schaukelbewegungen längs der Wirbelsäule ausführen, bis Sie in der Hocke landen, von wo aus Sie in die Vierfüßlerhaltung wechseln können.

Überkreuzbewegung in Vierfüßlerstellung

Die Vierfüßlerstellung ist die Ausgangsposition, aus der heraus Sie das linke Bein vom Boden erheben und möglichst gerade nach hinten ausstrecken. Nötigenfalls können Sie eine gefaltete Decke unter das rechte Knie legen, um unangenehmen Druck zu vermeiden. Nehmen Sie sich ein wenig Zeit, um in dieser Haltung einen Zustand der Balance zu erreichen. Wenn Sie sich dazu in der Lage fühlen, erheben Sie die rechte Hand vom Boden und strecken den rechten Arm nach vorn aus. Nehmen Sie sich dann erneut die Zeit, einen Zustand der Balance zu erreichen. Anschließend können Sie ausatmen, während Ihr linkes Knie und Ihr rechter Ellbogen sich einander unter dem Rumpf nähern, und dabei die Wirbelsäule einrollen. Atmen Sie ein, während Sie Arm und Bein wieder ausstrecken. Wechseln Sie weiter zwischen diesen beiden Übungsschritten, und lassen Sie noch etwa fünf Atemzyklen folgen, bevor Sie die Übung auf der anderen Körperseite wiederholen.

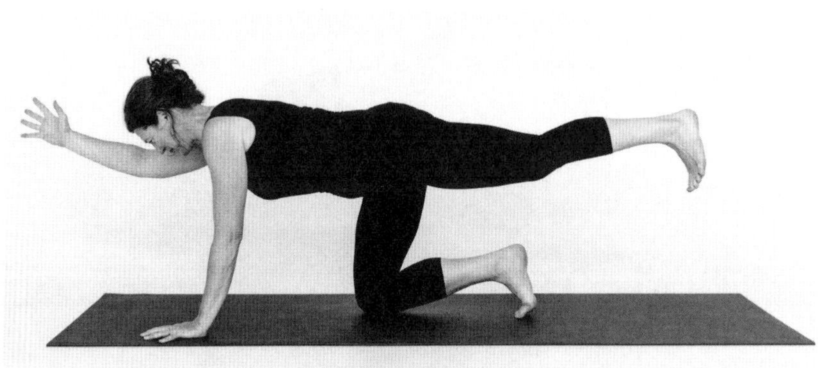

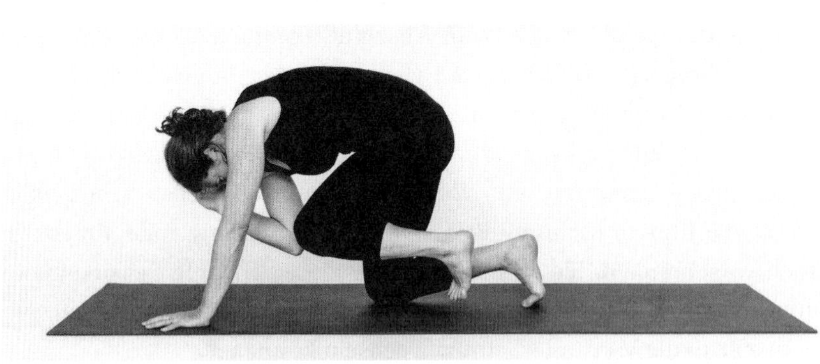

Überkreuzbewegung im Stehen

Sie können die Überkreuzbewegungen nun im Stehen erforschen. Zu Beginn befinden Sie sich in der Berg-Haltung, die Füße hüftweit voneinander entfernt. Verlagern Sie dann ganz allmählich und sehr aufmerksam den Schwerpunkt in das rechte Bein, während Sie das linke Knie beugen und den linken Fuß vom Boden erheben. Gleichzeitig beugen Sie den rechten Ellbogen und bewegen ihn in Richtung des rechten Knies. Kehren Sie mit dem linken Fuß anschließend langsam und aufmerksam zum Boden zurück, und wiederholen Sie die Übung, indem Sie das rechte Knie erheben und den linken Ellbogen vor dem Körper zum erhobenen Knie führen. Wiederholen Sie die ganze Sequenz rhythmisch noch vier oder fünf Mal.

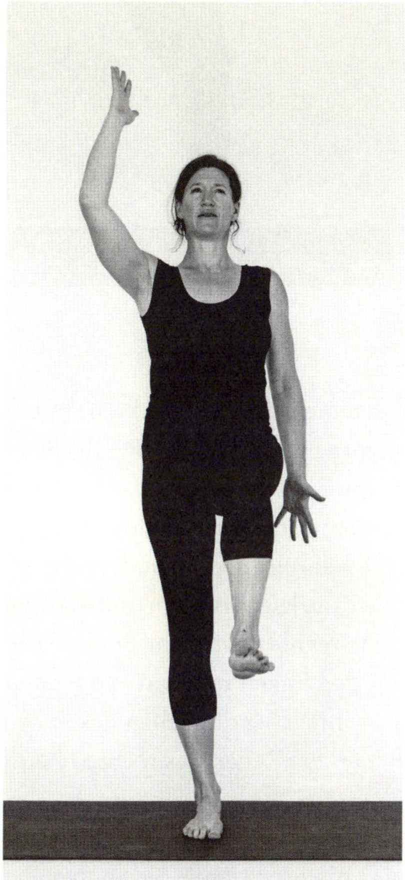

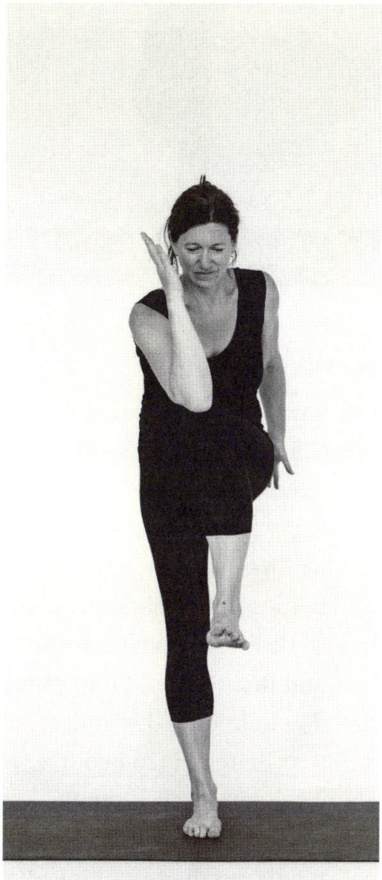

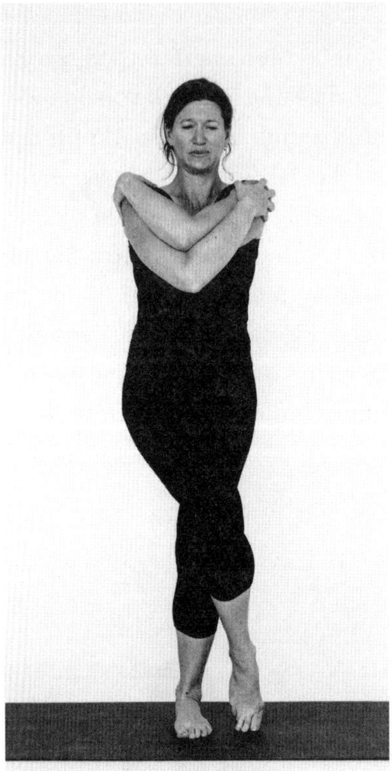 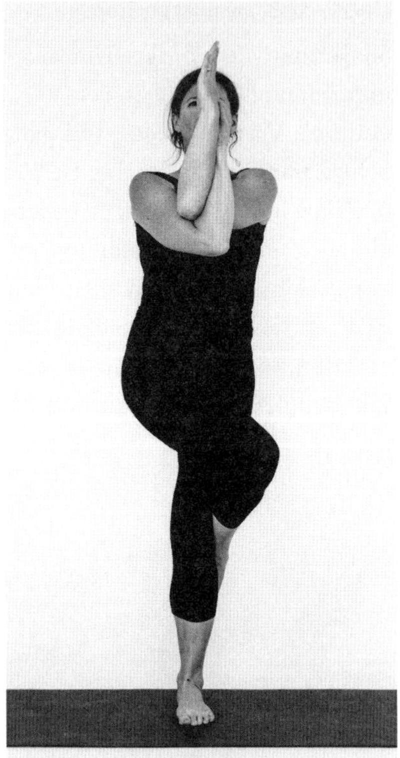

Der Adler

Der letzte Teil der Sequenz beinhaltet das mehrmalige Überkreuzen der Mittellinie des Körpers. Weil die Armhaltung dabei gewöhnlich die Sicht behindert, müssen Sie sich auf Ihre übrigen Sinne verlassen, beispielsweise auf die Atemgeräusche und die Propriozeption (Eigenwahrnehmung), um bei dieser Haltung das Gleichgewicht wahren zu können. Um die Adler-Haltung einzunehmen, müssen Sie die Knie leicht beugen und auf dem linken Bein balancieren, während Sie das rechte Bein vom Boden erheben und den rechten Oberschenkel über den linken legen. Wenn Sie nur das eine Bein über das andere schlagen, können Sie die Zehen des linken Beins als Seitenstütze benutzen; Sie können die Zehen des rechten Beins aber auch hinter die linke Wade ziehen.

Sie profitieren auch davon, wenn Sie das Zentrum einbeziehen und sich vollständig auf die Mittellinie des Körpers hin orientieren. Sie können die-

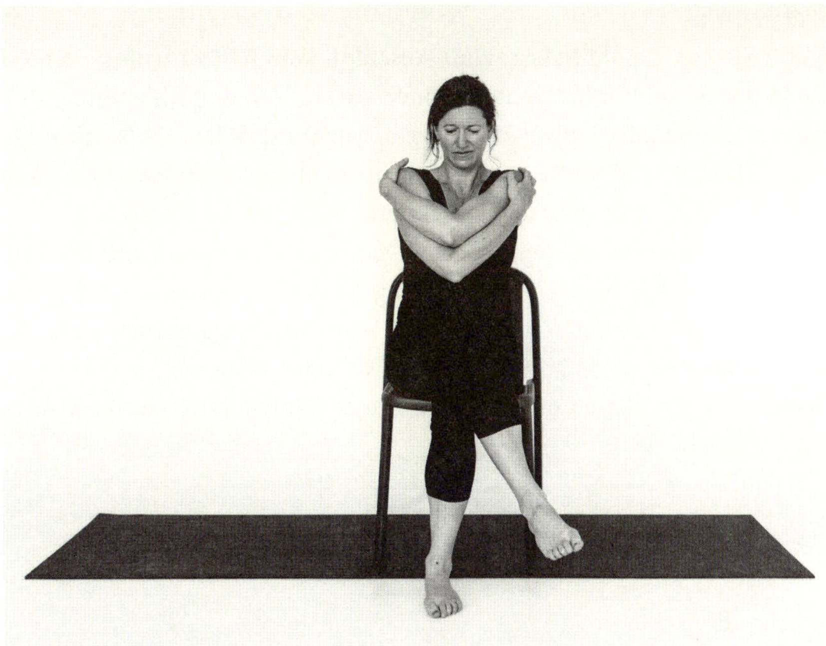

se ausgleichende Haltung auch sitzend ausführen, indem Sie ein Bein über das andere schlagen und die Arme vor der Brust verschränken.

Wenn Sie sich bereit und im Gleichgewicht fühlen, können Sie die Arme zunächst wie die Flügel eines Vogels weit ausbreiten und sie dann langsam vor dem Körper überkreuzen, wobei der rechte Arm unter dem linken liegt. Sie können die Arme einmal verschränken, indem Sie die Hände jeweils zur Schulter auf der anderen Körperseite führen. Sie können aber auch, wenn das Ihrem Körper möglich ist, die rechte Hand hinter den linken Unterarm führen und in dieser Position die rechte Hand in die linke Handfläche drücken. Wenn Sie die Arme in dieser Haltung erheben, befinden sie sich unmittelbar vor Ihren Augen.

Ich empfehle Ihnen, sich bei der Ausführung dieser Übung Ihre anfängliche Intention und das Hindernis, an dem Sie arbeiten wollten, wieder ins Bewußtsein zu rufen. Was hilft Ihnen, sich selbst zu vertrauen, wenn Sie den vor Ihnen liegenden Weg nicht klar sehen? Atmen Sie mehrmals in dieser Haltung, und wiederholen Sie die Übung auf der anderen Körperseite, sobald Sie sich dazu bereit fühlen.

Zum Abschluß

Wenn Sie das Gefühl haben, zum Abschluß kommen zu wollen, kehren Sie in den Stand mit hüftweiten Beinen zurück. Ich empfehle Ihnen, sich dann im Sitzen oder Liegen ein wenig auszuruhen. Stellen Sie fest, was Sie nun in Körper und Geist sowie hinsichtlich Ihrer Emotionen und Ihres Energieniveaus wahrnehmen. Reflektieren Sie über die Herausforderung oder das Hindernis, mit der oder dem Sie konfrontiert sind, und über die Intention, die Sie zu Beginn der Übung formuliert haben. Erkennen Sie irgendwelche inneren Veränderungen, oder haben Sie irgendwelche Erkenntnisse über diese Schwierigkeit gewonnen? Notieren Sie eventuelle Beobachtungen. Sie können auch zu dieser Übung so oft zurückkehren, wie Sie möchten.

Stärken Sie Ihre Vitalität

Wenn wir etwas Beängstigendes oder Belastendes erleben, schüttet unser Körper Kortisol ins Blut aus. Dadurch wird eine Kampf-oder-Flucht-Reaktion eingeleitet und der Körper in die Lage versetzt, auf die aktuelle Gefahr zu reagieren. Im Idealfall sind wir in diesem Zustand der Mobilisierung in der Lage, mit irgendeiner Art von Bewegung zu reagieren, die uns ermöglicht, der aufwallenden Energie zum Ausdruck zu verhelfen. Viele wild lebende Tiere zittern nach einem gefährlichen oder lebensbedrohlichen Ereignis, um das Adrenalin zu neutralisieren. Durch dieses Zittern kann das Nervensystem zur Homöostase zurückkehren und den Kortisolspiegel auf Normalniveau senken. Die Neigung zu zittern können wir auch bei kleinen Kindern nach einem beängstigenden Ereignis beobachten, denn sie sind weniger gehemmt als Erwachsene (Berceli 2015).

Viele Erwachsene unterdrücken diese natürliche Zitterreaktion, weil sie nicht genügend Unterstützung haben oder keinen Ort, der so sicher ist, daß sie dort eine emotionale und somatische Lösungsreaktion zulassen können. Findet diese Bewegung oder das Zittern nicht statt, verbleiben wir als Betroffene wahrscheinlich in einem Zustand wachsamer und reaktiver oder kollabierter Immobilität, weil unser Körper sich nicht von dem Streß befreien und deshalb auch nicht das Gefühl entwickeln konnte, daß die Bedrohung vorüber ist. Und Streß kann im Körper viele Jahre lang gespeichert bleiben und bewirken, daß wir eine somatische »Panzerung« oder »Haltemuster« entwickeln. Werden diese somatischen Erscheinungen nicht aufgelöst, kann das Folgen für unsere körperliche Gesundheit in Form von Kopfschmerzen, Verdauungsproblemen oder chronischen Schmerzen haben.

Zwar können defensive Haltemuster überall im Körper auftreten – unter anderem in den Bereichen der Stirn, des Kiefers, des Halses, des Brustkorbs, des Zwerchfells, des Bauches und der Hüften –, doch werden sie in der Regel durch Kontraktionen im Lendenmuskel und im Hüftbeugermuskel aufrechterhalten. Das ist unter anderem deshalb so, weil diese Muskeln an der Vorbereitung unseres Körpers auf Kampf oder Flucht beteiligt sind, indem sie das Knie in Richtung Bauch ziehen, um Lauf- oder Tretbewegungen möglich zu machen. Mit einem beängstigenden Ereignis konfrontiert, ziehen viele von uns die Knie in Richtung Brust, was den instinktiven Drang zum Ausdruck bringt, sich in eine Fötalhaltung zu versetzen, die auch die wichtigen inneren Organe schützt. Wenn unsere großen Beinmuskeln wie der Quadrizeps, der hintere Oberschenkelmuskel und die Innenseite der Oberschenkel angespannt sind, halten wir gleichzeitig unsere Lendenmuskeln dauerhaft unter Anspannung.

Sie mögen sich zwar an bestimmte Ereignisse erinnern können, die zur Entstehung solcher somatischer Muster geführt haben, doch falls ein solches Muster entstanden ist, bevor Sie fünf Jahre alt waren, haben Sie eher keine klare Erinnerung daran, wodurch das Muster entstanden ist. Manchmal basieren solche Muster auch auf transgenerationalen Traumata, die auf Sie übergegangen sind. Bei Ihren Eltern oder Großeltern könnte ein unverarbeitetes Trauma bestanden haben, das ihr Körper bewahrt hat, insbesondere wenn diese Verwandten vertrieben, unterdrückt, versklavt oder vernichtet wurden (Menakem 2017). Solche Erblasten werden in Form genetischer Veränderungen an nachfolgende Generationen weitergereicht und beeinflussen deren Reaktionen auf Streß (Wolynn 2016/2017).

Abgesehen von transgenerationalen Traumata können auch kollektive traumatische Geschehnisse Körper, Geist und Seele beeinflussen. Als kollektive Traumata bezeichnet man die Wirkung von Ereignissen, die Menschengruppen, Gemeinschaften oder die Gesellschaft insgesamt erleben. So beeinflußt selbst dann, wenn die direkten Vorfahren eines Menschen nicht versklavt waren, das kollektive Erleben schwarzer Menschen in den USA, wie diese sich in der Welt bewegen, wie sie atmen und wie sie sich verhalten. Auch die COVID-29-Pandemie ist ein kollektives Trauma, das viele Millionen Menschen in der ganzen Welt ereilt hat. Und auch der Klimawandel hat eine globale traumatische Wirkung. Um von einem kollektiven Trauma heilen zu können, müssen wir erkennen, daß wir in unserer Trauer und unserem Bedürfnis, einen sinnvollen weiterführenden Weg zu finden, nicht allein sind. Sich in schwierigen Zeiten der Yoga-Übung zu widmen kann erdend wirken und uns in einer sich wandelnden Welt in unserem Bemühen um sinnvolles Handeln stärken.

Um von einem Trauma geheilt zu werden, müssen wir zu mutigen Zeugen unserer Verletzungen werden, ganz gleich, ob sie persönlicher, transgenerationaler oder kollektiver Art sind. Zwar können wir diesen mutigen Zeugen in uns selbst allein entwickeln, doch profitieren die meisten Menschen, wenn sie erleben, daß andere, die bereit sind, ihnen diesen Raum zu bieten, für sie als Zeugen fungieren. Das ist deshalb so, weil das Bezeugen einer Verletzung eine heilige Handlung ist, die erfordert, daß Sie gegenüber Emotionen mit energetischer Intensität, etwa angesichts von Rage, Ekel, Furcht, Zusammenbruch und Verzweiflung, präsent bleiben. Um der Intensität eines solchen Erlebnisses gegenüber präsent bleiben zu können, müssen wir das Empfinden der energetischen

Last solcher starker Emotionen tolerieren können, ohne die Verbindung zu unserem Zentrum zu verlieren. Wir müssen lernen, inmitten des Sturms geerdet zu bleiben.

In der somatischen Psychologie bezeichnet der Begriff *Erdung* die Fähigkeit, den eigenen Körper zu spüren und sich auch angesichts einer Herausforderung auf den gegenwärtigen Augenblick hin zu orientieren. Das Erleben der Erdung wird durch unser propriozeptives System gefördert, das unsere Fähigkeit unterstützt, zu spüren, wo im Raum wir uns befinden. Oft gelingt die Erdung, weil wir die Verbindung zwischen unserem Körper und der Erde spüren. Sie können solche Empfindungen durch Gewichtsdecken verstärken oder in freier Natur üben, sich zu erden, indem Sie sich mit nackten Füßen auf den Erdboden stellen. Wenn Sie geerdet sind, fließt von Ihrem Körper Energie in die Erde, und dies hilft Ihnen, selbst dann ein Gefühl der Sicherheit und Zentriertheit zu entwickeln, wenn Sie starken und intensiven Emotionen Raum geben.

Alexander Lowen, der Begründer der Bioenergetik, hat das Konzept der Erdung als erster formuliert. Er erkannte, daß sich Menschen unter anderem von schmerzhaften Erinnerungen distanzieren, indem sie die sensorischen Empfindungen ihres eigenen Körpers vermeiden (Lowen 1977/1976). Es ist, als würden sie versuchen, sich dem Zug der Schwerkraft zu widersetzen – denn würden sie ihren Körper wirklich spüren, müßten sie die Schwere ihres Schmerzes erleben. Dieses Konzept wird verständlicher, wenn man sich vergegenwärtigt, wie ein Kind, wenn es sich sicher fühlt, sein Körpergewicht den tröstenden Armen einer Bezugsperson anvertraut. Fühlt es sich hingegen bedroht, aktiviert es seine Defensivreaktionen und spannt seine Muskeln an, um sich zu schützen. Diese muskuläre Anspannung ist eine Möglichkeit, das Gefühl, in einer unsicheren Umgebung zu sein, zu unterdrücken. Im weiteren Verlauf der Entwicklung können sich die Spannungsmuster bei einem solchen Kind auf die Fähigkeit, zu krabbeln und zu laufen, auswirken.

Haltungen, welche die Beinmuskeln ermüden, rufen ein Zittern hervor, das den Lenden- und Beinmuskeln ermöglicht, Anspannung aufzulösen. Die Bioenergetik erreicht dies durch eine Sequenz von Körperhaltungen, welche die Erdung fördern – beispielsweise die Hocke, die Bogenhaltung und die Vorwärtsbeuge – und die sowohl die Beine stärken als auch die Anspannung im Körper auflösen. Ähnliche Übungen enthalten auch die von David Berceli entwickelten *Tension and Trauma Releasing Exercises* (TRE®), eine körperbasierte Technik, die therapeutisches Zittern fördert, um Muskelverspannungen aufzulösen und Ängste zu verringern (Berceli 2008). Es gibt auch Ähnlichkeiten zwischen

Bioenergetik, TRE und Yoga-Haltungen, beispielsweise die Stuhl-Haltung, die tiefe Hocke, die Rückbeuge im Stehen, die halbe Vorbeuge im Stehen, die Schulterbrücke und der Liegende Schmetterling.

Die Bioenergetik und TRE haben sich zum Ziel gesetzt, traumabedingte Anspannung durch Haltungen, die Zittern hervorrufen, aufzulösen, aber diese Methode ist nicht für jedermann geeignet. Wie jeder körperbasierte Ansatz kann auch die Erdung problematische Emotionen zutage fördern. Deshalb ist es wichtig, dem eigenen Körper zuzuhören und die heilenden Rhythmen, die Ihre Entwicklung unterstützen, zu erkennen. Falls Sie merken, daß Ihr Körper während einer Yoga-Übung spontan zu zittern anfängt, können Sie erforschen, ob Sie diese Bewegungen verstärken oder verringern möchten. Sie allein entscheiden das. Die Befreiung aus einem Muster der Erstarrung, des Kampfes, der Flucht oder der Ohnmacht muß in einem für Sie erträglichen Tempo erfolgen. Sich von Anspannung zu lösen kann schwierig sein und wie ein Kontrollverlust empfunden werden. Um diesen schwierigen Prozeß besser durchstehen zu können, empfiehlt es sich, zunächst die Beinmuskeln zu aktivieren. Konzentrieren Sie sich darauf, Ihre Stärke zu spüren, damit Sie die Anspannung auflösen können, wenn der für Sie richtige Zeitpunkt gekommen ist.

Die folgende Übung umfaßt Haltungen, die darauf abzielen, in Ihren Yoga-Übungen ein aktives, geerdetes und gestärktes Gefühl zu fördern. Die einzelnen Haltungen können ein Zittern in den Beinen und im Unterbauch hervorrufen, aber es ist nicht notwendig, dieses Zittern auszulösen. Die letzten beiden Haltungen in der Sequenz können auch in Varianten ausgeführt werden, die Ihnen ermöglichen, sich zu erholen und zu entspannen, während Sie sich auf der Yoga-Matte regenerieren. Während Ihrer Reise zur Heilung gibt es keinen Grund zur Hast. Vertrauen Sie sich selbst und Ihrem Körper.

ÜBUNG 22

Erdendes Fließen

Die folgende Sequenz von Yoga-Haltungen soll die Empfindungsfähigkeit in den Beinen und im Unterkörper wecken. Die letzten Stationen der Sequenz geben Ihnen die Möglichkeit, Ihre Anspannung aufzulösen und Ihr Gewicht der Schwerkraft zu überlassen. Wie bei allen Übungen in diesem Buch sollten Sie auch hier die Varianten wählen, die sich für Ihren Körper am besten eignen, wobei Sie bedenken sollten, daß Sie möglicherweise später erneut an den Haltungen arbeiten müssen, wenn für Sie der richtige Zeitpunkt dazu gekommen ist. Zur Unterstützung Ihrer Übung kann es auch nützlich sein, zwei Yoga-Blöcke bereitzulegen.

Orientierung und Zentrierung

Stellen Sie sich zunächst auf Ihre Yoga-Matte. Es empfiehlt sich festzustellen, wie Sie sich in diesem Moment fühlen. Mit diesem Anfangsbefund können Sie später subtile Veränderungen vergleichen.

Die Stuhl-Haltung

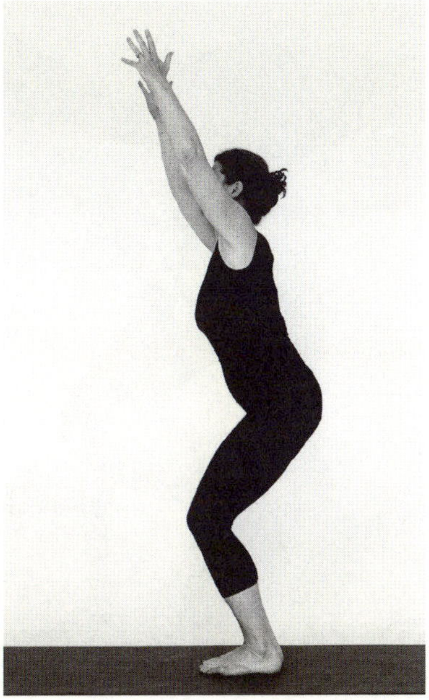

Sie stehen mit hüftweit entfernten Füßen, erden sich durch Ihren festen Stand auf der Matte und beugen beide Knie so, als würden Sie auf einem Stuhl sitzen. Dies aktiviert Ihre Beinmuskeln. Gleichzeitig spüren Sie eine Art Auftrieb, während Sie den Rumpf aufrichten und beide Arme vor dem Körper oder über den Kopf ausstrecken.

Bei einer Variante dieser Form geht man mit gegen eine Mauer gelehntem Rücken in die Hocke. Eine weitere Möglichkeit ist, auf einem Stuhl sitzend zu beginnen, sich dann langsam zu erheben und nach einer Weile auf den Stuhl zurückzukehren.

Ganz gleich, für welche Variante Sie sich entscheiden, stellen Sie in jedem Fall fest, wie es sich anfühlt, in der Erde verwurzelt zu bleiben. Nehmen Sie sich in dieser Haltung genügend Zeit, um zu atmen und sich Ihr inneres Erleben zu vergegenwärtigen. Versuchen Sie, mindestens fünf tiefe Atemzüge lang in dieser Haltung zu bleiben oder zu erforschen, wie es sich anfühlt, so lange darin zu verharren, bis Sie in Ihren Beinen Hitze spüren.

Stellen Sie auch fest, ob Ihr Geist irgendwann zu schweifen beginnt. Wenn es Ihnen möglich ist, dann bleiben Sie mindestens noch einen Atemzug lang in der Haltung, während Sie die Aufmerksamkeit wieder auf Ihren Körper richten. Sobald Sie das Gefühl haben, daß es genug ist, können Sie Druck auf die Füße verlagern und in eine Standposition zurückkehren, wobei Ihre Arme an den Körperseiten ruhen.

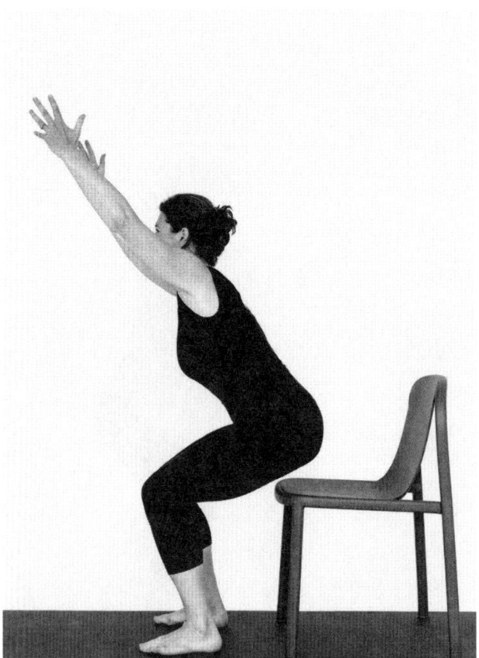

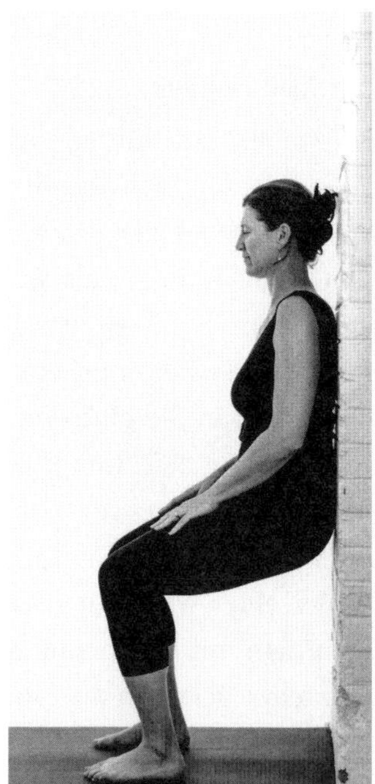

Von der Yoga-Hocke zum fünfzackigen Stern

Die Yoga-Hocke ermöglicht Ihnen, sich in den Hüften zu verwurzeln. Sie können diese Haltung einnehmen, indem Sie Ihre Füße weit genug auseinanderstellen, um die Hüften senken zu können. Sie können selbst entscheiden, wie tief Sie hocken wollen, und das kann bedeuten, daß Sie die Hüften auf die Höhe Ihrer Knie oder näher zu Ihren Fersen bringen. Eine andere Möglichkeit ist, die Hüften dicht über der Sitzfläche eines Stuhls zu positionieren und so die Stuhlhaltung der vorigen Übung aufzugreifen. Zehen und Knie sollten in die gleiche Richtung weisen, um die Knie zu schützen. Hören Sie Ihrem Körper zu. Vielleicht müssen Sie auf einem Yoga-Block sitzen oder sich eine gefaltete Decke unter die Füße legen, um sich in dieser Haltung abzustützen. Sie können auch die Tiefe Ihrer Hocke so lange verändern, bis Sie eine Haltung gefunden haben, die für Sie persönlich geeignet ist.

Sobald Sie die für Sie am besten geeignete Haltung gefunden haben, drücken Sie die Ellbogen gegen die Beine; dies hilft Ihnen, die Wirbelsäule zu strecken und das Herz zu erheben. Bleiben Sie mindestens fünf tiefe Atemzüge lang oder, wenn Sie möchten, länger in der Haltung. Sobald Sie

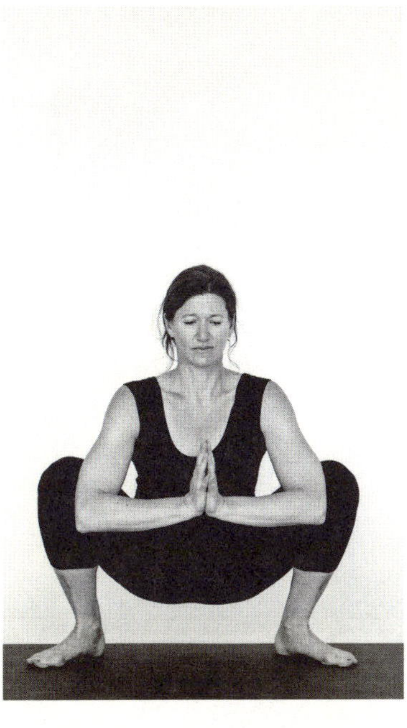

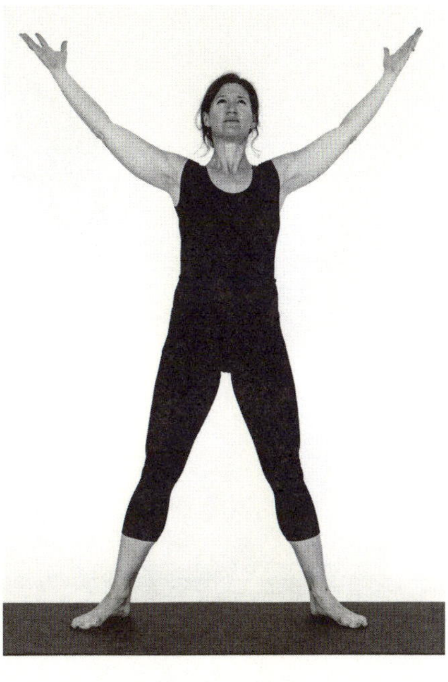

sich bereit fühlen, können Sie Druck auf Ihre Füße verlagern, um sich in die Haltung des fünfzackigen Sterns zu erheben. Dabei befinden sich Ihre Beine weiter in großem Abstand voneinander, und Sie strecken die Arme beidseitig empor. Sie können diese beiden Positionen noch zweimal wiederholen und dabei Ihre Stärke spüren.

Unterstützte Bogenhaltung

Bei dieser Übung können Sie die Füße entweder hüftweit oder weiter auseinander stellen. Setzen Sie Ihre Handflächen zunächst auf den Unterrükken, wobei die Finger aufwärts oder abwärts weisen können. Die Hände helfen Ihnen, das Becken leicht nach vorn zu drücken. Beugen Sie die Knie ein wenig, um eine Überdehnung zu vermeiden. Üben Sie von hier abwärts durch die Füße Druck aus, während Sie den Rumpf emporbewegen und zurückwölben. Sie können das Kinn eingezogen halten oder leicht emporrichten, je nachdem, was Sie im Bereich Ihres Halses als angenehm

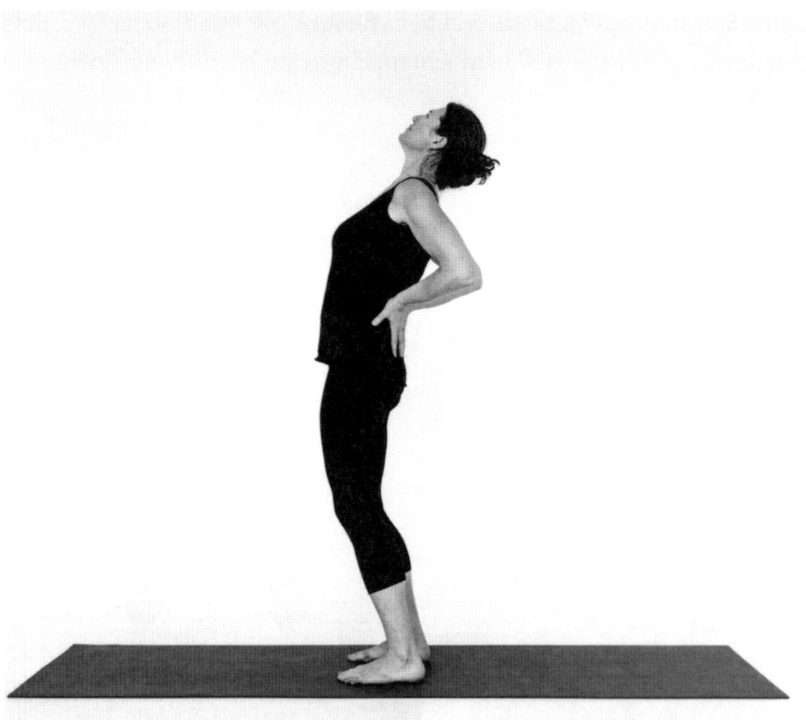

empfinden. Vergessen Sie nicht, in den Bauch zu atmen. Erforschen Sie in dieser Haltung Ihre Grenzen. Ein gewisses Unbehagen ist normal; Sie sollten aber im Unterrücken keine Schmerzen spüren. Vielleicht merken Sie, daß die Beinmuskeln in dieser Haltung allmählich ermüden. Versuchen Sie, mindestens fünf tiefe Atemzüge lang in dieser Haltung zu bleiben. Sobald Sie sich bereit fühlen, können Sie in den normalen Stand zurückkehren.

Tiefe stehende Vorbeuge

Sie stehen mit hüftweit entfernten Füßen und halten die Knie leicht gebeugt, während Sie den Rumpf allmählich über die Knie senken. Sie können die Hände in Richtung Boden baumeln lassen und sich darauf abstützen; Sie können beide Hände aber auch in die Beuge des Ellbogens des anderen Arms legen. Falls es Ihnen lieber ist, können Sie eine Variante dieser Haltung, bei der Sie auf einem Stuhl sitzen, ausführen. Finden Sie heraus, wie es sich anfühlt, Druck auf die Füße zu verlagern, während Sie die Hüften anheben; halten Sie die Knie aber weiter leicht gebeugt. Falls Sie die Übung im Stehen ausführen, könnten Sie in dieser Haltung ein leichtes Zittern in den Beinen bemerken. Sie können sich aus der Position jederzeit erheben und das Zittern dadurch beenden. Wenn Sie möchten, können Sie noch einige Atemzüge lang mit der Übung fortfahren. Sobald Sie sich bereit fühlen, drücken Sie in Ihre Füße und erheben sich allmählich in den Stand.

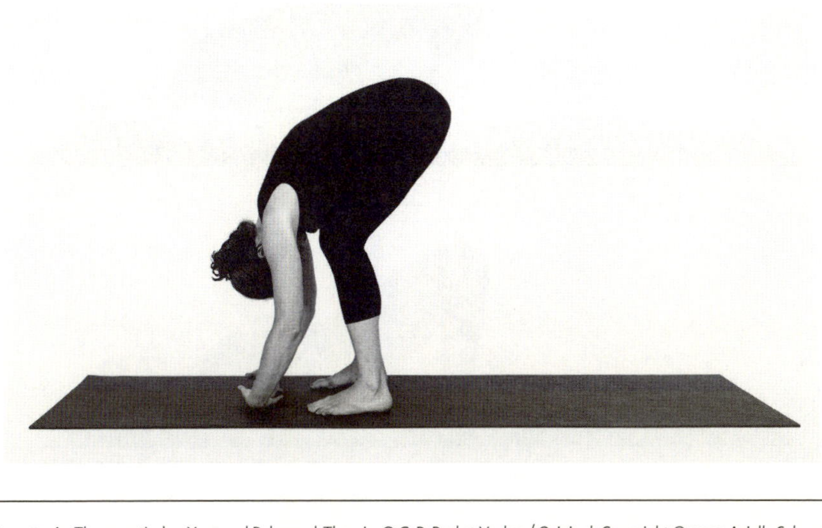

Die Schulterbrücke

Die Schulterbrücke kann als aktive oder erholsame Übung fungieren, je nachdem, wie Sie damit umgehen. Man sollte in dieser Haltung aber keinesfalls den Kopf drehen. Wenn Sie irgendwann schon einmal Probleme mit dem Hals und Nacken gehabt haben, sollten Sie die Übung besser vermeiden, es sei denn, Sie arbeiten mit einem Yoga-Lehrer zusammen, der Ihnen helfen kann, die Übung in einer für Ihren Körper geeigneten Form auszuführen. Sie liegen zunächst auf dem Rücken, wobei Ihre Knie leicht gebeugt sind und Ihre Füße fest auf dem Boden stehen. Verlagern Sie das Körpergewicht dann auf die Füße, um Hüften und Unterrücken vom Boden erheben zu können.

Wenn Sie eine energetisierende Version der Übung bevorzugen, können Sie die Hände unterhalb des Unterrückens falten und dann auf beide Arme Druck ausüben, um die Hüften höher emporheben zu können. Falls Sie eine erholsamere Version der Haltung bevorzugen, können Sie sich einen Yoga-Block unter das Steißbein legen und auf einer so unterstützten Brücke ruhen. In beiden Fällen können Sie so lange in der Haltung bleiben, wie Sie möchten. Sobald Sie sich bereit fühlen, lösen Sie Ihre Hände oder entfernen den Yoga-Block und lassen Wirbelsäule und Hüften auf den Boden sinken. Sobald Sie dort angekommen sind, können Sie sich ein wenig

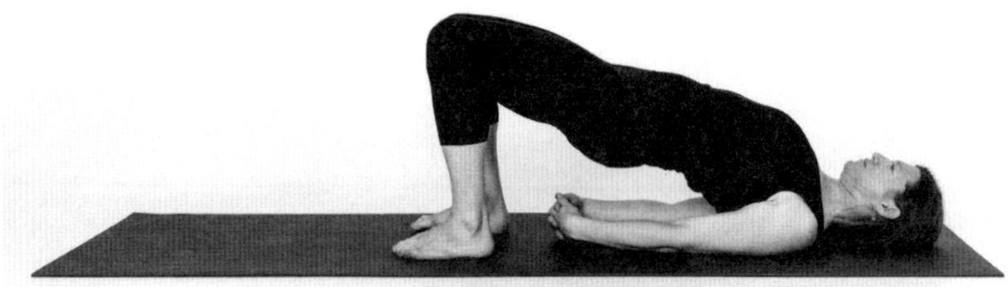

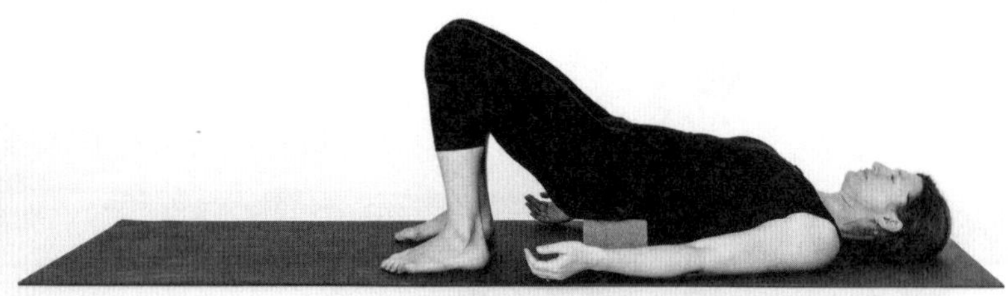

Zeit nehmen, um die Beine auszustrecken und sich zu vergegenwärtigen, wie Sie diese Haltung erlebt haben.

Schmetterling in Rückenlage

Die letzte Station dieser Sequenz von Yoga-Haltungen löst Anspannung in den Lendenmuskeln, Hüftmuskeln und Beinmuskeln. Um sich in diese Haltung zu versetzen, legen Sie sich auf Ihrer Yoga-Matte auf den Rücken. Dabei ruhen Ihre Arme an den Körperseiten, und Sie beugen die Knie, um die Fußsohlen gegeneinanderstellen zu können. Sie experimentieren damit, die Füße weiter vom Körper zu entfernen oder näher zu rücken, je nachdem, was Sie als angenehmer empfinden. Auch hier haben Sie verschiedene Möglichkeiten, die Übung auszuführen. Die erholsame Version besteht darin, Yoga-Blöcke unter Ihre Knie zu legen, weil Sie dann eine Höhe wählen können, die für Sie persönlich am besten geeignet ist. Sie können diese Haltung aber auch ohne Yoga-Blöcke erkunden.

Anfangs können Sie Ihre Knie der Schwerkraft überlassen; Sie können die Knie aber auch langsam anheben und dabei ein paar Zentimeter näher zueinander bringen. Halten Sie an diesem Punkt inne, und beachten Sie subtile Empfindungen im Körper. Auch hier können Sie sich dafür entscheiden, die Knie ein wenig höher zu positionieren. Möglicherweise können Sie ein Zittern in den Beinen oder im Unterbauch wahrnehmen. Falls Ihnen dieses Zittern unangenehm wird, können Sie beide Beine ausstrekken, um es zu beenden. Sie können diese Übung so lange fortsetzen, wie Sie möchten. Ich empfehle Ihnen, die unterstützte und erholsame Version mit oder ohne Yoga-Blöcke einige Atemzüge lang auszuprobieren, bevor Sie die Übung beenden. Nehmen Sie sich Zeit, um die Beine auszustrekken und sich darüber klar zu werden, wie Sie diese Übung erlebt haben.

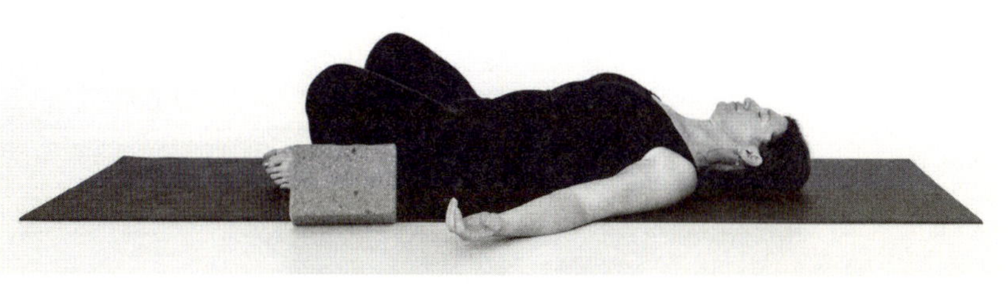

Zum Abschluß

Um diese Sequenz abzuschließen, können Sie entweder auf dem Rücken liegen bleiben oder in eine Sitzhaltung zurückkehren. Achten Sie, sobald Sie sich bereit fühlen, darauf, was Ihnen in Körper und Geist sowie hinsichtlich Ihrer Emotionen und Ihres Energieniveaus auffällt. Nehmen Sie sich ein wenig Zeit, um Ihre Beobachtungen zu notieren. Natürlich können Sie auch zu dieser Übung immer wieder zurückkehren.

Rückblick auf das Kapitel

Sie haben sich in diesem Kapitel damit beschäftigt, wie sich die somatische Psychologie und körperorientierte Therapien mit Yoga verbinden lassen. Die vorgestellten Übungen konzentrierten sich auf instinktive Bewegungen, die uns helfen können, uns aus bestehenden Mustern des Erstarrens, der Flucht, des Kampfes oder der Ohnmacht zu befreien. Durch bestimmte Übungen, die Ihre Vitalität stärken sollten, konnten Sie zu den Randbereichen Ihrer Möglichkeiten in Kontakt treten. Nehmen Sie sich ein wenig Zeit, um sich Ihre schriftlichen Äußerungen zu den verschiedenen Übungen noch einmal anzuschauen. Was nehmen Sie aus diesem Kapitel mit? Gibt es darin irgendwelche Ihnen neue Werkzeuge, die Sie im nächsten Kapitel weiter erforschen möchten?

4 Die Kraft, sich zu ergeben

Übungen zur Förderung von Selbstverwirklichung und Entspannung

Der Weg des Yoga ist letztlich eine Einladung zu einer spirituellen Suche mit dem Ziel der Selbstverwirklichung. Durch Ihr Engagement für die Übung schaffen Sie einen inneren Fundus an verkörperter Weisheit. Sie verbessern dadurch Ihre Fähigkeit, in Ruhe und Behagen zu verweilen. Solche Augenblicke ermöglichen eine Neuorientierung, bieten Ihrem Körper und Geist reiche Nahrung und inspirieren Sie zu einem authentischeren, gütigeren und warmherzigeren Auftreten in der Welt.

Aus Sicht der westlichen Psychologie ähnelt die Selbstverwirklichung des Yoga einem von Abraham Maslow (1968/1973) entwickelten Konzept: der Selbstaktualisierung – einem Zustand völliger Erfüllung. Menschen in diesem Zustand sind aufgeschlossen und können besser mit Ungewißheiten und Herausforderungen umgehen. Wir verhalten uns anderen und uns selbst gegenüber liebevoller, und nicht nur unser Mitgefühl, sondern auch unser Bedürfnis, in der Welt sinnvoll zu agieren, wird stärker. Wir sehen uns als Teil eines umfassenden Ganzen und entwickeln das Bedürfnis, uns für ein über unsere persönlichen Bedürfnisse und Wünsche hinausreichendes Ziel zu engagieren. Auch wenn unerwünschte und schmerzhafte Erlebnisse unser Leben bestimmen mögen, sind wir in der Lage, uns weiterzuentwickeln und ein sinnvolles und zielgerichtetes Leben zu führen.

Die bisherigen Kapitel waren eine Vorbereitung auf den Zustand der Selbstverwirklichung, denn sie sollten Ihnen helfen, sich von defensiven Panzerungen sowie von der permanenten Wachsamkeit Ihres Körpers und Geistes zu lösen. Sie haben darin geübt, sich aus Zuständen der Erstarrung und des Kollaps zu befreien und in den für ein ausgeglichenes und reguliertes Nervensystem charakteristischen Zustand der Präsenz zu wechseln. Dieses Kapitel soll Sie mit den subtileren Aspekten der Yoga-Praxis bekannt machen, damit Sie ein Gefühl inneren Friedens entwickeln und die Essenz Ihres Seins kennenlernen können. Dabei werden Sie eine Meditation zur Stärkung liebender Güte, Übungen zur Förderung fließender Bewegungen sowie sogenannte Herz- und Hüftöffner erkunden. Weiterhin werden Sie Möglichkeiten kennenlernen, sich in einem Zustand der Ruhe niederzulassen, und Sie werden mittels stärkender Übungen Ihr Nervensystem nähren. Ich empfehle, sich all diesen Übungen mit dem »Anfängergeist« zu nähern, einer Geisteshaltung, die selbst die einfachsten Übungen als Gelegenheiten, zu neuen Erkenntnissen zu gelangen, anerkennt.

Die Körperhaltungen (Asana) und Atemübungen (Pranayama) bereiten Ihren Körper auf die Meditation (Dhyana) vor. Im Sinne des Yoga sollte Meditation nicht anstrengend sein. Sie ist ein natürliches Resultat aller vorherigen Übungen und wird oft als spontane Öffnung des Herzens empfunden. Insofern ist Meditation kein Tun, sondern ein rezeptiver Gewahrseinszustand. Dieses Sich-nach-innen-Wenden ist eine Einladung zur Heimkehr zu sich selbst. Die Fähigkeit, in diesen Zustand einzutreten, wird jedesmal gestärkt, wenn Sie sich darin üben, die Aufmerksamkeit von der Außenwelt abzuwenden. Meditation bedeutet, loszulassen und sich in Stille der eigenen Präsenz zu überantworten.

Ein Weg zur Selbstverwirklichung

Yoga-Haltungen, Atemübungen und Meditation helfen uns, die Essenz dessen, wer wir wirklich sind, zu erkennen. Auf dem Weg zum Zentrum unseres Seins überwinden wir körperliche Panzerungen, emotionale Anspannung und unsere mentale Aktivität. Diese Schichten des Selbst werden im Yoga *Koshas* genannt, übersetzt »Hüllen des Bewußtseins«. Die erste Hülle ist der physische Körper, *Annamaya Kosha*. Mit Hilfe von Asanas, die das Verdauungssystem nähren, das endokrine System regulieren, stagnierende Lymphflüssigkeit ableiten und den ganzen Körper über das Blut mit frischem Sauerstoff versorgen, können wir die Gesundheit dieser Hülle verbessern.

Die zweite Hülle, *Pranamaya Kosha*, wird mit unserem Atem und unseren Emotionen assoziiert. Traumatische Ereignisse wirken sich oft stark auf unsere Art zu atmen aus und bringen uns dazu, den Atem anzuhalten, weil wir unsere Emotionen dann nicht spüren; doch durch bewußtes Atmen können wir mit unserer Traurigkeit und Verletztheit, unserem Groll und unserer Wut in Kontakt kommen. Und durch die Befreiung dieser Emotionen können wir unsere Gesundheit hinsichtlich dieses Aspekts unserer selbst verbessern.

Die dritte Hülle und Schicht des Selbst ist *Manomaya Kosha* und betrifft unseren Geist und unsere Gedanken. Der menschliche Geist analysiert die Welt. Das ermöglicht uns, Dinge zu unterscheiden, kann aber auch bewirken, daß wir sie als separat sehen, und das kann unsere Fähigkeit, zu unserem Herzen in Verbindung zu treten, hemmen. Yoga fördert das Sich-nach-innen-Wenden der Meditation mittels dieser Bewußtseinsschicht. Dabei geht es darum, das Geschwätz des Geistes zu durchdringen. Wie die Meeresoberfläche sind auch unsere Gedanken manchmal turbulent und unstet. Wir können uns zwar nicht völlig daran hindern zu denken, aber wir können unter die Oberfläche unseres Denkens vordringen. Winde mögen die Wellen aufwühlen, doch in den Tiefen des Meeres herrscht Ruhe.

Wenn wir lernen, unser Gewahrsein in der inneren Stille zu verankern, können wir das Fluktuieren unseres Geistes und unserer Emotionen beobachten, ohne die Verbindung zu dieser inneren Ruhe zu verlieren. Die innere Ruhe ist die vierte Schicht, *Vijnanamaya Kosha*, der Sitz der Intuition. Dies ist eine Verbindung zu einem stillen und doch starken Selbstempfinden. Traumatische Erlebnisse können uns dieses innere Wissen vergessen lassen. Aber diese Intelligenz steht uns jederzeit zur Verfügung, und wir können die Verbindung zu ihrer intuitiven Führung wiederherstellen, was uns hilft, den Herausforderungen unseres Lebens in der Welt zuversichtlich entgegenzutreten.

Die letzte Schicht, *Anandamaya Kosha*, wird »Seligkeitskörper« oder »Licht des reinen Bewußtseins« genannt. Auf dieser Ebene existiert keine Dualität von Körper und Geist. Diese Bewußtseinsschicht befindet sich im Zentrum unseres Herzens. Sie ist verbunden mit einem Gefühl des Friedens, das im Raum zwischen den Gedanken und in den Pausen zwischen Ein- und Ausatmen empfunden wird. Haben wir diese Empfindung gekostet, verhilft uns das zu innerer Klarheit und ermöglicht uns, anderen wie auch uns selbst mehr Mitgefühl entgegenzubringen. Dies spiegelt den Zustand der Selbstverwirklichung und läßt uns in anderen Menschen und im ganzen Leben Schönheit und Licht wahrnehmen. Diese Einheit oder dieses Erleben des Einsseins ist die Essenz des Yoga.

Diese Reise zum Herzen wird durch die Meditation für liebende Güte unterstützt, in der wir uns selbst und anderen Warmherzigkeit, Freundlichkeit und unser Wohlwollen übermitteln. Sie hilft uns, uns unserem Leiden zuzuwenden, indem wir uns selbst Gutes wünschen. Wir können die Übung dann auch auf andere Menschen ausweiten, sogar auf jene, die uns das Leben schwer gemacht haben. Daß wir uns der Meditation für liebende Güte widmen, mag uns zunächst als unmöglich erscheinen. Als sehr selbstkritischer Mensch fühlen Sie sich dabei wahrscheinlich unwohl, oder die Übung erscheint Ihnen sogar als ein wenig bedrohlich. Falls Sie als Kind oder Jugendliche erlebt haben, daß ein Mensch, der eigentlich hätte für Sie sorgen müssen, auch eine Gefahrenquelle war, kann der Versuch, sich selbst Güte zukommen zu lassen, bei Ihnen Trauer, Scham oder Mißtrauen hervorrufen. Einigen Betroffenen fällt es schwer, zu positiven Emotionen in Kontakt zu treten oder sie aufrechtzuerhalten, und es können auch verinnerlichte Überzeugungen aktiviert werden, beispielsweise: »Ich verdiene es nicht, geliebt zu werden« oder: »Ich bin wertlos.«

Ziel dieser Praxis ist nicht, solche unangenehmen Empfindungen oder hinderlichen Überzeugungen zu eliminieren, sondern es geht darum, Ihren Schmerz bewußt zu machen, damit er geheilt werden kann. Sie arbeiten sich durch die Schichten des Bewußtseins, die Koshas, vor, um die hartnäckigen Blockaden Ihrer Lebensenergie aufzulösen. Sobald Sie dieser Blockierungen bewußt sind, können Sie sich mit Ihren Verletzungen effizienter befassen und sie heilen. Der buddhistische Lehrer Thich Nhat Hanh beschreibt in seinem Buch *Ohne Schlamm kein Lotus* (2014/2015), daß sich die Wurzeln der Lotuspflanze im Schlamm befinden müssen, damit sich die Blüte öffnen kann. Er will uns durch diese Metapher daran erinnern, daß wir, um glücklich zu werden, frühere Verletzungen durcharbeiten müssen, ganz gleich, wieviel Schlamm wir dabei aufwühlen. Wir können uns nur weiterentwickeln, wenn wir uns mitfühlend unserem Leiden zuwenden, statt unseren Schmerz zu ignorieren. Diese Übung öffnet unser spirituelles Herz.

Ein traumabewußter Umgang mit der Meditation für liebende Güte erfordert einen flexiblen Umgang mit der folgenden Übung. Traditionell bringen Übende bei dieser Meditation zwar zunächst sich selbst liebende Güte entgegen; doch wenn das bei Ihnen zu viele problematische Emotionen weckt, empfiehlt sich diese Vorgehensweise nicht unbedingt. Sie können dann auch zunächst einem anderen Menschen liebende Güte zukommen lassen. Suchen Sie sich dazu jemanden aus, der bei Ihnen ohnehin Warmherzigkeit und Mitgefühl hervorruft. Anschließend könnten Sie sich selbst liebende Güte übermitteln, dann einem Menschen, dem Sie neutral gegenüberstehen, und schließlich jemandem, mit dem Sie große Schwierigkeiten haben. In keinem Fall müssen Sie sich dazu zwingen, einen Menschen, der Ihnen Schaden zugefügt hat, mit liebender Güte zu bedenken. Bei jeder Übung geht es zunächst um Entscheidungsfreiheit.

ÜBUNG 23

Meditation für liebende Güte

Diese Übung lädt Sie ein, die Meditation für liebende Güte zu erforschen. Sie können die Reihenfolge der Elemente verändern oder die Übung nur teilweise ausführen.

Orientierung und Zentrierung

Machen Sie es sich zunächst auf einem Stuhl oder auf dem Boden bequem. Achten Sie auf Körperempfindungen, Ihren Atem und alle eventuell in diesem Moment bei Ihnen auftauchenden Emotionen. An dieser Bestandsaufnahme am Anfang können Sie im Laufe der Übung auftretende subtile Veränderungen messen.

Sich selbst liebende Güte zukommen lassen

Eine Meditation für liebende Güte besteht darin, sich schweigend eine Folge von Sätzen zu vergegenwärtigen oder sie so leise auszusprechen, daß nur Sie selbst das Gesprochene hören. Sobald Sie bereit sind, können Sie feststellen, wie Sie sich fühlen, und sich dabei folgende guten Wünsche innerlich vergegenwärtigen oder leise aussprechen:

Möge es mir gut gehen.
Möge ich mich selbst gütig behandeln.
Möge ich vor Schaden bewahrt bleiben.
Möge ich friedlich und gelassen leben.

Achten Sie beim Rezitieren dieser Worte darauf, wie Sie sich in Ihrem Körper fühlen. So lange Sie das Gefühl haben, daß Ihnen diese Übung etwas gibt, können Sie die Sätze weiter wiederholen und dadurch das positive Gefühl der Wärme weiter stärken. Wenn Sie während der Übung aus irgendwelchen Gründen Trauer, Scham, Verletztheit oder Selbstkritik verspüren, sollten Sie sich klarmachen, daß Sie nichts tun, was aus irgendeinem Grund falsch ist. Versuchen Sie, Ihren schwierigen Empfindungen mitfühlend zu begegnen, und erkennen Sie sie als Hinweis darauf an, daß Sie Wärme und Güte brauchen. Sollten Sie sich nicht in der Lage sehen, sich selbst mit einem Gefühl liebender Güte zu begegnen, können Sie diesen Teil der Übung zunächst überspringen. Entwickeln Sie dann zunächst einem anderen Menschen gegenüber liebende Güte, und versuchen Sie später erneut, diese Empfindung sich selbst gegenüber zu wecken.

Einem anderen Menschen liebende Güte übermitteln

Stellen Sie sich einen Menschen oder ein anderes Lebewesen vor, das für Sie eine Quelle von Wärme, positiver Zuwendung und Verbundenheit ist. Das kann ein Freund, ein Mentor, ein Lehrer, ein Haustier oder eine spirituelle Gestalt sein. Achten Sie darauf, was Sie angesichts der Vorstellung dieser Person oder dieses Wesens in Ihrem Körper empfinden. Sie können sich die andere Person oder das Wesen neben oder vor Ihnen sitzend vorstellen. Sobald Sie sich dazu bereit fühlen, können Sie diesem anderen Gutes wünschen, indem Sie still innerlich oder leise wiederholen:

Möge es dir gut gehen.
Mögest du dich selbst gütig behandeln.
Mögest du vor Schaden bewahrt bleiben.
Mögest du friedlich und gelassen leben.

So lange Sie diese Übung als bereichernd empfinden, können Sie die obigen Sätze wiederholen und das positive Gefühl von Wärme stärker werden lassen.

Einem schwierigen Menschen liebende Güte übermitteln

Sie können sich nun jemanden vorstellen, mit dem Sie in der Vergangenheit Schwierigkeiten hatten. Achten Sie dabei auf Empfindungen in Ihrem Körper. Welche Emotionen tauchen auf? Falls Sie mit problematischen Empfindungen konfrontiert werden, können Sie erneut liebende Güte für sich selbst generieren, um Mitgefühl Ihrem eigenen Schmerz gegenüber zu entwickeln. Wollen Sie hingegen mit diesem Teil der Übung fortfahren, visualisieren Sie die betreffende Person. Sie können selbst entscheiden, wie nah oder wie fern Sie sie in der Vorstellung sehen möchten. Dann können Sie erforschen, wie es ist, dieser Person oder dem Wesen liebende Güte zu übermitteln, indem Sie still innerlich oder leise wiederholen:

Möge es dir gut gehen.
Mögest du dich selbst gütig behandeln.
Mögest du vor Schaden bewahrt bleiben.
Mögest du friedlich und gelassen leben.

Wenn Ihnen die Übung zusagt, können Sie die Sätze mehrmals wiederholen. Nachdem Sie den Vorgang abgeschlossen haben, lassen Sie das Bild der anderen Person oder des Wesens verblassen und die Anblicke und Geräusche Ihres heilenden Raums in den Vordergrund treten. Nehmen Sie sich ein wenig Zeit, um sich zu vergegenwärtigen, daß Sie sich einer fordernden und hochwirksamen Übung gewidmet haben. Seien Sie stolz auf Ihren Mut. Sie können noch ein paar Atemzüge lang liebende Güte für sich selbst entwickeln, bevor Sie die Übung beenden.

Zum Abschluß

Was nehmen Sie nun wahr, wenn Sie sich Ihren Körper und Geist, Ihre Emotionen und Ihr Energieniveau vor Augen führen? Nehmen Sie sich die Zeit, entsprechende Beobachtungen zu notieren. Natürlich können Sie die Übung so oft wiederholen, wie Sie wollen.

Der subtile (feinstoffliche) Körper

Mit allen Yoga-Haltungen sind bestimmte energetische Qualitäten verbunden. Einige wirken kräftigend und stärkend, andere erdend und stabilisierend. Sie können sich diese Wirkung als die Richtung vorstellen, in die *Prana*, die Lebensenergie, während der Übung fließt. Lebensenergie kann sich in fünf Richtungen bewegen, die *Vayus* – ein Begriff aus dem Sanskrit mit der Bedeutung »Winde«.

Der erste, *Prana Vayu* (nicht zu verwechseln mit Prana selbst), ist auf Gehirn, Herz und Lunge konzentriert. Diese nach innen gerichtete Energie wird mit dem Einatmen in Verbindung gebracht. Ist sie ausgeglichen, fühlen wir uns wahrscheinlich intellektuell inspiriert; ist sie gestört, neigen wir zu Besorgnis und Angst.

Der zweite Wind, *Apana Vayu*, ist eine abwärts fließende Energie, die dem Zentrum des Körpers im Bereich des Nabels zugeordnet wird. Ist sie gestört, kann es sein, daß Sie an Ihrem Atem oder Ihren Emotionen festhalten. Der abwärts gerichtete Energiefluß wird auch mit der Ausscheidung assoziiert, weshalb sich eine entsprechende Blockade in Form von Verstopfung niederschlagen kann. Fließt diese Energie, fühlen wir uns geerdet und entspannt.

Der dritte Wind, *Samana Vayu*, repräsentiert eine zirkulierende Energie, die mit dem Bereich des Nabels, dem Zentrum des Körpers in Verbindung gebracht wird. Sie wird mit der körperlichen Verdauung und der Verarbeitung von Erlebtem assoziiert. Ist diese Energie gestört, fühlen wir uns oft überwältigt oder überfordert. Fließt *Samana Vayu*, fühlen wir uns kreativ und voller Energie.

Der vierte Wind, *Udana Vayu*, ist eine aufwärts fließende Energie; sie wird in der Kehle lokalisiert und unterstützt die Kommunikation. Sie unterstützt auch den Stoffwechsel und hat Einfluß auf die Schilddrüse. Ist diese Energie gestört, kann sie den Selbstausdruck blockieren. Fließt sie, ermöglicht sie, sich klar und begeistert auszudrücken.

Der fünfte Energiepfad, *Vyana Vayu*, wird als eine im ganzen Körper existierende expansive Energie beschrieben und mit der Zirkulation von Blut, Lymphe und Rückenmarksflüssigkeit in Verbindung gebracht. Diese weite Verbreitung kann zwar als aufregend und ausgelassen empfunden werden, aber wenn sie gestört ist, können Sie sich in diesem Zustand abgelenkt, benommen oder unfokussiert fühlen.

Diese fünf subtilen Energien sind mit wichtigen Energiezentren im Körper, den *Chakras* – im Sanskrit ein Wort mit der Bedeutung »Räder« – verbunden. Die Chakras sind auf der Mittellinie des Körpers aufgereiht und befinden sich am Beckenboden, am Unterbauch, am Zwerchfell, auf der Brust, an der Kehle, auf der Stirn und am obersten Punkt des Kopfes. Jedem Chakra entspricht eine Drüse des endrokrinen Systems und ein Nervengeflecht (Plexus), was erklärt, warum wir in den genannten Körperbereichen stärker empfinden. Durch Streß und Traumata können wir uns blockiert fühlen, starke Anspannung verspüren oder uns mit den Körperbereichen, die den verschiedenen Energiezentren entsprechen, nicht verbunden fühlen. Das kann Kopfschmerzen, Spannungen im Kiefergelenk, chronische Halsentzündungen, Spannungen im Brustbereich, Verdauungsprobleme oder eine sexuelle Dysfunktion zur Folge haben.

Signale aus dem Körperinneren zu beachten hilft, die Beziehung zwischen den Chakras, körperlicher Anspannung und dem emotionalen Befinden zu erforschen. Fühlen Sie sich beispielsweise in einer Kampf- oder Flucht-Reaktion gefangen, könnten Sie eine Enge im Bereich des Brustkorbs, Angespanntheit im Bauch oder Spannungen im Beckenboden spüren. Und falls Sie in kollabierter Immobilität gefangen sind, könnte Ihr Empfindungsvermögen in den genannten Bereichen sehr gering sein. Wenn Sie das Gewahrsein subtiler Signale für die Energie in Ihrem Körper entwickeln wollen, ist es vorteilhaft, sich langsam und achtsam zu bewegen. Und weil regenerierende Haltungen zu einem tiefreichenden Reset Ihres gesamten endokrinen Systems führen, wirken sie sich hinsichtlich dauerhafter energetischer Veränderungen in Körper und Geist besonders positiv aus.

Wenn Sie Ihre Yoga-Praxis vertiefen, werden Sie auch den Fluß Ihrer Energie genauer wahrnehmen. Außerdem kann Ihnen dies ermöglichen, Energiefluß so zu steuern, daß Sie bestmöglich unterstützt werden. Fühlen Sie sich beispielsweise träge, müssen Sie aufrichtende und expansive Haltungen bevorzugen, wohingegen es nützlich sein kann, sich bei unzureichender Erdung und Gefühlen der Besorgnis auf Haltungen zu konzentrieren, die Erdung und Entspannung fördern.

Wenn Sie sich blockiert fühlen – als würden Sie dem Fluß der Energie Widerstand leisten –, könnten Sie untersuchen, wie Sie erreichen können, daß die Energie in Ihrem Inneren wie Wasser den Weg des geringsten Widerstandes sucht. Um dies zu erreichen, könnten Sie sich sanft fließend bewegen, als wollten Sie sanfte Meereswellen nachahmen. In anderen Situationen könnten Sie eine Art stagnierender Energie spüren, was in Form einer bestimmten Körperempfindung zum Ausdruck kommen kann, etwa als Kloß im Hals oder Knoten im Bauch, was auf Angst zurückzuführen ist. Oft heißt es, die Energie fließe dahin, wo die Aufmerksamkeit sei; demnach könnten Sie in solchen Fällen etwas verändern, indem Sie die Aufmerksamkeit umlenken und in Ihre Empfindungen hineinatmen. Eine ausgewogene Yoga-Praxis läßt Sie Haltungen auswählen, die Körper und Geist hinsichtlich aller fünf Vayus beleben.

Weil die Wirkung von Yoga auf der Integration polarer Gegensätze basiert, entspricht jeder Bewegung in diesem Übungssystem eine gleichgerichtete und eine entgegengesetzte Energiebewegung. Fokussieren Sie beispielsweise auf eine Abwärtsbewegung, indem Sie Gewicht auf Ihre Beine verlagern, spüren Sie gleichzeitig eine expansive aufwärtsgerichtete Energiebewegung. Im Yoga nennen wir dies: »Sich verwurzeln, um wachsen zu können« *(root to rise)* – was nichts anderes bedeutet als: Wenn Sie Druck auf Ihre Füße ausüben, können Sie Ihre Expansion besser unterstützen, ohne die Verbindung zu sich selbst und zum Boden unter Ihren Füßen zu verlieren. Die Bewegung der subtilen Energie ist so wichtig wie die physischen Bewegungen. Wenn Sie die subtilen energetischen Qualitäten kennenlernen, können Sie auch in jeder Yoga-Haltung am Ausgleich des Energieflusses arbeiten. Stehen Sie beispielsweise in der Berg-Haltung, können Sie gleichzeitig mit Ihren Füßen nach unten drücken, Ihr Gewahrsein auf das Zentrum Ihres Körpers richten und die Wirbelsäule zusammen mit den Armen emporstrecken, wodurch der Bereich Ihrer Brust und Kehle geöffnet wird.

Yoga-Praktiken für Fortgeschrittene basieren auf der subtilen Energiebewegung, die durch verschiedene *Bandhas* oder »Energieverschlüsse« hervorgerufen wird. Bandhas sind sanfte Kontraktionen in drei Körperbereichen. Der erste dieser Verschlüsse ist *Mula Bandha*, eine Kontraktion im Bereich des Wurzel-Chakras. Falls Sie ein Trauma erlebt haben und insbesondere wenn es sich um sexuellen Mißbrauch handelte, kann die Kontraktion dieses Körperbereichs eine Triggerwirkung haben oder unangenehm sein. Andererseits empfinden es einige Menschen als stärkend, dieses Phänomen für die Übung zu nutzen, weil sie dann spüren, daß sie dabei sind, sich ihren Körper wieder zu eigen zu machen.

Der zweite energetische Verschluß ist *Uddiyana Bandha*, auch »Verschluß der Bauchdecke« genannt, der eine temporäre Kontraktion des Zwerchfells erzeugt. Uddiyana Bandha ist besonders nützlich, wenn es um die Auflösung einer Stagnation im Bereich der Verdauungsorgane und der Lunge geht. Es erfordert jedoch sorgfältige Übung, wenn man diesen Effekt erzielen will. Der dritte Energieverschluß heißt *Jalandhara Bandha*, ein Verschluß im Bereich des Kehl-Chakras, der durch sanftes Abwärts- und Zurückziehen des Kinns erreicht wird. Man kann sich diesen Verschluß als Deckel des Energiebehälters verstellen, der Ihnen hilft, Ihre Präsenz intensiv zu spüren. Weil Traumata häufig im Hals- und

Kehlbereich festsitzen, kann diese Blockade sanfte Emotionen der Trauer hervorrufen. Es kann sich zwar als sehr wertvoll erweisen, diese Energieverschlüsse zu erlernen, doch sollte dies möglichst unter der Anleitung eines Lehrers geschehen, der sie an Ihre persönlichen Bedürfnisse anpassen kann oder der Ihnen hilft, alle damit zusammenhängenden somatischen oder emotionalen Belastungszustände durchzuarbeiten.

Auch wenn Sie die Bandhas nicht in Ihre Yoga-Praxis einbeziehen, können Sie das Konzept, die eigene Energie einzugrenzen, in Ihre Arbeit integrieren. Dies kann im Rahmen der Asana-Übung sehr wertvoll sein und eine Möglichkeit, die positiven Wirkungen der Yoga-Übung im Alltag fruchtbar zu machen. Falls in Ihrer Yoga-Praxis Emotionen aufwallen, können Sie nun darauf achten, wie diese Emotionen in Ihrem Körper zum Ausdruck kommen. Beispielsweise könnten Spannungen im Bereich des Bauches, des Brustkorbs oder der Kehle auftreten. Wenn Sie diese Wirkungen wahrnehmen, können Sie untersuchen, ob es für Sie günstig ist, die Emotionen loszulassen, oder ob es Ihrer Entwicklung zuträglicher wäre, die mit der Empfindung verbundene energetische Spannung aufrecht zu erhalten. Falls Sie sich entscheiden, die Emotion aufrecht zu erhalten, können Sie sich vorstellen, daß Ihr inneres Licht intensiver leuchtet, wenn Sie zulassen, daß Atmung, Haltung und Präsenz von dieser Empfindung beleuchtet werden. Vielleicht werden Sie ein wenig größer, oder Sie üben starken Druck auf Ihre Beine aus, um die Ladung aufrechtzuerhalten. Wenn Sie das tun, bemerken Sie vielleicht das Auftauchen eines neuartigen Gewahrseins oder einer neuen Einsicht.

Sie können das Konzept des Containments (Einhegens) Ihrer energetischen Ladung im gesamten Tagesverlauf anwenden. Stellen Sie sich beispielsweise vor, daß Sie ein schwieriges Gespräch führen. Vielleicht bemerken Sie dabei zunächst eine Ladung in Ihrem Körper, die ein gewisses Unbehagen erzeugt. Vielleicht verspüren Sie ein Bedürfnis, sich selbst oder die andere Person ins Unrecht zu setzen. Das Entladen der Emotion kann in diesem Fall dazu führen, daß Sie in einen Zustand tiefer Traurigkeit verfallen oder wutentbrannt davonstürmen. Gelingt es Ihnen in solch einer Situation jedoch, die emotionale Energie des Unbehagens aufrechtzuerhalten, kann Ihnen das eine neue Möglichkeit des Selbstausdrucks erschließen oder Ihre Fähigkeit zuzuhören, ohne in die Defensive zu geraten, verbessern, was zur Auflösung des Konflikts führen kann.

Die Erforschung dieser energetischen Qualitäten im Rahmen der Yoga-Praxis ermöglicht Ihnen, eine bestimmte Yoga-Haltung Tag für Tag zu wiederholen und gleichzeitig anzuerkennen, daß die Nuancen Ihres inneren Erlebens variieren. Sich in den subtilen Charakter der Yoga-Haltungen einzustimmen beinhaltet eine Einladung, mit Anfängergeist immer wieder zu den simpelsten Übungen zurückzukehren und mit starker Neugier herauszufinden, welche neuen Erkenntnisse oder Wahrnehmungen Sie sich erschließen können. Auf diese Weise werden Sie vielleicht feststellen, daß Yoga Ihnen ein nie endendes Selbststudium ermöglicht. Die im folgenden beschriebene Übung lädt zur Erforschung dieser Subtilitäten in der Baum-Haltung ein, was Ihnen zu spüren ermöglicht, wie Ihnen das Absenken Ihrer energetischen Wurzeln in den Boden hilft, sich zuversichtlich aufzurichten.

ÜBUNG 24

Sich verwurzeln, um sich zu erheben

Diese Übung lädt zur Erforschung subtiler Energiebewegungen in der Baum-Haltung ein. Einer verbreiteten falschen Vorstellung zufolge setzt ein Zustand der Balance völlige Stille voraus; tatsächlich wird solch ein Zustand durch eine Folge rekalibrierender Bewegungen erreicht, die Ihnen ermöglichen, Ihre Haltung auf subtile Weise anzupassen. Beobachten Sie beispielsweise die Aktivitäten Ihres Fußes und Fußknöchels in der Baum-Haltung, werden Sie Mikrobewegungen bemerken, die Ihnen helfen, Ihre Position zu bewahren. Diese Beobachtung ist eine wunderbare Metapher dafür, wie wir durch Flexibilität und Anpassungsfähigkeit auf unsere sich wandelnden Bedürfnisse reagieren. Ein gutes Beispiel hierfür sind Bäume, die einem Sturm standzuhalten vermögen: Sie überleben Stürme, weil sie sich wie eine Weide biegen und beugen können, wohingegen starre und unnachgiebige Bäume wahrscheinlich umfallen.

Die Baum-Haltung ist außerdem auch eine wundervolle Metapher für die Fähigkeit, sich selbst zu akzeptieren. Wenn wir uns Bäume in der Natur anschauen, stellen wir fest, daß keine zwei von ihnen genau gleich sind. Die Umgebung gestaltet jeden Baum auf eine für ihn einzigartige Weise. Wir schätzen die Schönheit dieser Asymmetrien und Unvollkommenheiten in der Natur. Auch Sie sind von den Stürmen Ihres Lebens geformt worden. Wie könnten Sie Ihren einzigartigen Selbstausdruck würdigen?

Orientierung und Zentrierung

Suchen Sie sich einen angenehmen Platz, an dem Sie während dieser Übung stehen können. Sie können sich aber auch an der Lehne eines Stuhls festhalten oder eine Mauer berühren. Manchmal ist es auf einer harten Oberfläche leichter, die Balance zu halten, statt auf einer Yoga-Matte zu stehen. Ebenso kann es leichter sein, die Balance zu halten, wenn Ihr Blick ruht, statt von einem Objekt zum nächsten zu hetzen; es könnte sich deshalb als nützlich erweisen, den Blick auf einen Punkt am Boden vor Ihnen zu richten.

Sie stehen zunächst mit beiden Füßen auf dem Boden und verbinden sich durch einige langsame und achtsame Atemzüge mit Ihrem Zentrum. Achten Sie beim Einatmen auf Empfindungen in der Brust, und richten Sie Ihr Gewahrsein beim Ausatmen abwärts durch Ihren Bauch, das Bekken, die Beine und die Füße. Atmen Sie weiter so, und stellen Sie fest, ob und wie Ihre auf den Atem und den Körper gerichtete Aufmerksamkeit Sie diese Haltung tiefer erleben läßt.

Sich verwurzeln

Sie können nun entscheiden, welches Bein Ihr Standbein sein soll. Stellen Sie sich vor, daß von diesem Bein Wurzeln ausgehen, die tief in die Erde hineinreichen. Sie können sich Ihr Standbein als mit Sand gefüllt vorstellen, was bewirkt, daß es sich schwer anfühlt. Halten Sie das Knie Ihres Standbeins leicht gebeugt, damit Sie mit dem Fuß abwärts drücken können.

Wenn Sie bereit sind, können Sie den Fuß des anderen Beins vom Boden abheben. Sie könnten zunächst nur die Ferse heben und die Zehen auf dem Boden belassen. Sie können die Sohle des erhobenen Fußes aber auch gegen die Innenseite Ihres Standbeins setzen, entweder über oder unter dem Knie. Nehmen Sie sich Zeit, um auf einem Fuß stehend eine neue Balance zu finden. Falls Sie sich unsicher fühlen, können Sie mit Ihrer Aufmerksamkeit zum Standbein zurückkehren und sich die tief in die Erde hinab reichenden Wurzeln vorstellen. Ist Ihr Blick abgeschweift, richten Sie die Augen wieder auf den Punkt auf dem Boden. Achten Sie auf die minimalen Bewegungen im Standbein und im Fußknöchel, die Ihnen helfen, in dieser Haltung das Gleichgewicht zu bewahren.

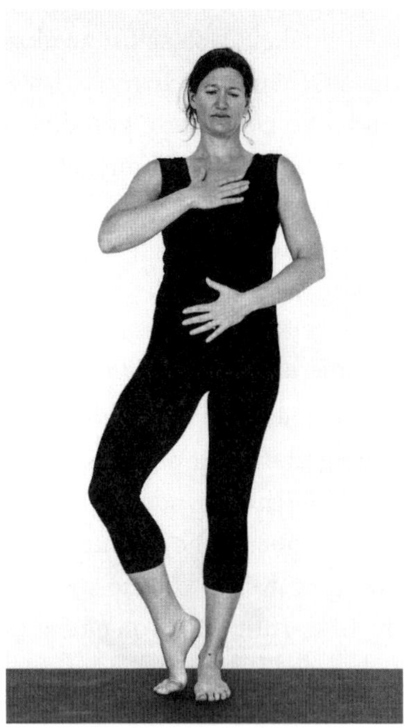

Sich erheben

Achten Sie beim Verlagern Ihres Körpergewichts auf das Standbein auf die Reaktion des restlichen Körpers. Finden Sie heraus, wie es sich auswirkt, wenn Sie die Wirbelsäule in Richtung der Schädeldecke aufrichten. Sie können diese aufwärtsstrebende Energie noch verstärken, indem Sie die Hände Ihrem Herz-Zentrum nähern. Drücken Sie die Handflächen gegeneinander, und schaffen Sie so eine subtile Öffnung, die den Brustkorb und die Schlüsselbeine umfaßt. Sie können auch damit experimentieren, die Arme wie Zweige eines Baumes auszustrecken.

Gestalten Sie diese Haltung Ihren ganz persönlichen Vorstellungen gemäß, so daß etwas entsteht, das sich als für den heutigen Tag »genau richtig« anfühlt. Möchten Sie Ihre Hände in der Nähe Ihres Rumpfes belassen? Oder möchten Sie sie lieber zum Himmel emporstrecken? Würden Sie sich lieber fließend bewegen, als würde der Wind durch die Blätter rascheln? Oder würden Sie in dieser Haltung lieber völlig still bleiben? Spüren Sie, wie es sich anfühlt, Ihre Hände und Fingerspitzen zum Greifen auszustrecken. Lassen Sie die Weiterung zu.

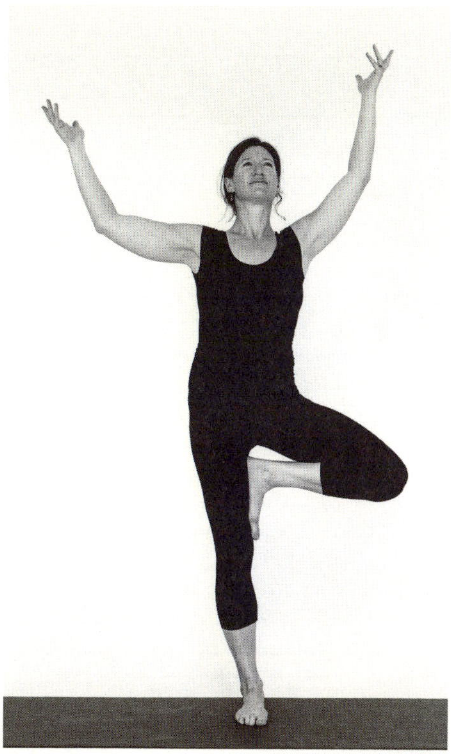

Wenn Sie das Gleichgewicht verlieren, stellen Sie es einfach wieder her. Falls Sie dazu neigen, sich selbst gegenüber unangemessen hart zu sein, können Sie versuchen, sich mit ein wenig Güte zu begegnen. Wie könnte es sich anfühlen, sich selbst so zu sehen, wie Sie in der Natur einen Baum anschauen würden? Wie kann Ihnen das helfen, Ihre Fähigkeit, sich flexibel auf die Herausforderungen Ihres Lebens einzustellen, zu würdigen?

Empfangen und Wiederholen

Wenn Sie das Gefühl haben, daß die Übung abgeschlossen ist, lassen Sie die Arme wieder zu beiden Seiten des Körpers herabsinken und setzen beide Füße zurück auf den Boden. Nehmen Sie sich Zeit, um diese ausgleichende Haltung auf sich wirken zu lassen. Versuchen Sie, die feinen Unterschiede zwischen rechter und linker Körperseite zu spüren. Sobald Sie sich bereit fühlen, können Sie den gesamten Prozeß auf der anderen Körperseite wiederholen.

Zum Abschluß

Was nehmen Sie nun bezogen auf Ihren Körper und Geist, Ihre Emotionen und Ihr Energieniveau wahr? Notieren Sie Ihre Beobachtungen, und bedenken Sie, daß Sie diese Übung so oft wiederholen können, wie Sie möchten.

Sich dem Fließen überantworten

Wenn Ihnen Ihre Yoga-Praxis vertrauter geworden ist, wird der Willensaspekt des Übens allmählich von einer mühelosen Qualität abgelöst, die Ihnen ermöglicht, sich dem energetischen Fließen der Yoga-Haltungen zu überlassen. Diese Art des Übens wird *Vinyasa* genannt, »(sich) auf eine bestimmte Art positionieren«. Darin spiegelt sich eine fließende und rhythmische Art der Yoga-Übung, bei der die Übenden sanft von einer Asana in die nächste wechseln. Dabei sind die Übergänge zwischen den einzelnen Haltungen ebenso wichtig wie die Haltungen selbst. Indem Sie sich auf diese Weise bewegen, ermöglichen Sie Ihrer Atmung, jede Haltung zu initiieren und zu illuminieren, wobei Atem und Bewegung auf komplexe Weise miteinander verbunden sind. Sie erforschen, sich ohne Anstrengung so zu bewegen, als würden Sie durch Wasser treiben, wobei Sie die sanfte Kontinuität der miteinander verbundenen Haltungen genießen. Die Essenz von Vinyasa kann in jeder Bewegungssequenz zum Ausdruck kommen. Beispielsweise ermöglicht schlichtes Einatmen, während Sie die Arme über den Kopf erheben, und Ausatmen, während Sie die Arme wieder an den Körperseiten senken, dieses Erlebnis des Fließens.

Eine klassische und wohlbekannte Version von Vinyasa ist der Sonnengruß, eine fließende Sequenz von Yoga-Haltungen, die vom Stand in der Berg-Haltung über die Vorwärtsbeuge, die halbe Vorbeuge, das Brett, die Kobra und den herabschauenden Hund verläuft und zum Abschluß noch einmal in die Berg-Haltung wechselt. Eine Vinyasa-Übung endet genau da, wo sie begonnen hat, was Ihnen ermöglicht, eine Kreisbewegung zu vollführen. Die Übung ähnelt einer *Mala*, einer Perlenkette, wie sie bei der Meditation genutzt wird. Wie die Mala hat auch die Bewegungsmeditation einen Anfang, eine Mitte und ein Ende.

Wenn Sie sich mit der Grundform des Sonnengrußes vertraut gemacht haben, können Sie ihm weitere Haltungen hinzufügen, beispielsweise die Stuhl-Haltung, die Krieger-Haltungen oder das Dreieck. Die Atmung schafft die Kontinuität, die bewirkt, daß sich diese Sequenz von Haltungen so anfühlt, als würden Sie auf Meereswellen reiten. Das Ergebnis kann ein liebevolles Fließen sein, sofern es sich in Ihrem Körper als nährend anfühlt. Sie werden sich kaum so fühlen wollen, als befänden Sie sich in einem aufgewühlten Gewässer oder einem Orkan. Somit ist der Schlüssel zu einem mühelosen Vinyasa, die Aufmerksamkeit auf den Atem zu fokussieren. Falls Sie irgendwann kurzatmig werden oder anfangen, die Luft anzuhalten, so ist es an der Zeit, in einen Zustand der Ruhe zurückzukehren oder an kürzeren Bewegungssequenzen zu arbeiten.

Während der Atem Sie bei Ihren Bewegungen geleitet – wobei jedes Einatmen eine Expansion und jedes Ausatmen eine Kontraktion hervorruft –, wechseln Sie wie eine Qualle im Wasser rhythmisch zwischen Expansion und Kontraktion. Das Sanskrit-Wort *Spanda* bezeichnet diese Art von Pulsieren, das in der ganzen Natur zu finden ist. Wir können uns Spanda wie eine Art Schwingung, Bewegung oder Welle vorstellen, die dem Zentrum entspringt und wieder dorthin zurückkehrt. Spanda wird auch in der Blüte gesehen, die sich bei Sonnenaufgang öffnet und sich am Abend schließt. Dieses rhythmische Oszillieren findet auch in Ihrem Inneren statt. Herz, Lunge und Bindegewebe expandieren und kontrahieren ständig. Das Nervensystem kennt expansive Zustände – denn manchmal fühlen wir uns voller Energie, verspielt oder ausgelassen vor Freude, in anderen Situationen fühlen wir uns müde und ziehen uns nach innen zurück. Ebensowenig wie der Blüte ist es uns bestimmt, verschlossen zu bleiben. Spanda erinnert uns daran, daß kein einzelner innerer Zustand charakteristisch für uns ist. Wir alle fließen pulsierend, wobei wir uns expandieren und kontrahieren und in den Einklang mit unserer wahren Natur zurückkehren.

Fern der Yoga-Matte kann man sich das Fließen als eine mühelose Interaktion mit der Umgebung vorstellen, bei der Gewahrsein und Aktivitäten synchronisiert werden (Csikszentmihalyi 1990/1992). Oft ist mit dem Flow-Erlebnis ein Gefühl der Richtigkeit und völligen Wachseins verbunden. Wir können den Flow in jeder Aktivität finden, in der wir ein Gefühl der Meisterschaft erleben. Wenn Sie beispielsweise gern kochen, empfinden Sie diese Qualität des völligen Eintauchens in dem Moment, in dem Sie sich in der Küche umherbewegen, Gemüse putzen oder Ihr Lieblingsessen perfekt würzen. Sie können dieses Fließen auch beobachten, wenn Sie sich die Bewegungen gut trainierter Sportler auf einem Spielfeld anschauen – sie bewegen sich durch den Raum, als könnten sie voraussehen, was im nächsten Moment geschehen wird, und als wären sie schon darauf vorbereitet. Dieses Flow-Erlebnis ist für jeden Menschen erreichbar, unabhängig von allen Herausforderungen, mit denen jemand in der Vergangenheit konfrontiert wurde, und unabhängig von den Umständen des Lebens in der Gegenwart.

Einer der wundervollen Aspekte des Entwickelns einer regelmäßigen Yoga-Praxis ist, daß es dazu anregt, dieses Gefühl des Flow und der Meisterschaft zu entwickeln. Wenn Sie immer wieder die gleiche Sequenz von Yoga-Haltungen ausführen, machen Sie sich mit Ihnen vertraut und entwickeln eine gewisse Leichtigkeit im Umgang mit ihnen. Die einzelnen Haltungen fühlen sich dann allmählich wie alte Freunde an. Allerdings verläuft dabei ebenso wie beim Erlernen eines Musikstücks auf dem Klavier der erste Versuch so gut wie nie zufriedenstellend, weil Sie zunächst die Noten kennenlernen und sich die Fingersätze merken müssen. Bei wiederholtem Üben jedoch werden die musikalischen Muster immer fester in das Muskelgedächtnis integriert. Und schließlich brauchen Sie sich gar nicht mehr auf das Notenlesen zu konzentrieren, um die Schönheit der Musik hörbar zu machen. Das Ganze wird dann größer als die Summe der Teile, weil die Musik emotionale Tiefe verkörpert und einen Sinn vermittelt.

Ich möchte Sie jetzt einladen, die nächste Übung als eine Art Bewegungsmeditation zu erforschen. Sie verbindet einige bereits in früheren Kapiteln vorgestellte Haltungen mit neuen zu einer Variante des Vinyasa Yoga. Sie können diese Übung an Ihre persönlichen Bedürfnisse anpassen, indem Sie nur einige Teile ausführen oder indem Sie bestimmte Haltungen so modifizieren, daß sie Ihrem Körper etwas geben. Denken Sie an die ethischen Prinzipien von *Ahimsa* (»Gewaltlosigkeit«) und *Satya* (»Wahrhaftigkeit«), die dazu anhalten, stets sanft und ehrlich mit sich umzugehen. Wenn Sie sich dafür entscheiden, die beschriebenen Haltungen zu erforschen, können diese sich zunächst unangenehm anfühlen. Doch wenn Sie auf die Übung später noch einmal zurückkommen und sie wiederholen, wird sie Ihnen vertrauter werden, und Ihre Bewegungen werden sanft und fließend sein.

ÜBUNG 25

Bewegungsmeditation

In dieser Sequenz von Yoga-Haltungen simulieren die Arme Meereswellen. Sobald Sie mit den Haltungen ein wenig vertrauter sind, können Sie die Sequenz durch Elemente aus anderen Übungen erweitern und so eine Körper und Geist nährende fließende Yoga-Praxis entwickeln. Es geht um die mühelose Erforschung dieser Folge von Yoga-Haltungen und um die Verbindung der Bewegungen mit der Atmung zu einer Bewegungsmeditation.

Orientierung und Zentrierung

Suchen Sie sich für diese Übung einen Platz, an dem Sie bequem stehen können. Achten Sie zunächst auf Ihre Empfindungen, Emotionen und Gedanken sowie auf Ihr Energieniveau. Mit diesem Anfangszustand können Sie später während der Übung eintretende subtile Veränderungen vergleichen.

Auf den Wellen der Atmung reiten

Bitte richten Sie Ihre Aufmerksamkeit zunächst auf die Atmung. Versuchen Sie, einen sanften, gleichmäßigen Atemrhythmus zu finden; dabei können Sie ein Verhältnis von vier zu sechs zwischen Einatem- und Ausatemzeit anstreben. Verfolgen Sie, wie jeder Atemzug ansteigt, einen Höchststand erreicht und dann sanft wieder abschwillt, ähnlich einer sanften Meereswelle. Ich empfehle Ihnen, weiter auf diese rhythmische Weise zu atmen, während Sie die Yoga-Haltungen erforschen. Stellen Sie fest, ob Sie die Verbindung zur Atmung verlieren oder ob Ihr Atem unregelmäßig wird, und nutzen Sie solche Signale, um Ihre Bewegungen zu verlangsamen oder sich in der Kind-Haltung auszuruhen, bis Sie sich bereit fühlen, mit der Übung fortzufahren.

Wellen von Seitbeugen

Sie können im Stehen Ihre Wirbelsäule aufwärmen, indem Sie im Einklang mit der Atmung einige Seitdehnungen ausführen. Erheben Sie beim

Einatmen beide Arme über den Kopf, und beugen Sie sich beim Ausatmen nach rechts, während sich Ihr linker Arm über dem Kopf zur Seite neigt. Gleichzeitig strebt der rechte Arm vor dem Körper zur rechten Hüfte, und Sie drücken die beiden Handflächen in entgegengesetzte Richtungen. Atmen Sie ein, während Sie Ihre Haltung wieder mittig ausrichten, und atmen Sie aus, während Sie sich nach links beugen und die Arme in entgegengesetzte Richtungen bewegen. Auf diese Weise bewegen Sie sich von Seite zu Seite und lassen die Arme wie Meereswellen wogen. Bewegen Sie sich weiter im Einklang mit Ihrem Atem, wobei Sie auf dem Weg zur Mitte des Körpers einatmen und auf dem Weg zu den beiden Körperseiten ausatmen. Setzen Sie dies über zwei bis drei oder auch mehr Wiederholungen fort. Atmen Sie zum Abschluß ein, während Sie in die Mitte zurückkehren, und erheben Sie dann beide Arme wieder über den Kopf, um sich in die Berg-Haltung zu versetzen.

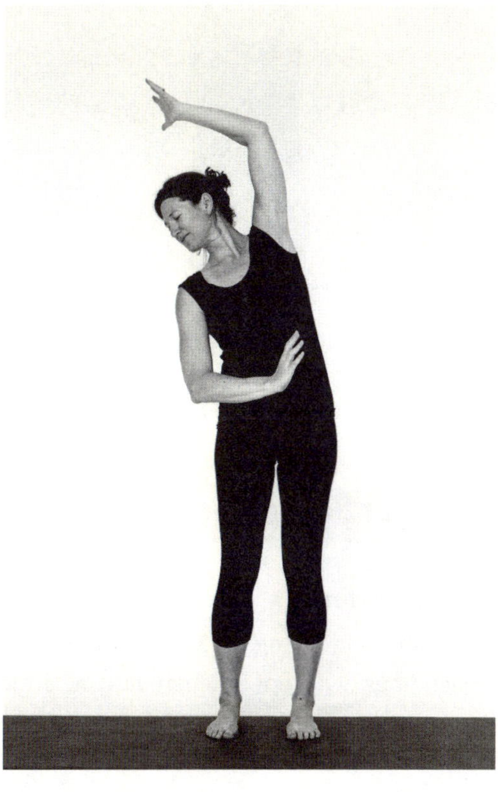

Die Berg-Haltung im Flow

Ich lade Sie nun ein, die Beziehung zwischen Ihren Füßen und dem Boden in einer der Berg-Haltungen zu erforschen. Konzentrieren Sie sich auf Ihre Verbindung zur Erde, und erheben Sie beim Einatmen Ihre Arme beidseits des Körpers bis über den Kopf nach oben. Senken Sie die Arme beim Ausatmen, bis sie wieder an den Körperseiten herabhängen. Wiederholen Sie diese Bewegung der Arme, und atmen Sie dabei noch zwei- oder dreimal ein und wieder aus.

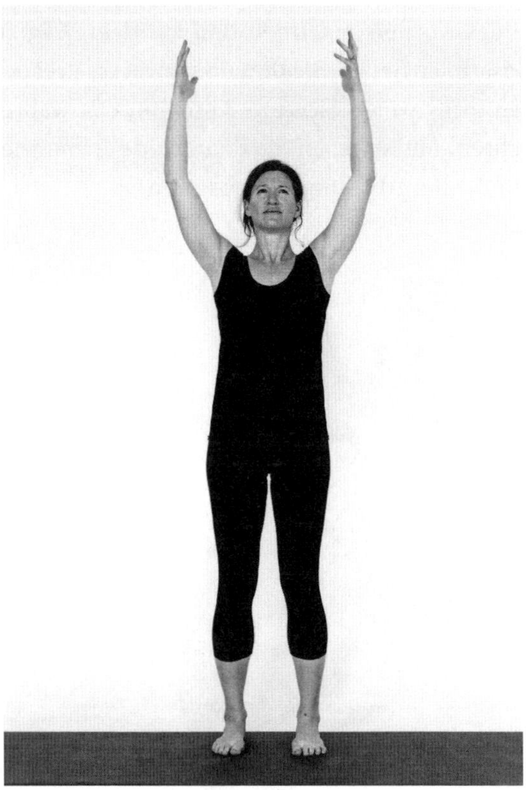

Vorwärtsbeuge und halbe Vorbeuge

Bewegen Sie sich weiter im Einklang mit Ihrem Atem, indem Sie einatmen, wenn Ihre Arme sich über den Kopf erheben, und ausatmen, während Sie sich über Ihre Beine vorbeugen. Versuchen Sie, die Knie leicht gebeugt zu halten, um die Anspannung im Unterrücken und in den Beinen zu verringern. Atmen Sie langsam, während Sie in eine halbe Vorbeuge zu gelangen versuchen, und strecken Sie Ihre Wirbelsäule, indem Sie die Fingerspitzen auf den Boden, auf Ihre Schienbeine oder auf die vor Ihnen liegenden Yoga-Blöcke setzen. Atmen Sie dann aus, während Sie in die Vorwärtsbeuge zurückkehren. Atmen Sie erneut ein, und kehren Sie in die Berg-Haltung im Stehen zurück, während Sie die Arme über den Kopf erheben. Atmen Sie aus, während Sie die Hände senken und die Arme an beiden Körperseiten herabhängen lassen. Sie können diese Teilsequenz wiederholen und dabei mit Ihrem Körper und Ihrem Atem verbunden bleiben.

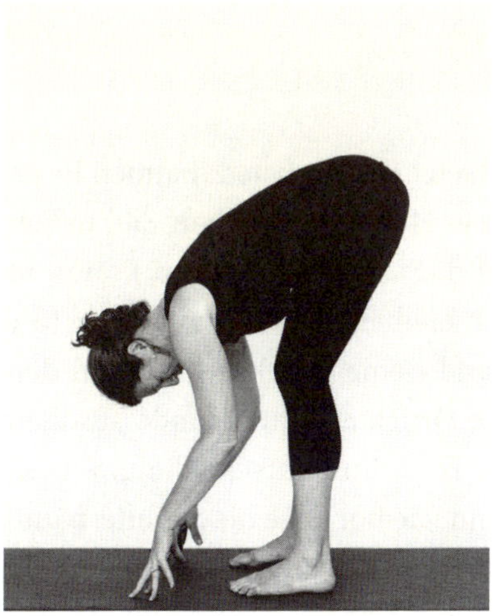

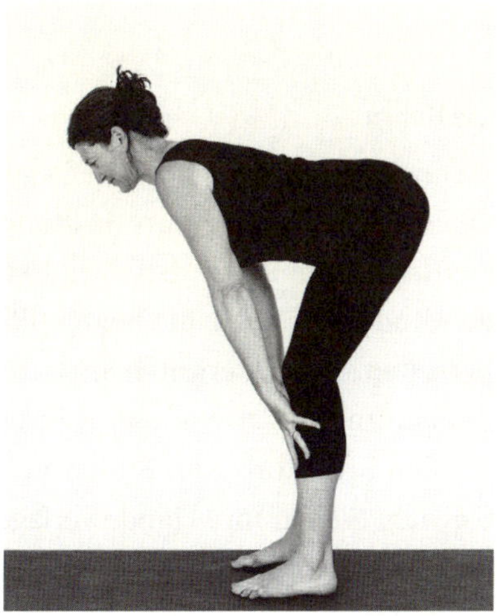

Die Brett-Haltung

Bewegen Sie sich weiter im Einklang mit Ihrer Atmung, und wechseln Sie beim Einatmen aus der Vorwärtsbeuge in eine halbe Vorbeuge, und treten Sie beim Ausatmen mit den Füßen zurück, und wechseln Sie in die Bretthaltung. Weil diese Haltung sowohl im Oberkörper als auch in der Körpermitte sehr viel Kraft erfordert, kann sich dieser Prozeß als etwas mühsam anfühlen. Aber können Sie diese Haltung mit Freude erfüllen? Nötigenfalls können Sie sie modifizieren, indem Sie auf die Yoga-Matte knien. Beide Varianten erfordern, daß Ihr Zentrum stark bleibt, während Sie langsam ausatmen und den Körper auf die Matte sinken lassen, wobei die Ellbogen zu den beiden Seiten streben.

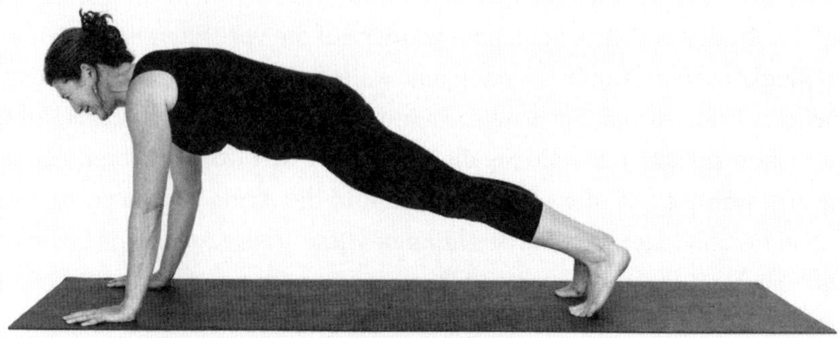

Die Kobra

Wenn Sie auf der Yoga-Matte liegen, versetzt das nächste Einatmen Ihren Oberkörper in die Kobra-Haltung. Diese Haltung erreichen Sie, indem Sie die Hände unter den Schultern auf die Matte setzen und kräftig in den Boden drücken; die beiden Ellbogen bleiben derweil eng an den Körperseiten. Die Oberseiten Ihrer Füße und Beine drücken kräftig in den Boden, und Sie atmen ein, während Sie Druck auf Ihre Hände ausüben, um den Brustkorb vom Boden zu heben. Es ist Ihre Entscheidung, wieviel Gewicht Sie auf Ihre Hände verlagern und wie hoch Sie die Schultern und den Brustkorb anheben wollen. Lassen Sie sich beim Ausatmen auf die Matte sinken. Auch diese Form können Sie wiederholen, indem Sie sich im Einklang mit Ihrer Atmung bewegen und sich beim Einatmen erheben und beim Ausatmen sinken lassen.

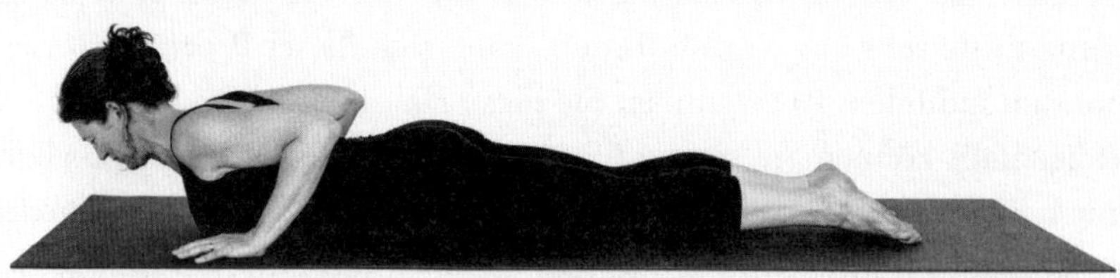

Herabschauender Hund

Atmen Sie beim Wechsel von der Kobra zum Herabschauenden Hund ein. Versetzen Sie Ihren Körper in den Vierfüßlerstand oder die Brett-Haltung, und heben Sie beim Ausatmen die Hüften so hoch wie möglich, wobei Sie sich durch die Beine strecken. Halten Sie hier einige Atemzüge lang inne, während Sie in Ihre Hände und Füße hineindrücken und Ihren Atem und Ihr Gewahrsein den ganzen Körper erfüllen lassen. Wenn es genügt, gehen Sie mit Ihren Füßen so lange auf der Matte vorwärts, bis Sie wieder in einer Vorwärtsbeuge angekommen sind. Auch hier geht es darum, sich in eine halbe Vorbeuge zu versetzen und sich aus dieser Haltung sinken zu lassen. Dann kehren Sie in die Berg-Haltung zurück. Diese ist der Abschluß der vollständigen Sonnengruß-Sequenz. Sie können diese so oft wiederholen, wie Sie möchten.

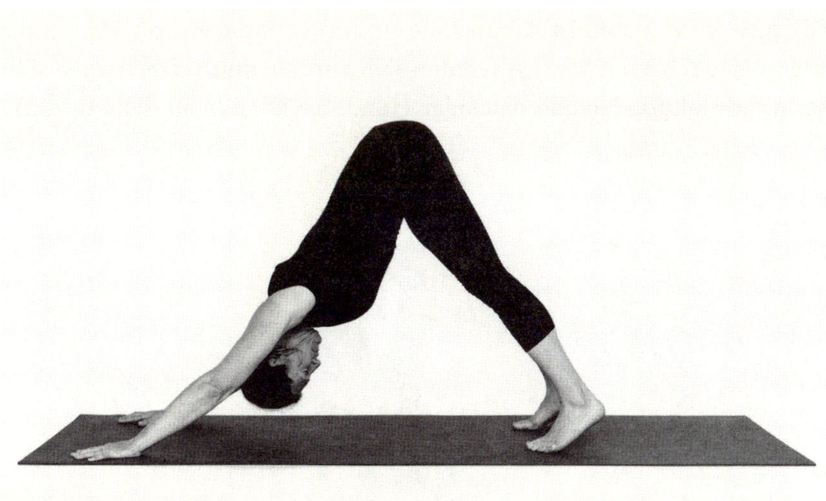

Krieger-II-Welle

Wenn Sie sich bereit fühlen, mit der Haltung Herabschauender Hund fortzufahren, möchte ich Sie nun bitten auszuatmen, während Sie den rechten Fuß zwischen Ihre Hände ziehen und sich auf diese Weise in einen Ausfallschritt versetzen. Es ist auch kein Problem, wenn Sie mehrere Schritte tun müssen, um in diese Position zu gelangen; durch Übung werden Sie die Stärke entwickeln, Ihr Bein weit genug nach vorn zu stellen.

In dieser Haltung weisen die Zehen des rechten Fußes zur kurzen Seite Ihrer Yoga-Matte, ebenso wie das Knie, wohingegen die Zehen des linken Fußes zur Seite weisen. Die Übung ermöglicht, Varianten der Krieger-II-Haltung auszuführen, indem sie dazu einlädt, mit dem Atem zu fließen, während Rumpf und Arme ebenso bewegt werden wie bei der Variante der Seitbeuge zu Beginn dieser Sequenz.

Atmen Sie diesmal ein, während Sie sich vom rechten Bein weg strekken, wobei Sie den rechten Arm über dem Kopf anwinkeln und den linken Arm vor dem Rumpf beugen. Lehnen Sie sich beim Ausatmen leicht vor, während Sie Ihren linken Arm über den Kopf wölben und der rechte Arm sich weiter unten beugt. Bewegen Sie sich weiter im Sinne dieser Variante der Krieger-II-Haltung. Die Bewegungen Ihrer Arme ähneln dabei den Meereswellen und folgen Ihrem Atem.

Nach mehreren Atemzügen oder wenn Sie das Gefühl haben, daß die Übung abgeschlossen ist, können Sie ausatmen und dabei die Hände zur Erde senken. Setzen Sie den rechten Fuß zurück, und versetzen Sie sich so in die Haltung Herabschauender Hund. Sie können an diesem Punkt

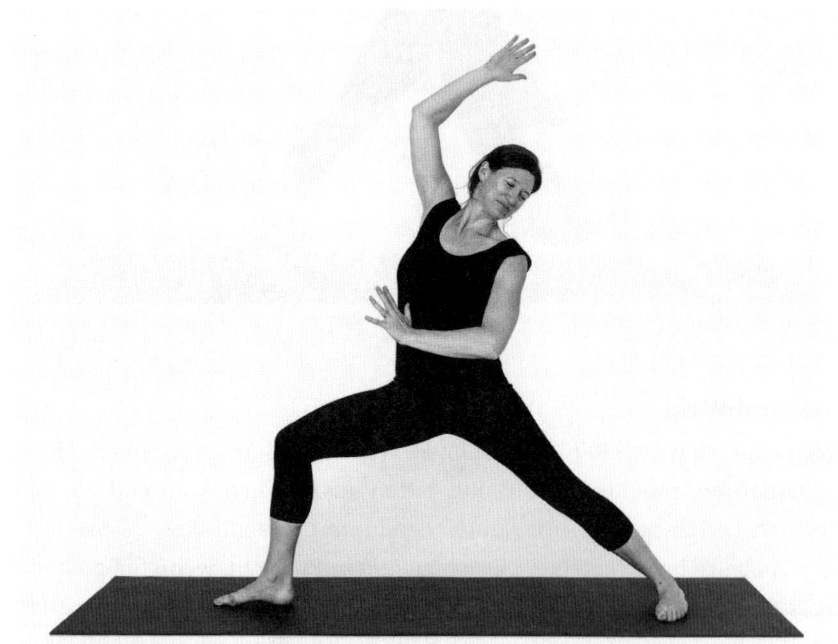

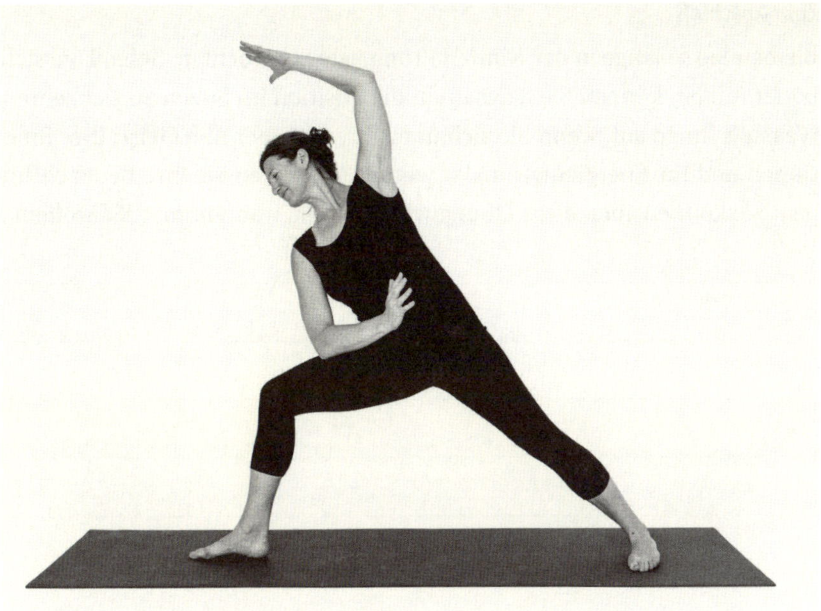

mehrere Atemzüge lang pausieren, wobei Sie Körpergewicht auf Ihre Hände und Füße verlagern und Ihren Atem und Ihr Gewahrsein auf den ganzen Körper ausdehnen. Überprüfen Sie Ihren Atem, und denken Sie daran, daß Sie sich jederzeit in dieser Kind-Haltung ausruhen können. Wenn Sie sich bereit fühlen, können Sie den linken Fuß vorsetzen, um sich in einen niedrigen Ausfallschritt zu versetzen und diese meditative Bewegungssequenz auf der anderen Körperseite zu wiederholen. Ist die Sequenz abgeschlossen, befinden Sie sich in der Haltung Herabschauender Hund; anschließend können Sie Ihre Knie absetzen und sich in der Kind-Haltung ausruhen.

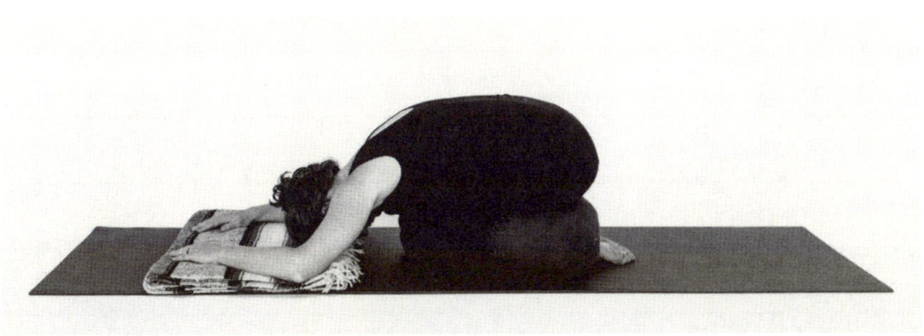

Zum Abschluß

Bleiben Sie so lange in der Kind-Haltung, wie Sie möchten. Sobald Sie sich bereit fühlen, können Sie langsam in die Position im Sitzen zurückkehren. Was fällt Ihnen auf, wenn Sie sich über Ihren Körper und Geist, Ihre Emotionen und Ihr Energieniveau klar werden? Notieren Sie Ihre Beobachtungen. Sie können auch diese Übung wiederholen, wann immer Sie wollen.

Das Geschenk der Demut

Stärke kann viele Formen annehmen. Sie kann sich in selbstsicherem Auftreten und in dem Bewußtsein, sich für die eigenen Rechte engagieren zu können, äußern, kann aber auch in Form der mit Verletzbarkeit und Demut verbundenen komplementären Macht zum Ausdruck kommen. Zwar schwanken viele von uns zwischen dem Gefühl, beliebt und jemand Besonderes zu sein, und Gefühlen der eigenen Wertlosigkeit und des Nicht-verdient-Habens, doch Demut läßt uns erkennen, daß wir weder minderwertig noch anderen Menschen überlegen sind. Das Geschenk der Bescheidenheit ermöglicht uns, zu uns selbst und anderen in Beziehung zu treten, indem wir die Dinge so, wie sie sind, akzeptieren. Sind wir demütig, versuchen wir nicht, uns über die Welt zu erheben.

Demut hilft uns auch zu erkennen, daß wir einige Dinge erleben, mit denen alle Menschen Bekanntschaft machen. Wir alle haben jene erste Trennung zum Zeitpunkt unserer Geburt erlebt. Und wir alle mußten das Zuhause unserer Kindheit irgendwann verlassen und uns aus der Abhängigkeit von unseren Eltern oder von anderen primären Bezugspersonen lösen. Niemandem von uns bleibt es erspart, die gewaltige Aufgabe, Verantwortung für unser Leben zu übernehmen, zu schultern. Irgendwann verlieren wir alle einen Menschen, den wir lieben, weil dieser Mensch stirbt, und wir müssen auch alle der Tatsache ins Auge blicken, daß wir schließlich sterben werden. Diese Demut zu entwickeln ist ein Akt der Reifung, eine Phase unserer Entwicklung, die oft mit unsichtbaren und doch spürbaren Wachstumsschmerzen verbunden ist.

Außerdem fordert die Demut, daß wir darüber nachdenken, wie wir unsere Macht und unsere Privilegien nutzen. Sie erfordert, daß wir uns von dem Bedürfnis, recht zu behalten, lösen, und anerkennen, daß wir nicht alle Fragen beantworten können. In unserer Welt sind viele Dinge nicht im Lot; dies schließt die von Vorurteilen geprägte Behandlung von nicht der dominierenden Gruppe angehörenden Menschen ein, die ungleiche Entlohnung in Abhängigkeit von Geschlecht und ethnischer Herkunft, den ungleichen Zugang zur gesundheitlichen Versorgung, Hunger und Mangelernährung und die Unausgewogenheit in der Beziehung zwischen Mensch und Erde. Wenn unsere Entscheidungen und Verhaltensweisen in Demut wurzeln, sind wir besser in der Lage, uns für die gerechte Verteilung von Macht und Reichtum und für den freiem Zugang aller Menschen zu Ressourcen einzusetzen.

Ein unverhältnismäßiger Gebrauch von Macht kann auch in unserer Art zu kommunizieren und darin, wie wir uns selbst behandeln, zum Ausdruck kommen. Wir alle ziehen es vor, zu bestimmten Aspekten von uns in Beziehung zu treten, wohingegen wir andere Aspekte nach Möglichkeit meiden. Dies führt oft zu einer Ausgrenzung von Anteilen, die den Schmerz unaufgelöster Verletzungen bewahren. Vielleicht haben Sie als Kind verinnerlicht, Sie seien entweder »zuviel« oder »nicht genug«. Diese Wunde begleitet Sie immer noch, und ihretwegen stoßen Sie die Anteile, die Ihnen die größten Schmerzen bereiten, von sich weg. Wenn es Ihnen gelingt, diese Verletzungen zu heilen, wird es Ihnen möglich, sich selbst gegenüber gütiger zu sein, und Sie brauchen sich weniger stark auf defensive, dem Selbstschutz dienende Muster zu verlassen, die es Ihnen unmöglich machen, sich als verletzlich und sensibel zu zeigen, wenn Sie mit dem Leiden anderer Menschen konfrontiert werden. So wird diese persönliche Arbeit zum Fundament der Arbeit für die Welt.

Um von einem Trauma geheilt zu werden, müssen Sie letztlich bereit sein, persönlich Verantwortung für Ihre Verletzungen zu übernehmen. Dies gilt für ein einmaliges traumatisches Ereignis, für länger anhaltenden Mißbrauch oder längere Mißhandlungen, aber auch für die allmähliche Akkumulation emotionaler Vernachlässigung. Persönlich Verantwortung zu übernehmen bedeutet nicht, daß Sie keine Unterstützung benötigen. Vielmehr bedeutet es, daß Sie die Demut aufbringen müssen zu erkennen, wann Sie sich die Unterstützung eines anderen Menschen sichern sollten.

Wenn Sie sich um Ihr eigenes Leiden kümmern, entwickeln Sie eher Respekt und Sensibilität angesichts des Leidens anderer Menschen. Sie erkennen, daß niemand den Herausforderungen des Menschseins gegenüber gefeit ist, insbesondere wenn Ihnen klar wird, daß viele kollektive Traumata über Generationen weitergegeben werden. Der Weg zur persönlichen Verantwortung ist eine Einladung, Verantwortung für unsere eigenen Gedanken und Verhaltensweisen zu übernehmen, damit wir im Einklang mit den Zielen unserer Seele leben können.

Wir können uns in Demut auf der Yoga-Matte üben, indem wir uns um den Anfängergeist bemühen, der anerkennt, daß wir immer etwas Neues lernen können. So üben wir, uns vor dem Unbekannten zu verneigen und uns so symbolisch zu vergegenwärtigen, wie wir uns auf unsere persönliche Heilungsreise begeben können. Sich vor dem Unbekannten zu verneigen lädt dazu ein, ohne jeden Plan im Augenblick zu leben. Hier können wir uns von dem Bedürfnis, im Recht zu sein und alle Antworten bereits zu kennen, lösen, und wir sind in der Lage, demütig auf das zu vertrauen, was wir nicht sehen können. Dieser Prozeß erfordert die Bereitschaft, sich zeitweilig von dem zu lösen, was wir wissen, um uns dem Unbekannten zu öffnen.

Die folgende Übung lädt Sie zum Erforschen der Bewegung zwischen der Krieger-I-Haltung und dem Demütigen Krieger ein. Auf diese Weise können Sie Ihre Verletzlichkeit und Demut besser kennenlernen. Durch das Vorbeugen wird der Kopf unter das physische Herz gesenkt. Dadurch überantworten Sie Ihren denkenden Geist und tauchen in die Weisheit Ihres spirituellen Herzens ein.

ÜBUNG 26

Sich vor dem Unbekannten verneigen

Diese Übung lädt Sie zum langsamen und achtsamen Erforschen zweier Yoga-Haltungen ein: Krieger I und Demütiger Krieger. Beide können physisch sehr anspruchsvoll sein, doch die Einladung zielt darauf ab, daß Sie sich auf das subtile und symbolische Wesen der beiden Haltungen konzentrieren. Ihre Bemühungen können insbesondere bei der zweiten durch zwei Yoga-Blöcke und einen Gurt unterstützt werden.

Orientierung und Zentrierung

Ich lade Sie ein, stehend in der Berg-Haltung zu beginnen und auf Empfindungen, Emotionen, Gedanken, Atmung und Ihr Energieniveau zu achten.

Krieger I

Wenn Sie sich bereit fühlen, können Sie den rechten Fuß vorsetzen, so daß er der Vorderseite Ihrer Yoga-Matte zugewandt ist. Das rechte Knie ist leicht gebeugt, das linke Bein steht ausgestreckt hinter dem Körper, wobei der linke Fuß zur linken seitlichen Grenze der Matte weist. In dieser Haltung bewegen sich auch Ihre Hüften auf der Matte nach vorn; Sie brauchen dies aber nicht zu forcieren, sondern können innehalten, sobald Sie im Bereich der Hüften einen natürlichen Widerstand spüren. Von hier aus können Sie Ihren Rumpf auf der Matte nach vorn bewegen.

Erheben Sie beim Einatmen die Arme gerade über den Kopf. Auch hier gilt: Sobald Sie in den Schultern einen Widerstand spüren, sollten Sie innehalten, um den Bedürfnissen Ihres Körpers zu folgen. Wie bei den vorangegangenen Haltungen sollten Sie auch bei dieser darauf achten, wie es sich anfühlt, Gewicht auf die Füße zu verlagern, was ein Anheben des Rumpfes und der Arme zur Folge hat. Richten Sie Ihre Aufmerksamkeit auf den Atem, und finden Sie heraus, wie Sie die Haltung so verändern können, daß es der vorgegebenen Form besser entspricht. Atmen Sie drei- bis fünfmal tief, um das Erlebte stärker auf sich wirken zu lassen. Bevor Sie die Übung seitenverkehrt wiederholen, sollten Sie sich zunächst der Haltung des Demütigen Kriegers zuwenden.

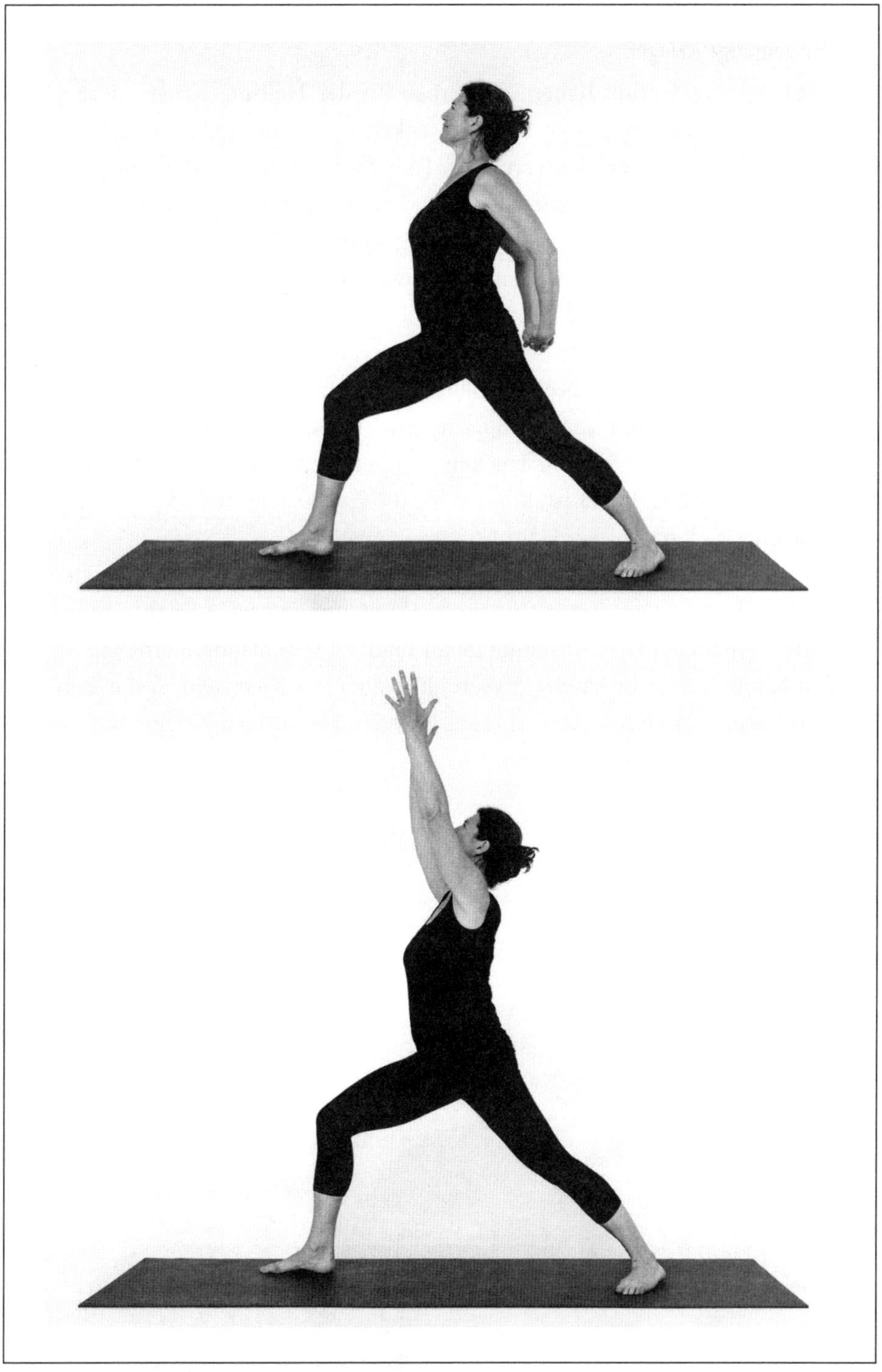

Der demütige Krieger

Wenn Sie das Gefühl haben, die Arbeit an der Haltung Krieger I abgeschlossen zu haben, atmen Sie aus, senken die Arme und verschränken die Hände hinter dem Unterrücken. Falls Sie es nicht schaffen, die Hände in dieser Haltung zu verschränken, können Sie einen Gurt zur Hilfe nehmen. Seien Sie ehrlich sich selbst gegenüber, und versuchen Sie nicht, sich gewaltsam in diese Haltungen zu versetzen. Atmen Sie ein, während Sie Ihr Herz in Richtung Himmel erheben. Sie können einige Atemzüge lang in dieser Haltung bleiben und sich, wenn Sie sich dazu bereit fühlen, an der Innenseite Ihres rechten Beins in Richtung des rechten Knies vorbeugen. Unterdessen können Sie die immer noch verschränkten Hände hinter Ihrem Körper emporstrecken und den Kopf unter das Herz absenken. Falls es Ihnen lieber ist, können Sie die Hände auch auf Yoga-Blöcken ablegen, was Sie in dieser Haltung stärker abstützt.

Ganz gleich, für welche Version dieser Haltung Sie sich entschieden haben, atmen Sie noch drei- bis fünfmal tief, um das darin Erlebte zu vertiefen. Sobald Sie zum Abschluß gekommen zu sein glauben, erheben Sie den Rumpf langsam wieder, treten ein wenig vor, wechseln in die Berg-Haltung zurück, bevor Sie Krieger I und den Demütigen Krieger auf der anderen Körperseite ausführen.

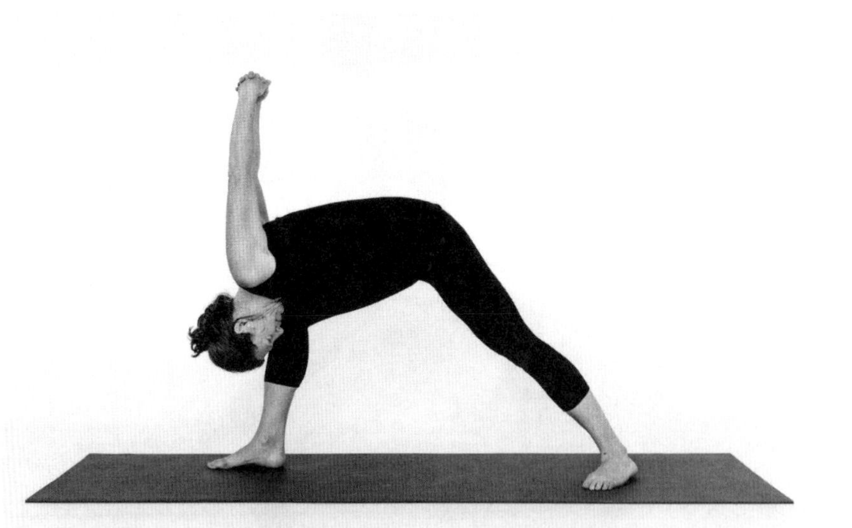

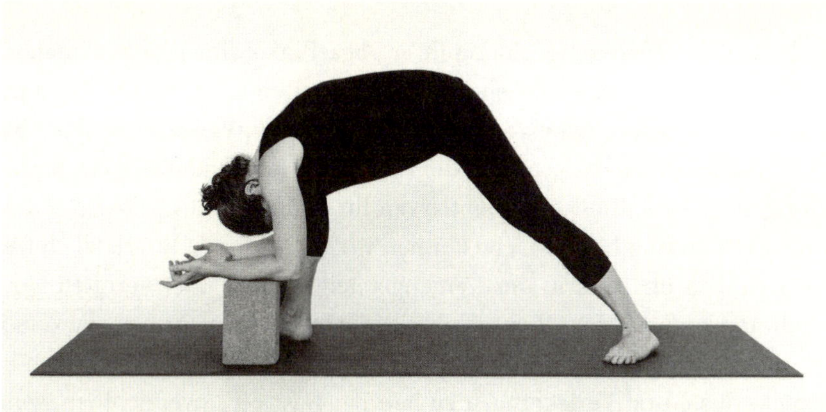

Zum Abschluß

Wenn Sie die Übung abgeschlossen haben, verharren Sie in der Berg-Haltung. So können Sie diese aktive Übung ergänzen, indem Sie eine Weile sitzend oder auf dem Rücken liegend in Stille ruhen. Vergegenwärtigen Sie sich, sobald Sie sich bereit fühlen, was in Ihrem Körper und Geist – hinsichtlich Ihrer Emotionen und hinsichtlich Ihres Energieniveaus – vor sich geht. Nehmen Sie sich die Zeit, Ihre Beobachtungen zu notieren. Sie können auch diese Übung so oft wiederholen, wie Sie wollen.

Sich der Liebe öffnen

Die allmähliche Weiterentwicklung Ihrer Yoga-Praxis ähnelt dem allmählichen Abschälen der Häute einer Zwiebel. Die fortschreitende Arbeit am Heilungsprozeß läßt immer tiefere Aspekte von uns zutage treten. Vielleicht ist das Abschälen der Blätter einer Artischocke, die das zarte Herz umhüllen, ein passenderer Vergleich. Sie enthüllen und entlarven Ihr authentisches Selbst. Bei diesem Prozeß der Öffnung für die Liebe können wir uns besonders verletzlich fühlen, denn viele von uns sind in der Vergangenheit verletzt oder verraten worden. Irgendwann kann es Menschen als notwendig erscheinen, ihr Herz zu verschließen, was allerdings Resignation und Gefühle der Einsamkeit hervorrufen kann. Solche Verluste und Verletzungen zu betrauern ist oft unverzichtbar, wenn es uns darum geht, das Herz wieder zu öffnen.

Weil unser Herz unseren tief innerlichen Wunsch nach Zugehörigkeit und unsere tiefsten durch Zurückweisung entstandenen Wunden bewahrt, kann das Anrühren dieser sensiblen Bereiche Scham wecken oder die Überzeugung, daß mit uns etwas ganz und gar nicht in Ordnung ist. Dies gilt insbesondere, wenn Verletzungen schon in der Kindheit entstanden sind. Frühes Erleben von Verlassenwerden, Zurückweisung, elterlichem Desinteresse sowie Mißbrauch und Mißhandlung wirken auf Kinder sehr verwirrend. In ihrer Entwicklungsphase sind kleine Kinder sehr empfindlich, und wenn sie von einem Elternteil schlecht behandelt werden, erreicht die dadurch verursachte Verletzung sofort ihr Herz. Manche Kinder glauben sogar, sie hätten den Schmerz ihrer Eltern verschuldet.

Falls Ihr offenes Herz in Ihrer Kindheit einmal Kritik hervorgerufen hat, kann das Gefühl »nicht gut genug« zu sein, zu einer tiefen Verletzung des Selbstwertgefühls führen, die bis ins Erwachsenenalter nachwirkt. Um diese durch eine Zurückweisung entstandene zentrale Verletzung haben Sie möglicherweise eine Mauer errichtet, um sich vor zukünftigem Schmerz zu schützen. Dies kann in Form des Vermeidens von Intimität zum Ausdruck kommen. Oder Groll und Wut sind bei Ihnen so stark, daß Sie andere verletzen. In Ihrer Haltung kann sich das niederschlagen, indem Sie Ihre Schultern nach vorn krümmen und den Brustkorb starr halten; Sie können aber auch mit einer den ganzen Körper umfassenden Panzerung durch die Welt gehen, als würden Sie eine undurchdringbare Rüstung tragen.

Es erfordert Mut, solch eine Panzerung abzulegen. Sie riskieren, erneut verletzt zu werden. Die Entscheidung, sich mit ganzem Herzen auf diese komplexe und verletzende Welt einzulassen, ist ein tiefreichender spiritueller Weg. Um mit offenem Herzen leben zu können, müssen Sie sich Ihren eigenen Verletzungen stellen und erkennen, daß die Dinge, die Sie in der Vergangenheit erlebt haben, nicht Ihre Zukunft zu bestimmen brauchen. Sie müssen auch lernen, zum Schmerz anderer in Beziehung zu treten, ohne sich davon überwältigen zu lassen. Dazu müssen Sie erkennen, daß Sie für deren Schmerz nicht verantwortlich sind. Sie brauchen andere Menschen nicht vor deren oder vor Ihren eigenen problematischen Gefühlen zu schützen. Sie entwickeln die Fähigkeit, zu anderen in Verbindung zu treten, ohne die Verbundenheit mit sich selbst einzubüßen.

Aber auch sorgfältigst ausgewählte Freunde und wohlmeinende Menschen, die Ihnen nahestehen, verletzen manchmal Ihre Gefühle, und auch Sie tun das gelegentlich. Trotzdem können Sie solchen Konflikten mit offenem Herzen begegnen. Auch das ist Yoga. Es ist die Weisheit, die in der Fähigkeit liegt, sich den Gegensätzen und Widersprüchen zu stellen, die in und um uns existieren. Ihr Atem wird zum Verbündeten, der Ihnen hilft, die Stürme des Lebens zu meistern. Sie verbessern allmählich Ihre Fähigkeit, zu Schmerz mitfühlend in Beziehung zu treten, während Sie die Hoffnung aufrechterhalten, daß dies fruchtbarer Boden für die weitere Entwicklung sein kann.

Sich der Liebe zu öffnen ist außerdem eine Möglichkeit, die reaktiven Zustände des Kampfes und der Flucht zu überwinden und zu entdecken, daß wir nicht nur hier sind, um zu überleben, sondern daß wir auch selbst die Schöpfer unseres Lebens sind. Das Herz zu öffnen bedeutet, sowohl dem Geben als auch dem Annehmen von Liebe gegenüber offen zu sein. Sie werden vielleicht feststellen, daß Sie sich zwar wohlfühlen, wenn Sie anderen etwas geben oder sich um sie kümmern, daß Ihnen jedoch gar nicht liegt, selbst fürsorgliche Zuwendung anzunehmen. Aber Geben und Annehmen sind miteinander verbunden. Wenn Sie Liebe von einem anderen Menschen annehmen, gestatten Sie dem anderen, Ihnen Liebe zu geben. Wenn Sie sich von der liebenden Präsenz anderer Menschen genährt fühlen, werden Sie selbst auch besser bei Ihren Bemühungen, anderen Ihre Liebe zu übermitteln, unterstützt, ohne daß Sie sich von Ihren Bemühungen erschöpft fühlen.

Die körperliche Yoga-Praxis ist eine sehr konkrete Möglichkeit, sich darin zu üben, sich für die Liebe zu öffnen, ohne sich selbst aufzugeben. Beispielsweise können das Herz öffnende Haltungen Ihnen helfen, Anspannung in den Schultern, im Brustkorb, in Hals und Nacken, in der Kehle und im Oberrücken aufzulösen. Diese Übungen stellen außerdem die expansive und aufwärtsstrebende Bewegung von *Prana Vayu* (der nach innen fließenden Energie), von *Udana*

Vayu (der aufwärts fließenden Energie) und von *Vyana Vayu* (der expansiven Energie) in den Vordergrund. Weil Yoga stets die Einheit der Gegensätze hervorhebt, ist es gleichermaßen wertvoll, in *Apana Vayu* (der abwärts fließenden Energie) und *Samana Vayu* (der zirkulierenden Energie) verwurzelt zu bleiben, damit Sie gleichzeitig mit Ihrem Zentrum und Ihrem Selbstempfinden in Verbindung bleiben können. Dies hilft sicherzustellen, daß Sie nicht zuviel von sich weggeben – Sie bleiben in der Selbst-Liebe verankert und öffnen gleichzeitig Ihr Herz der Welt.

Die folgende Übung umfaßt drei das Herz öffnende Haltungen. Die erste ist eine Variante der yogischen Siegel-Haltung, die im Sitzen ausgeführt wird; dabei verneigen Sie sich vor der Weisheit des Herzens und verschränken gleichzeitig Ihre Hände hinter dem Rücken, um vom Rücken aus Ihr Herz zu öffnen. Darauf folgt die Kamel-Haltung, eine aktive Haltung, bei der es um die Erdung durch die Beine, die Verbindung zum Zentrum und die gleichzeitige Öffnung des Bereichs vom Brustkorb bis zur Kehle geht. Dieser aktive Teil der Sequenz wird durch eine erholsame Haltung ergänzt, die ebenfalls das Herz öffnet, die unterstützte Fisch-Haltung.

Geduld ist bei allen Bemühungen um Selbstentdeckung der Schlüssel. So wie man eine Blüte nicht zwingen kann, sich zu öffnen, lädt diese Übung dazu ein, diese Wahrheit auf sanfte Weise zu erschließen. Es geht darum, sich dem eigenen Sein voll und ganz zu stellen und Abwehrmechanismen, die früher einmal wichtig waren, zu lockern. Es läßt sich zwar nicht vorauszusagen, ob oder wann wir in Zukunft mit einem Verlust oder einer Zurückweisung konfrontiert werden, aber wir können zumindest provisorisch erforschen, wie es sich anfühlt, sich der Liebe zu öffnen. Wenn wir uns von unseren Abwehrhaltungen lösen, haben wir die Möglichkeit, zu erforschen, wie es ist, sich der Liebe zu öffnen. Es ist unser Geburtsrecht, diese Liebe kennenzulernen.

ÜBUNG 27

Öffnen des Herzens

Ich lade Sie ein, diese kurze Sequenz zu erforschen, die das Herz öffnen soll. Ihr Atem bewegt sich dabei wie eine sanfte Brise durch Ihren Körper. Für den letzten Teil der Sequenz können zwei Yoga-Blöcke, ein Polster, ein Gurt oder eine Decke nützlich sein.

Orientierung und Zentrierung

Zu Beginn sitzen Sie auf der Yoga-Matte, möglichst mit gebeugten Knien auf den Fersen. Wenn Sie zu dieser Sitzhaltung nicht in der Lage sind, können Sie auch auf einem Yoga-Block sitzen oder eine Decke zwischen Hüften und Fersen legen. Nehmen Sie sich ein wenig Zeit, um sich Ihrer Empfindungen, Emotionen und Gedanken sowie Ihres Atems und Ihres Energieniveaus bewußt zu werden.

Die Siegel-Haltung

Bereiten Sie sich auf diese Haltung vor, indem Sie auf den Fersen sitzen bleiben. Bringen Sie die Arme hinter den Unterrücken, und verschränken Sie dort die Hände. Falls Sie das nicht schaffen, können Sie die Haltung mit Hilfe eines Gurts realisieren. Bleiben Sie sich selbst gegenüber ehrlich, und erzwingen Sie nichts. Sobald Sie Ihre Version dieser Form gefunden haben, können Sie einatmen, die verschränkten Hände hinter dem Körper abwärts ziehen und Ihr Herz zum Himmel erheben. Heben Sie dabei das Kinn ein wenig an, und spüren Sie die Bewegung des Atems durch die Kehle.

Verweilen Sie ein paar Atemzüge lang in dieser Haltung, und beugen Sie sich dann nach vorn; dabei kann der Kopf entweder auf dem Boden oder auf einem Polster Unterstützung suchen. Erheben Sie gleichzeitig die immer noch verschränkten Hände hinter dem Rücken. Sie können nun damit experimentieren, die Schulterblätter sanft zusammenzudrücken, wobei Sie mehrmals tief atmen. Beachten Sie, daß Sie gleichzeitig auf der Vorderseite des Rumpfes Schultern und Brustkorb öffnen, während Sie die sanfte Kontraktion im Oberrücken hervorrufen. Nach mehreren Atemzügen können Sie sich wieder aufrichten und die Arme seitlich am Rumpf herabhängen lassen. Nehmen Sie sich dann etwas Zeit, um die durch diese Yoga-Haltung freigesetzte subtile energetische Bewegung anzunehmen.

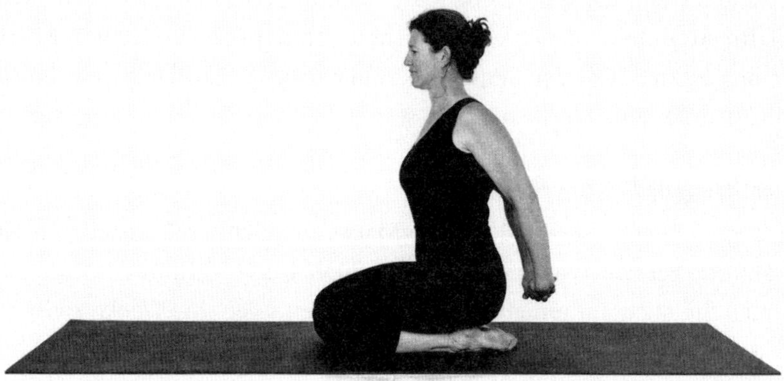

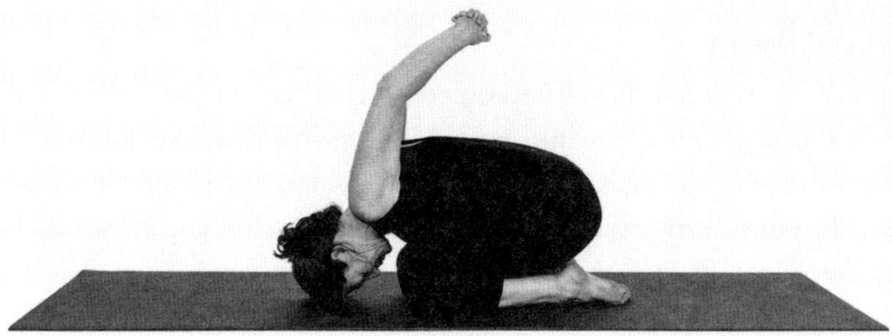

Das Kamel

Falls Sie auf einer Yoga-Matte üben, wechseln Sie nun in eine aufgerichtete Kniehaltung. Die Schienbeine bleiben dabei auf dem Boden. Ich stelle Ihnen nun zwei Varianten der Kamel-Haltung vor, die sich beide positiv auf die Öffnung des Herzens auswirken. Bei der ersten, sanfteren Variante setzen die Hände auf dem Unterrücken auf, wobei die Finger entweder nach oben oder nach unten weisen. Die Hände drücken das Becken leicht nach vorn. Verlagern Sie Druck auf Ihre Schienbeine, während Sie Ihren Rumpf erheben und nach oben strecken. Das Kinn können Sie eingezogen

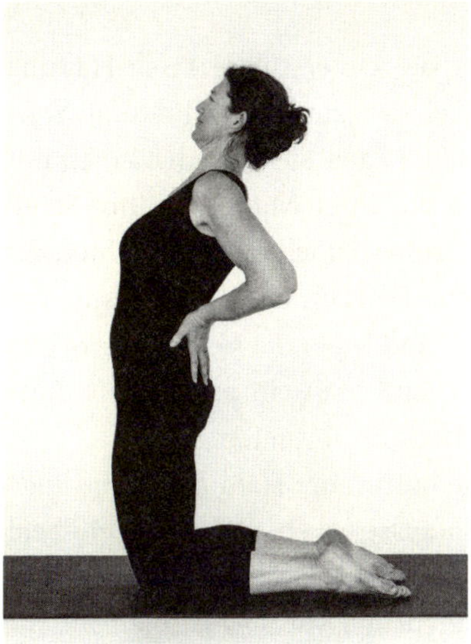

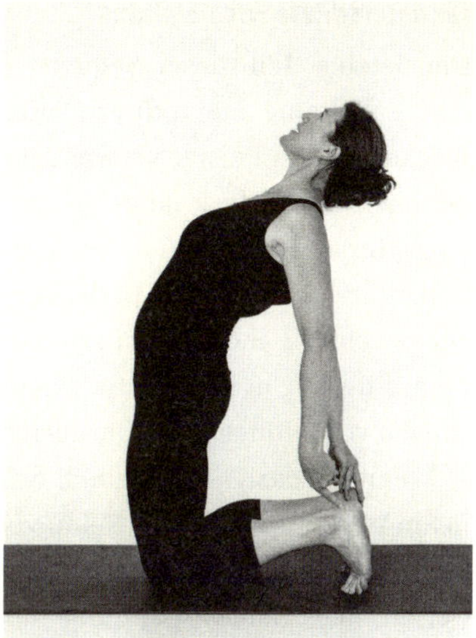

halten oder leicht anheben, je nachdem, wie es Ihnen im Nacken angenehmer ist. Lassen Sie den Kopf nicht nach hinten fallen, denn das kann zu Verletzungen oder übermäßiger Anspannung führen. Schmerzen im Halsbereich und im Unterrücken sollten vermieden werden. Erforschen Sie, mit welchen Grenzen Ihrer Möglichkeiten Sie in dieser Form konfrontiert werden.

Wenn Sie sich in dieser Haltung wohlfühlen, können Sie auch eine andere Variante erforschen, indem Sie mit den Händen Ihre Fersen oder Fußknöchel berühren und den Rumpf nach hinten gebogen halten. Dabei kann es nützlich sein, die Zehen auf dem Boden aufzusetzen; dadurch werden die Fersen angehoben, und das erleichtert es, diese Haltung einzunehmen. Vergessen Sie nie, daß keine dieser Haltungsvarianten besser oder schlechter ist; Sie sind nur dabei herauszufinden, wo die Grenzen dessen liegen, was Sie sowieso jeden Tag tun.

Verwenden Sie auf die gewählte Variante so viel Zeit, wie Sie möchten. Wenn Sie zum Abschluß kommen wollen, senken Sie langsam die Hüften, bis Sie wieder auf den Fersen sitzen oder eine andere für Ihren Körper bequeme Sitzhaltung erreicht haben. Und nehmen Sie sich dann ein wenig Zeit, um die durch diese Haltung freigesetzte subtile Bewegungsenergie aufzunehmen.

Die unterstützte Fisch-Haltung

Den letzten Teil dieser Sequenz bildet die Unterstützte Fisch-Haltung, eine erholsame Herzöffner-Haltung, bei der zur Unterstützung Yoga-Blöcke und ein Polster verwendet werden. Legen Sie zunächst einen mittelhohen Yoga-Block längs an die Stelle auf Ihrer Matte, wo Ihre Schulterblätter aufliegen sollen, sowie einen zweiten Block emporgerichtet, der unter Ihrem Kopf liegt. Bedecken Sie die Blöcke mit einem Polster, um eine »weiche Landung« zu ermöglichen, und legen Sie sich dann vorsichtig auf diese Unterstützung. Manchmal muß man ein paarmal Veränderungen vornehmen, um eine geeignete Position zu finden.

Wenn Sie das Gefühl haben, daß eine bestimmte Haltung für Sie angenehm ist, können Sie die Beine vor sich ausstrecken und die Arme beidseitig neben dem Rumpf ausbreiten, wobei die Handflächen nach oben weisen. Falls Sie Anspannung im Unterrücken spüren, können Sie die Knie beugen und die Fußsohlen auf den Boden stellen. Die Lage der Arme können Sie so lange verändern, bis Sie sich durch deren Haltung unterstützt fühlen. Lockern Sie Ihre Schultern, und entspannen Sie Gesicht, Kiefer und Kehle. Bleiben Sie so lange in dieser Haltung, wie Sie sich darin wohlfühlen.

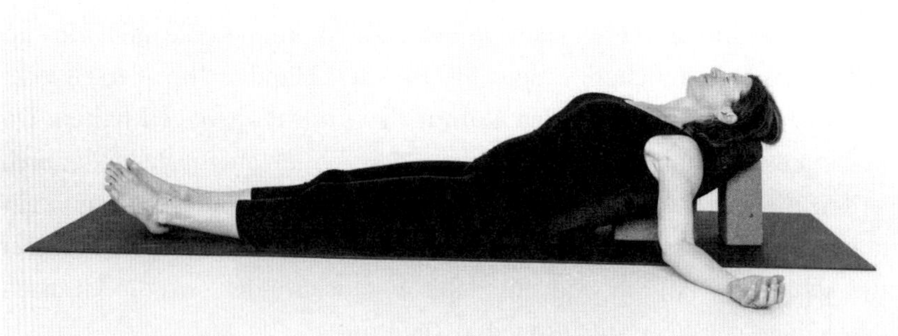

Zum Abschluß

Wenn Sie die Übung abschließen wollen, beugen Sie langsam die Knie und rollen von Ihrem Polster und den Yoga-Blöcken herunter, bis Sie bequem auf der Seite ruhen. Bleiben Sie einige Atemzüge lang so liegen, und kehren Sie, sobald Sie sich bereit fühlen, in eine bequeme Sitzhaltung zurück.

Was fällt Ihnen nun hinsichtlich Ihres Körpers und Geistes, Ihrer Emotionen und Ihres Energieniveaus auf? Schreiben Sie eventuelle Beobachtungen auf, und wiederholen Sie die Übung, wann immer Sie möchten.

Die sanfte Seite des Yoga

Auf unserer Reise durch die Welt des Yoga befassen wir uns in den letzten Abschnitten dieses Kapitels mit der sanfteren Seite des Yoga. In diesem Zusammenhang wenden wir uns nun regenerativen Yoga-Haltungen zu, die das Parasympathische Nervensystem stärken. Es geht hier um längeres Verweilen in beruhigenden Haltungen. Sie können in solch einer Haltung fünf Minuten bleiben und in die damit verbundene Ruhe einkehren. Oft werden bei Übungen dieser Art Polster, Decken und Yoga-Blöcke verwendet. (Ein gutes Beispiel dafür ist die Unterstützte Fisch-Haltung aus der vorigen Übung.)

Eine Form von regenerativem Yoga ist das so genannte *Yin Yoga*. Es basiert auf der taoistischen Idee, daß die Gegensätze Yin und Yang in der ganzen Natur gegenwärtig sind. Yang steht für alles, was aktiv ist, sich bewegt und sich verändert. Bei Yang-Yoga-Übungen stehen Bewegungen und die Stärkung der Muskeln im ganzen Körper im Vordergrund. Yin hingegen repräsentiert das, was stabil ist und sich nicht verändert. Man kann sich eine Yin-Übung als Ergänzung zu jeder aktiven oder stärkenden Übung vorstellen – dies ist die sanfte Seite des Yoga. Yin-Haltungen zielen auf Sehnen, Bänder und Bindegewebe. Weil sich Sehnen und Bänder verglichen mit den Muskeln nur sehr beschränkt dehnen lassen, kommt es den Gelenken zugute, wenn sie länger in einer vorsichtigen Dehnung verbleiben, was diese Körpergewebe unter gesunden Streß setzt. Dies wird durch die Nutzung von Haltungen gefördert, welche die Gelenke im Bereich der Hüften und des Unterrückens komprimieren, indem Sie in Hüftöffner-, Dreh- und vorgebeugten Haltungen das Körpergewicht nutzen.

Yin-Yoga stimuliert auch die Meridiane im Körper. Diese kann man sich als Energiekanäle vorstellen, welche mit den wichtigsten Körperorganen, beispielsweise Herz, Lunge, Nieren, Leber und Magen, verbunden sind. Die Meridian-Linien verlaufen im Körper parallel zu den Faszien, nämlich vom Zentrum aus durch Beine und Arme und zum Gesicht (Dorsher 2009; Myers & Hillman 2004). Die regenerativen Haltungen des Yin-Yoga öffnen diese Kanäle und fördern so die Verbreitung der subtilen Energien oder *Vayus*, die Ihr Gefühl, ein integriertes Ganzes zu sein, verstärken. Die längeren Verweilzeiten in Yin-Yoga-Haltungen, während Sie in die Haltungen hineinatmen, tragen zur Auflösung körperlicher Anspannung und des Gewichts schwerer Emotionen bei.

Wenn Sie regenerative Übungen mit einer kontemplativen Geisteshaltung verbinden, können Sie sich bewußt in Zustände der Ruhe versetzen (Porges 2017/2021). Doch das Gefühl, in Sicherheit zu sein, setzt immer die Existenz von Wahlmöglichkeiten voraus, und in Stille zu ruhen läßt sich niemals erzwingen. So wie Sie Unannehmlichkeiten ertragen können müssen, um ein Krafttraining zu absolvieren oder Ausdauer zu entwickeln, erfordern wahrscheinlich auch Zustände der Ruhe, daß wir in der Lage sind, diese zu ertragen. Wenn Sie an der Entwicklung einer solchen Toleranz arbeiten, stellen Sie möglicherweise fest, daß in Situationen, in denen Ihr Körper ruhig wird, Ihr Geist zu Hochform aufläuft. Möglicherweise fühlen Sie sich dann ruhelos oder bemerken einen Drang herumzuzappeln. Sie können sich aber auch kollabiert oder erstarrt fühlen. Denken Sie daran, daß Sie Ihren Körper frei bewegen können, wenn das notwendig ist, und daß Sie Signale auffangen können, die Ihnen zu erkennen helfen, daß Sie aktuell in Sicherheit sind. Sobald Ihnen klar wird, daß Sie sicher sind, können Sie üben, sich von der Wachsamkeit zu lösen und sich in einen Zustand der Ruhe zu versetzen.

Jede regenerative Yoga-Haltung gibt Ihnen Gelegenheit zu einer Wendung nach innen. Sie können die Aufmerksamkeit von den Reizen der äußeren Welt abwenden und sich mit Ihrem Gewahrsein selbst nähren. Wie bei allen in diesem Buch beschriebenen Übungen geht es auch beim Yin-Yoga darum, in jeder Haltung die eigenen Grenzen zu erforschen. Dabei kann es darum gehen, das allererste Anzeichen für Widerstand oder Unbehagen zu erkennen. Pausieren und beobachten Sie dann, und atmen Sie schließlich in Ihr Erleben, so wie es ist. Weil wir bei Yin-Übungen generell länger in einer bestimmten Haltung verweilen, können Sie studieren, wie sich deren Aufrechterhaltung über mehrere Minuten auswirkt. Sie werden dann häufig Zeuge einer Auflösung werden, die Ihnen ermöglicht, sich so lange in die Form zu vertiefen, bis Sie den nächsten wunden Punkt finden, der Ihnen ermöglicht, auf dem Weg zum Akzeptieren Ihrer selbst innezuhalten, zu beobachten und zu atmen.

In der nächsten Übung können Sie eine regenerative Yin-Yoga-Sequenz erforschen. Die darin zusammengefaßten Haltungen zielen darauf ab, durch die Hüften und den Unterrücken Anspannung aufzulösen. Falls Sie physischen Schmerz verspüren, sind Sie zu weit gegangen, und falls unangenehme Emotionen auftauchen, haben Sie einen Anhaltspunkt dafür, wie lange Sie ein solches Erlebnis zulassen sollten; dabei sollten Sie stets bedenken, daß Sie sich aus einer solchen Haltung jederzeit befreien können.

ÜBUNG 28

Sich nach innen wenden

Diese sanfte regenerative Yin-Yoga-Sequenz dient dazu herauszufinden, wie Sie darauf reagieren, länger in Haltungen zu verweilen, die Spannungen im Bereich der Hüften und des Unterrückens auflösen sollen. Das Vorbeugen in dieser Übung macht es erforderlich, die Wirbelsäule über den Beinen nach vorn zu biegen. Für Menschen mit hypermobilen Gelenken sowie solchen, die unter Ischias oder Rückenverletzungen leiden, sind die im folgenden beschriebenen Haltungen eventuell nicht geeignet. Falls Sie die Übungssequenz ausprobieren wollen, sollten Sie zwei Yoga-Blöcke, ein Polster und eine Decke bereitlegen. Obwohl empfohlen wird, in jeder dieser Haltungen drei bis fünf Minuten lang zu verharren, können Sie jeden Teil der Sequenz zu jedem beliebigen Zeitpunkt beenden. Sie können auch eine sanfte Musik auflegen, die eine ruhige und liebevolle Atmosphäre fördert.

Orientierung und Zentrierung

Ich lade Sie ein, sich zunächst bequem auf Ihrer Yoga-Matte niederzulassen. Nehmen Sie sich ein wenig Zeit, um auf Ihre Empfindungen, Emotionen und Gedanken, Ihre Atmung und Ihr Energieniveau zu achten.

Der Schmetterling

Für diese Haltung stellen Sie die Fußsohlen gegeneinander und schieben sie von sich weg. Wenn Sie keine Bedenken wegen Ihres Unterrückens

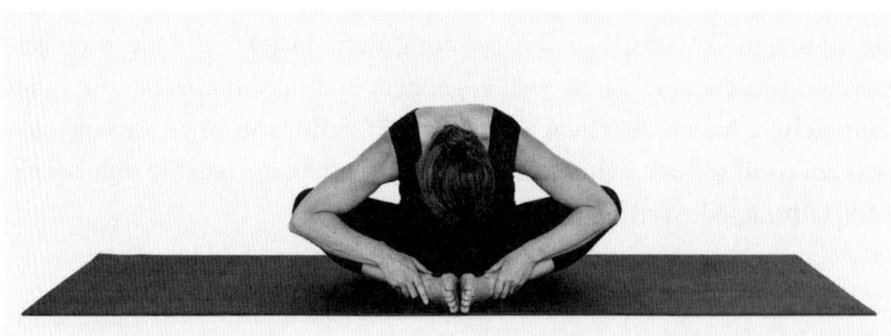

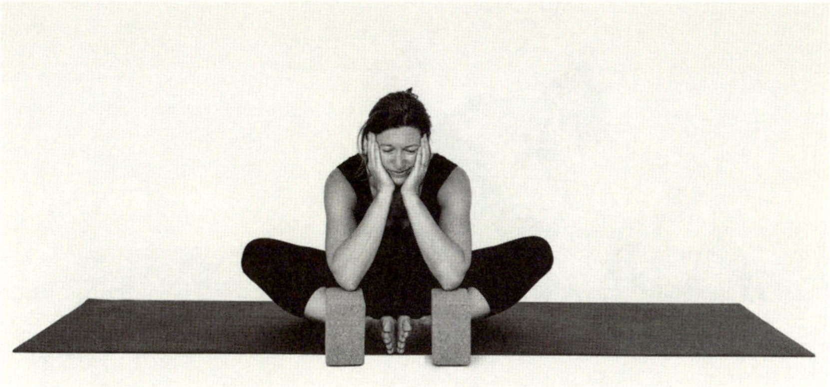

haben, können Sie die Wirbelsäule krümmen, während Sie sich nach vorn beugen. Ihre Hände ruhen dabei auf den Füßen oder dem Boden vor Ihnen. Sie können auch den Kopf mit den Händen abstützen und dabei die Ellbogen auf Yoga-Blöcken ruhen lassen. Es kann auch nützlich sein, die Hüften leicht anzuheben, indem Sie auf einer zusammengefalteten Decke sitzen. Bleiben Sie drei bis fünf Minuten in dieser Haltung. Anschließend können Sie sich auf die Hände gestützt langsam aus der Vorbeuge aufrichten. Lehnen Sie sich anschließend auf die Hände gestützt zurück, und strecken Sie langsam die Beine aus. Falls Sie irgendwo Steifheit verspüren, können Sie die Beine von Seite zu Seite rollen, um die Hüften zu lockern.

Halber Schmetterling

Beugen Sie im Sitzen das rechte Bein, und strecken Sie das linke aus, während Sie den rechten Fuß auf die Innenseite des linken Beins ziehen. Um sich leichter in diese Haltung zu versetzen, können Sie die Hüften ein wenig erhöhen, indem Sie sich auf eine zusammengefaltete Decke setzen. Erforschen Sie in der ersten Variante dieser Haltung, wie es ist, sich über das linke Bein vorzulehnen. Wenn Ihr Unterrücken es zuläßt, können Sie den Rücken runden, während Sie sich zum ausgestreckten Bein beugen. Nötigenfalls können Sie die Beugung des linken Beins mit einem Polster oder einer Decke, die Sie unter das Knie legen, abstützen. Sie können auch die Hände zur Unterstützung auf den Boden legen, die Ellbogen mit Yoga-Blöcken abstützen oder ein Polster auf das Bein legen, um Ihren Rumpf zu unterstützen.

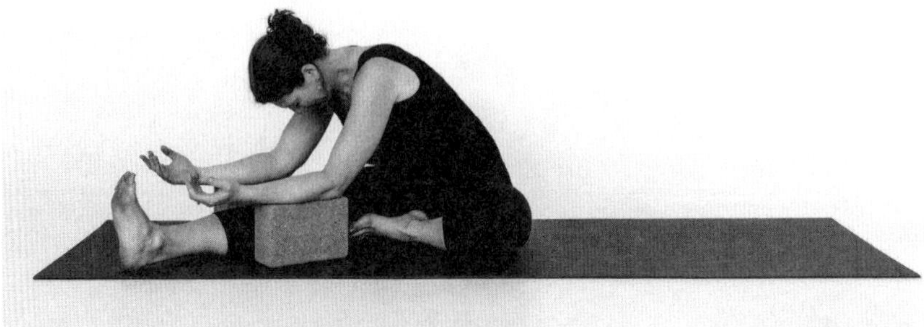

Nach etwa zwei Minuten können Sie sich der zweiten Variante dieser Haltung zuwenden, indem Sie die Wirbelsäule in eine Drehung versetzen. Um das zu erreichen, heben Sie den Rumpf leicht an und ziehen den rechten Arm zur Innenseite des rechten Beins auf dem Boden oder auf einem Yoga-Block. Dies ermöglicht Ihnen, die rechte Seite Ihres Körpers in Richtung des rechten Beins zu lehnen. Die linke Hand kann auf der linken Hüfte ruhen; Sie können den linken Arm aber auch über den Kopf strekken, während Sie den Rumpf sanft in Richtung Himmel drehen. Atmen Sie auch in diese Haltung etwa zwei Minuten lang. Wenn Sie die Haltung verlassen wollen, wenden Sie den Rumpf wieder dem Boden zu, und benutzen Sie beide Hände, um langsam in eine Sitzhaltung zurückzukehren. Nehmen Sie sich ein wenig Zeit, um beide Beine auszustrecken, bevor Sie die Übung auf der anderen Körperseite wiederholen.

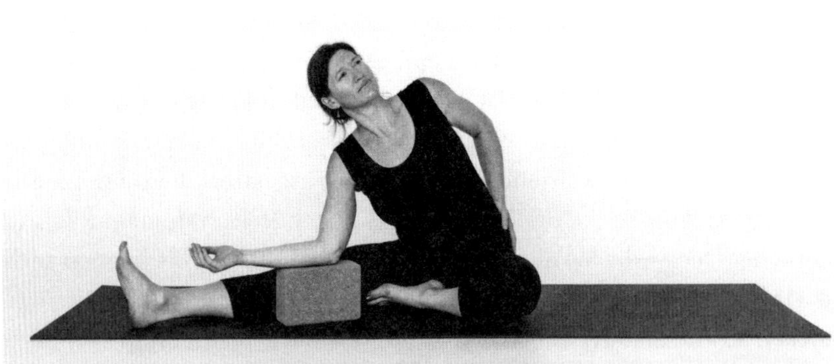

Der Schnürsenkel

Dieser klassische Hüftöffner kann sich positiv auf die Gelenke des Unterkörpers auswirken. Sie können diesen Teil der Sequenz aber auslassen, wenn Sie durch die Übung Knieschmerzen bekommen. Auch hier kann es nützlich sein, die Hüften ein wenig anzuheben, indem Sie sich auf eine gefaltete Decke setzen. Zu Beginn der Übung sitzen Sie, die Beine vor dem Körper ausgestreckt. Dann ziehen Sie das rechte Bein über das linke und lassen die rechte Ferse so weit wie möglich zur linken Hüfte gleiten. Beugen Sie anschließend das linke Knie, und ziehen Sie den linken Fuß in Richtung des rechten Oberschenkels. In dieser Haltung liegen beide Knie aufeinander. Falls Sie mit dem unteren Knie Schwierigkeiten haben, können Sie das linke Bein vor dem Körper ausstrecken.

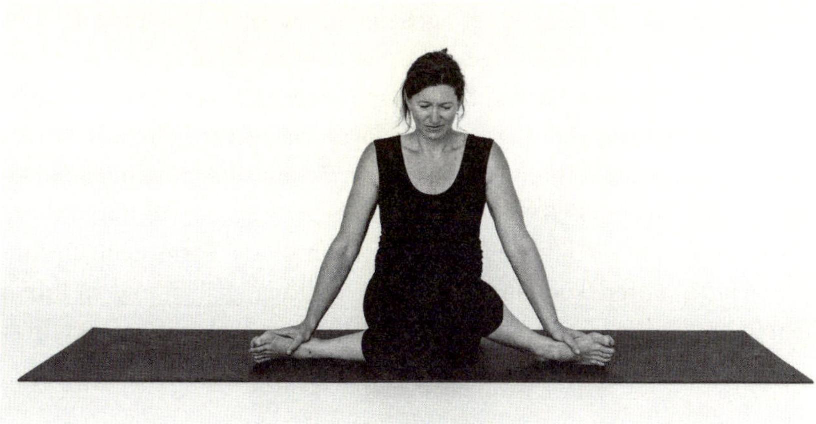

Beugen Sie sich nun vorsichtig vor, und runden Sie dabei die Wirbelsäule. Auch bei dieser Übung können Sie den Kopf mit den Händen abstützen, indem Sie die Ellbogen auf die Knie legen. Finden Sie heraus, wie es ist, drei bis fünf Minuten in dieser Haltung zu bleiben. Wenn Sie bereit sind, die Übung zu beenden, drücken Sie sich mit beiden Händen aus der Vorbeuge langsam in die Sitzhaltung. Sie können sich dann auf die Hände gestützt zurücklehnen und langsam die Beine ausstrecken. Sollten Sie ein Gefühl der Steifheit bemerken, können Sie die Beine von Seite zu Seite rollen, um die Hüften zu lockern, bevor Sie die Übung auf der anderen Körperseite wiederholen.

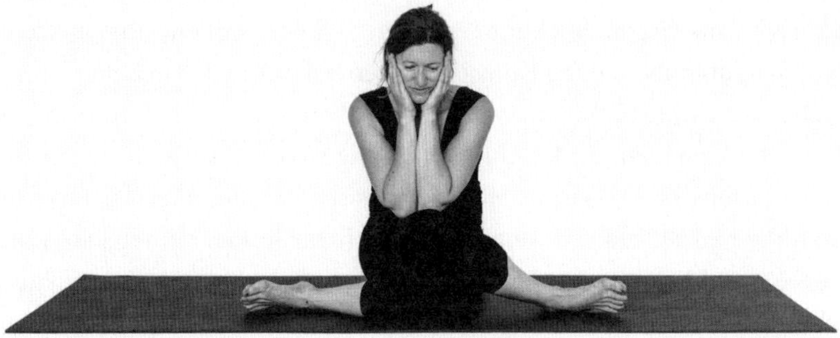

Der Hirsch

Die nun folgende Haltung öffnet nach der Schnürsenkel-Haltung die Hüften und bringt sie ins Gleichgewicht. Sie können sie aber überschlagen, wenn dadurch in Ihren Knien Schmerzen erzeugt werden. Sie beginnen in der Schmetterling-Haltung und schwingen das rechte Bein nach hinten, so daß die Seite des rechten Fußes auf dem Boden ruht. Anschließend bewegen Sie den linken Fuß ein wenig vom Körper weg, so daß Ihr vorderes Bein einen rechten Winkel bildet. Falls Sie in dieser Form deutlich Ihre rechte Hüfte spüren, können Sie in dieser Haltung bleiben und zu Ihrem Atem in Verbindung treten. Wenn Sie sich tiefer in die Form begeben müs-

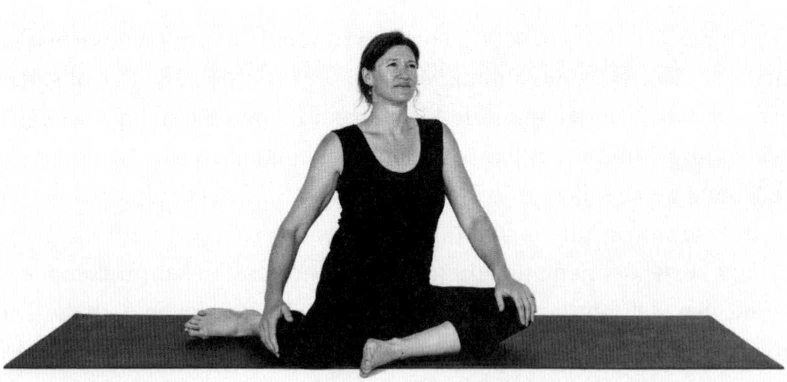

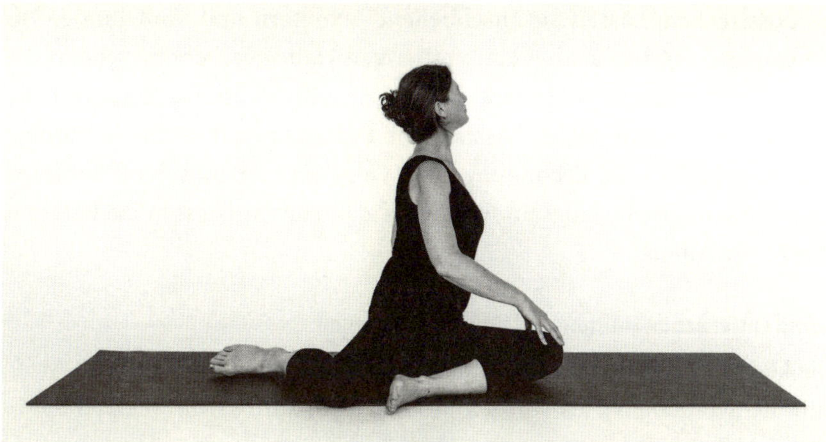

sen, um Ihre Grenzen auszuloten, dann drehen Sie den Rumpf nach links, denn dadurch werden die Empfindungen in der rechten Hüfte verstärkt. Lassen Sie zu diesem Zweck Ihre linke Hand hinter den Körper wandern, und drehen Sie sich gleichzeitig nach links. Die rechte Hand kann auf dem linken Bein ruhen. Erforschen Sie diese Haltung etwa eine Minute lang, und verlassen Sie sie anschließend wieder, zentrieren Rumpf und Beine und wiederholen die Übung anschließend auf der anderen Körperseite.

Glückliches Baby

Beim nächsten Hüftöffner befinden Sie sich in Rückenlage. Ziehen Sie die Knie zur Brust, und umgreifen Sie mit beiden Händen die Außenseiten Ihrer Waden, Fußknöchel oder Fußsohlen, wobei Sie die Füße zum Himmel

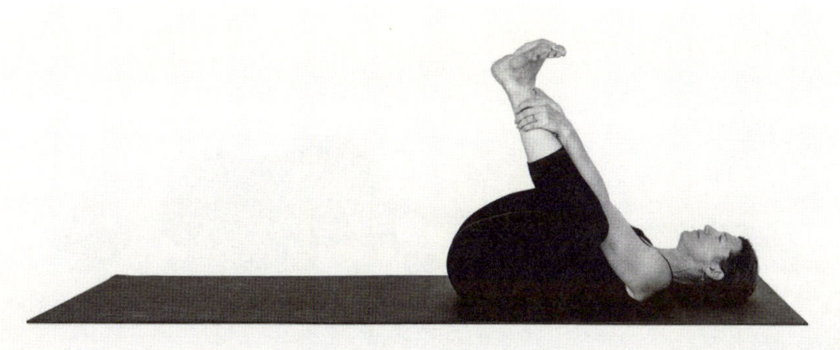

emporstrecken. Lassen Sie anschließend Schultern und Kopf auf den Boden sinken. Anders als bei den vorherigen Haltungen können Sie in dieser einige exploratorische Bewegungen ausführen, indem Sie Ihre Füße einzeln nach beiden Seiten ausstrecken. Lassen Sie sich in dieser Haltung auf eine spielerische Erkundung ein. Wenn Sie zum Abschluß kommen, ziehen Sie die Beine langsam wieder ins Zentrum und lassen die Füße auf der Matte ruhen.

Wind entfernende Haltung und Drehung im Liegen

Sie können nun erneut beide Knie zur Brust ziehen. Legen Sie Ihre Arme um die Schienbeine, als würden Sie sich selbst umarmen. Bleiben Sie in dieser Haltung, und wiegen Sie sich ein wenig von Seite zu Seite, um Ihre Verdauungsorgane zu massieren. Halten Sie dann das rechte Knie fest, und strecken Sie das linke Bein nach vorn aus. Auch bei dieser Übung können Sie mit Händen und Unterarmen das rechte Schienbein umgreifen. Atmen Sie dann mehrmals tief, entweder ruhig liegend oder während Sie versuchen, dem rechten Bein mit den Händen ein paar sanfte Impulse zu geben.

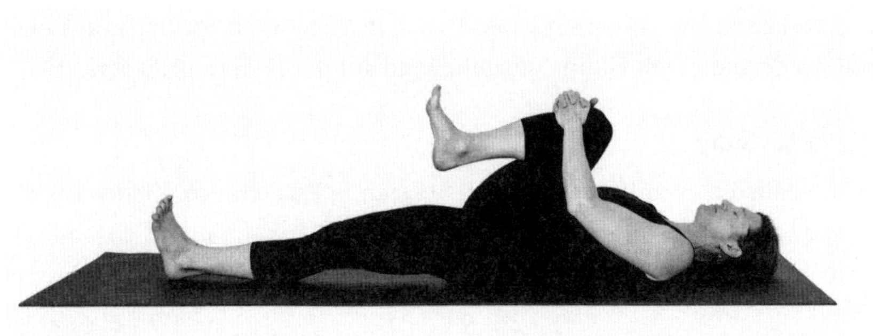

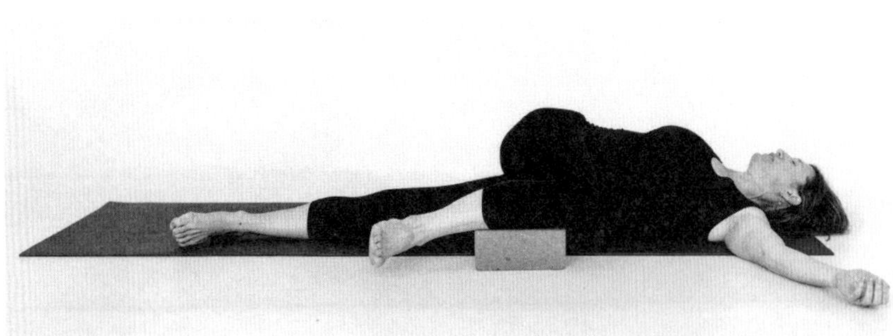

In dieser Haltung können Sie das rechte Knie über den Rumpf nach links ziehen. Im Idealfall bleibt die rechte Schulter dabei auf dem Boden, aber wenn sie sich vom Boden entfernt, können Sie eine gefaltete Decke als Stütze darunter legen. Sie brauchen das rechte Knie nicht zum Boden zu drücken; besser legen Sie zur Unterstützung nötigenfalls einen Yoga-Block darunter. Erforschen Sie diese Haltung drei bis fünf Minuten lang. Wenn Sie die Haltung wieder verlassen wollen, bewegen Sie Ihre Knie langsam wieder in eine zentrierte Haltung, und strecken Sie beide Beine vollständig aus, bevor Sie die Übung seitenverkehrt wiederholen.

Halber Schulterstand mit Beinen an der Wand

Den letzten Teil dieser Sequenz können Sie an einer Wand ausführen, was Ihnen ermöglicht, die Beine anzulehnen. Legen Sie sich in der Nähe einer Wand auf den Boden. Bringen Sie das Gesäß so nah wie möglich an die Wand, und steigen Sie mit den Beinen so hoch wie möglich an der Wand empor, so daß Ihr Körper eine L-Form bildet. Sie können eine gefaltete Decke oder ein Polster unter die Hüften legen; auf diese Weise können Sie die Beine so anheben, daß Sie die Fersen an der Wand anlehnen können. Nehmen Sie sich ein wenig Zeit, um in diese Haltung hineinzufinden. Verändern Sie Ihre Position so lange, bis Sie sich unterstützt fühlen. Sie können aber auch einen Stuhl benutzen; dann ruhen Ihre Waden auf der Sitzfläche des Stuhls, und die Beine bilden einen Winkel von 90 Grad, statt an der Wand emporgestreckt zu sein.

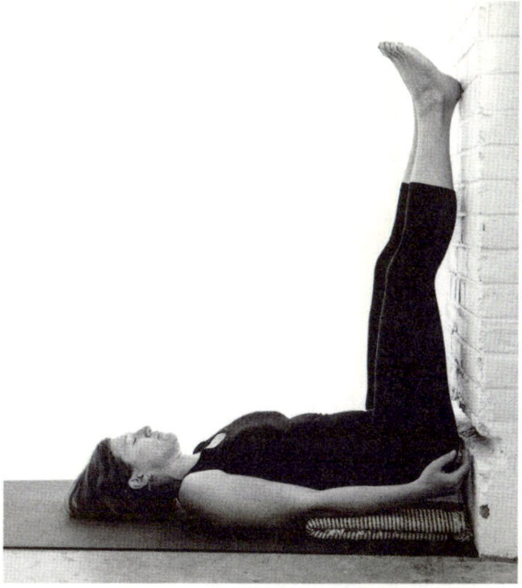

Sobald Sie eine Position gefunden haben, die Sie als angenehm empfinden, können Sie Ihr Gewahrsein nach innen richten. Versuchen Sie, die Schwere Ihres Körpers zu spüren, und erforschen Sie, wie es sich anfühlt, sich der Unterstützung zu übergeben. Sie können bis zu zehn Minuten

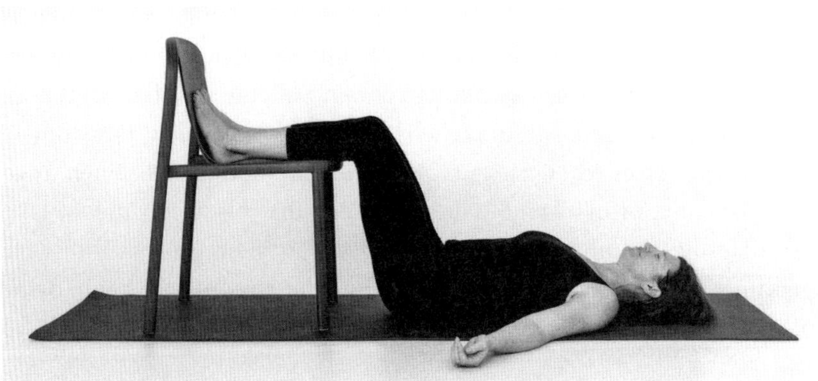

in dieser Haltung bleiben, diese aber auch jederzeit verlassen. Sobald Sie sich bereit fühlen, können Sie die Beine langsam senken und sich auf eine Seite rollen.

Zum Abschluß

Nehmen Sie sich soviel Zeit, wie Sie brauchen, um sich auf der Seite liegend auszuruhen. Anschließend können Sie sich wieder in eine bequeme Sitzposition erheben. Was nehmen Sie nun hinsichtlich Ihres Körpers und Geistes, Ihrer Emotionen und Ihres Energieniveaus wahr? Notieren Sie Ihre Beobachtungen. Und Sie können natürlich auch diese Übung jederzeit wiederholen.

Sich in der Stille niederlassen

Die Integration Ihrer Yoga-Übung reicht am tiefsten, wenn Sie sich ruhen lassen. Dies ermöglicht die Absorption der im Rahmen Ihrer Übung neu entwickelten Muster. Durch die Integration dieser Veränderungen in Ihr Sein kommt es im Laufe der Zeit zur Transformation. Indem Sie sich in der Stille niederlassen, können Sie außerdem zur inneren Weisheit in den Tiefen Ihrer Psyche in Kontakt treten. Wie tief unter der Meeresoberfläche finden Sie dort die langsamsten Strömungen der Weisheit Ihrer Seele. In dieser Tiefe treten Sie zu Ihrer Intuition in Kontakt. In der tiefen Verbindung zu Ihrem Herzen weilend, lernen Sie, dem inneren Wissen zu vertrauen, das auf diese Weise für Sie zum Kompaß für wichtige Entscheidungen wird.

Um an diesem Ort tiefer Stille ruhen zu können, müssen Sie sich so sicher fühlen, daß Sie in der Lage sind, sich von Ihren Defensivmechanismen zu lösen, denn nur dann können Sie die Entspannungsreaktion Ihres Parasympathischen Nervensystems nutzen (Benson & Proctor 2011; Wang et al. 2010). Mittels dieses inneren Empfindens von Sicherheit können Sie zu einem hybriden vagalen Zustand in Kontakt treten, der den ventral-vagalen Komplex (das System für soziale Verbundenheit) mit dem dorsal-vagalen Komplex verbindet. Dieser Zustand fördert die Rest-and-Digest-Reaktion. Allerdings kann es einige Zeit dauern, eine gesunde Beziehung zur Stille wiederherzustellen, und es erfordert Geduld. Falls Sie sich irgendwann während der Übung nicht sicher fühlen, können Sie mittels Bewegung auf der polyvagalen Leiter emporsteigen und so vermeiden, daß Sie das Gefühl entwickeln, in der Immobilisierungsreaktion festzusitzen (Dana 2018/2018).

Sich auszuruhen ist ein wichtiger Bestandteil jeder Yoga-Praxis, weil unser Körper von Rhythmen regiert werden. Das rhythmische Pulsieren des Herzschlags und die zyklische Bewegung des zirkadianen Rhythmus sind zwei Beispiele hierfür. Der zirkadiane Rhythmus ist ein 24-stündiger Zyklus, der nicht nur für das Schlafmuster eines Menschen entscheidend ist, sondern auch die Hormonproduktion, die Körpertemperatur, die Hungerzyklen und die Verdauung steuert. Wird der zirkadiane Rhythmus durch eine starke Störung Ihres normalen Tagesverlaufs unterbrochen (beispielsweise durch einen Jet-lag), kann sich das sowohl auf den Schlaf als auch auf die Verdauung auswirken. Unser Körper weiß zu schätzen, wenn wir relativ regelmäßig schlafen, aufwachen und essen. Widmen wir uns regelmäßig regenerativen meditativen Übungen, gewöhnt sich unser Körper auch an diese Rhythmen.

Ruhe ist zwar ein fester Bestandteil der Rhythmen unseres Körpers, doch viele unter uns haben eine komplizierte Beziehung zur Ruhe. Der Grund ist, daß unsere Kultur uns zu glauben konditioniert, daß unser Wert auf unserer Produktivität basiert. Manche fühlen sich schuldig, wenn sie sich ausruhen, oder sie halten es für egoistisch, Zeit für sich allein zu beanspruchen. Andere fürchten, wenn sie die Dinge ein wenig ruhiger angehen ließen, vergäben sie wichtige Chancen. Wieder andere fürchten, auf diese Weise ihre Dynamik zu verlieren oder träge zu werden. Vielleicht haben Sie verinnerlicht, daß Sie faul sind, wenn Sie nicht hart arbeiten oder produktiv sind. Verinnerlichte Botschaften dieser Art können dazu führen, daß Sie Ihre Gesundheit vernachlässigen oder glauben, »harte Arbeit« mache glücklich.

Traurigerweise kann dies dazu führen, daß wir uns von unserem tieferen Selbst abgetrennt fühlen, und manchmal fragen wir uns dann, was all die harte Arbeit für einen Sinn hat. Eine Sucht nach Geschäftigkeit kann zum Burnout führen, und dadurch kann die Funktionsfähigkeit des endokrinen Systems und die körperliche Gesundheit ganz generell beeinträchtigt werden (Bayes et al. 2021). Eine nährende Beziehung zur Ruhe zu entwickeln erfordert allerdings Konsistenz und Übung. Geben wir unserem Bedürfnis nach Ruhe statt, sind wir eigenartigerweise aufmerksamer und fokussierter, was letztlich eine Steigerung der Produktivität zur Folge hat.

Die klassische Abschlußposition jeder Yoga-Praxis ist *Shavasana,* die Totenstellung. Dabei liegt man bequem auf dem Rücken und achtet auf die Atmung und den Körper, während man in einen Raum der Stille hinabsteigt, in dem es weder Handeln noch Produktivität gibt. In diesem Zustand spüren Sie die Schwere des Körpers. Sie erhalten dadurch die Gelegenheit, auf Ihre Präsenz zu fokussieren, die Gaben zu empfangen, die Ihre Übung Ihnen erschließt, und sich der Unterstützung der Erde anzuvertrauen. Das Resultat sieht zwar manchmal wie ein Nickerchen aus, ist aber in Wahrheit eine Gelegenheit, völlig bewußt und gleichzeitig entspannt zu sein. Statt daß Sie versuchen, sich zu verändern, üben Sie sich darin, sich so, wie Sie sind, zu akzeptieren. Ihre Fähigkeit, sich zehn bis fünfzehn Minuten in dieser Haltung auszuruhen, wird zwar allmählich besser, aber Sie müssen wahrscheinlich mit kürzeren Zeitspannen beginnen.

Yoga Nidra, yogischer Schlaf, ist eine weitere Art regenerativer Yoga-Praxis, die sich besonders positiv auf die Gesundheit des Nervensystems auswirkt (Moszeik et al. 2020). Yoga Nidra wird in der Totenstellung ausgeführt und besteht aus einer Folge von Körpergewahrseinsübungen. Traditionell formuliert man dabei zunächst eine Intention; dies hilft, mit der Übung ein tiefes Empfinden von Sinn oder Zweck zu verbinden. Yoga Nidra dauert gewöhnlich 30 bis 40 Minuten; doch falls Sie zu Hypoarousal-Zuständen neigen, kann es sinnvoll sein, mit einer kürzeren Zeitspanne zu beginnen, indem Sie beispielsweise zehn Minuten lang in Stille verweilen und Ihr Gewahrsein auf die Atmung und Ihre Körperempfindungen richten. Nötigenfalls können Sie die Yoga-Nidra-Praxis auch abwandeln, um die Gefahr des Triggerns von PTBS-Symptomen zu verringern – etwa indem Sie die Übung im Sitzen ausführen oder indem Sie die Augen offen halten. Natürlich können Sie Ihren Körper jederzeit bewegen oder die Übung beenden. Falls Sie dies ausprobieren wollen, gibt Ihnen die folgende Übungsbeschreibung die Möglichkeit, eine traumasensible Version von Yoga Nidra unter Berücksichtigung der erwähnten Adaptationen auszuführen.

ÜBUNG 29

Ein erholsamer Neustart

Sie können diese Yoga-Nidra-Übung auf jede Art verändern, die Ihren persönlichen Bedürfnissen entgegenkommt. Sie können die Zeitspanne der Übung verändern, im Sitzen statt im Liegen üben oder die Augen offen halten. Nehmen Sie den Übungstext entweder selbst auf, oder bitten Sie jemanden, dem Sie vertrauen, darum, dies für Sie zu tun. Sie können es dann genießen, sich ohne jede eigene Mühe durch die Yoga-Nidra-Sequenz geleiten zu lassen.

Orientierung und Zentrierung

Zunächst sollten Sie sich darüber klar werden, ob Sie die Übung lieber auf der Yoga-Matte liegend oder auf einem Stuhl sitzend ausführen wollen. Im Liegen können Sie ein Polster unter Ihre Knie legen, den Kopf auf ein Kissen legen oder eine Decke über sich ausbreiten.

Werden Sie sich zunächst Ihrer Empfindungen, Emotionen und Gedanken, Ihres Atems und Ihres Energieniveaus bewußt. Lösen Sie sich von allen Gedanken daran, was Sie noch erledigen wollen, denn nur dann können Sie bei diesem erholsamen Neustart für Körper und Geist voll und ganz präsent sein.

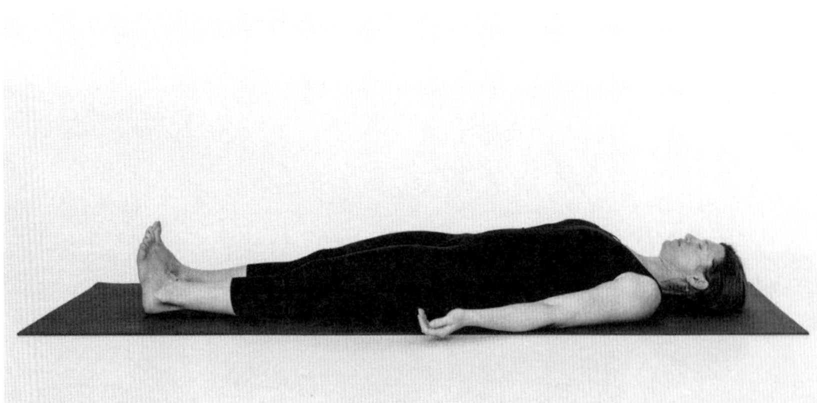

Formulieren einer Intention

Erinnern Sie sich nun an eine Situation, in der Sie sich auf positive und liebevolle Weise mit sich selbst verbunden fühlten. Wo waren Sie? Wer half Ihnen, dieses tiefe Gefühl der Verbundenheit mit sich selbst zu entwickeln? Wie fühlen Sie sich in Ihrem Körper, wenn Sie sich an diese Situation, an den Ort oder die Person, die Sie unterstützt hat, erinnern? Können Sie, wenn Sie dies in Ihrem Körper spüren, ein Wort oder einen kurzen Ausdruck nennen, das oder der Ihrem Gefühl entspricht? Es folgen ein paar Beispiele: zufrieden, friedlich, weiträumig, offen, sicher, fließend, verbunden, gelassen, behaglich, geborgen, ausgeglichen, entspannt.

Wenn Sie ein Wort gefunden haben, das dem tiefen Gefühl von Verbundenheit und Unterstützung entspricht, können Sie eine kurze Aussage formulieren, indem Sie dem gewählten Wort »Ich bin« hinzufügen. Wenn Sie beispielsweise das Wort »ausgeglichen« gewählt haben, können Sie einfach »Ich bin ausgeglichen« zu sich selbst sagen. Sobald Sie für den betreffenden Tag eine bestimmte Intention ausgewählt haben, können Sie sich diese innerlich mehrmals vergegenwärtigen und dabei zu spüren versuchen, welches Gefühl Ihr Körper damit verbindet. Sie können sich Ihre Intention auch jederzeit während der Übung vergegenwärtigen, um zu einem friedlichen inneren Empfinden von Verbundenheit, Leichtigkeit und Unterstützung zurückzufinden.

Gesicht und Hals wahrnehmen

Ich werde Ihnen nun helfen, Ihre Aufmerksamkeit nacheinander auf alle Körperbereiche zu richten. Fokussieren Sie die Aufmerksamkeit zunächst auf das Gesicht, indem Sie Empfindungen im Kiefer und Mund, in den Ohren, der Nase, den Wangen, den Augen, der Stirn und der Kopfhaut registrieren. Richten Sie die Aufmerksamkeit auf den Nacken, das Kinn, die Vorderseite des Halses und die Empfindungen in der Kehle. Sie können sich entscheiden, bei alldem still zu bleiben, Sie können aber auch kleine Bewegungen im Gesicht und im Kiefer initiieren oder leise Geräusche hervorbringen, um die sensorische Wahrnehmung Ihres Gesichts und Halses zu verstärken. Sie können auch einen sanften Druck erzeugen, um die Gesichts- und Halsmuskeln anzuspannen und die Spannung später wieder zu lösen. Wiederholen Sie dies, wenn Sie möchten, und atmen Sie dann noch zwei- oder dreimal, während Sie sich Ihre Empfindungen im Bereich des Gesichts und des Halses vergegenwärtigen.

Die Arme wahrnehmen

Nun lade ich Sie ein, Ihre Aufmerksamkeit auf die linke Schulter, den linken Arm, die linke Handfläche und die Finger der linken Hand zu richten. Verlagern Sie das Gewahrsein anschließend auf die rechte Schulter, den rechten Arm, die rechte Handfläche und die Finger der rechten Hand. Vielleicht entscheiden Sie sich dafür, still zu bleiben; Sie können aber auch minimale Bewegungen erzeugen, indem Sie die Muskeln der Schultern und Arme leicht anspannen und wieder entspannen, indem Sie die Hände öffnen und wieder schließen oder indem Sie die Finger bewegen, falls Ihnen das hilft, Arme und Hände zu spüren. Atmen Sie danach ein paarmal ein und aus, und achten Sie dabei auf Empfindungen in den Schultern, Armen und Händen.

Den Rumpf wahrnehmen

Nun lade ich Sie ein, die Aufmerksamkeit auf Empfindungen in Ihrem Rumpf zu richten. Werden Sie seiner Vorder- und Rückseite bewußt, und registrieren Sie Empfindungen im oberen und unteren Teil des Rückens, im Brustkorb und im Bauch. Achten Sie auch auf Ihr Becken und Ihr Kreuzbein. Sie können still bleiben, können aber auch tief einatmen, wenn Sie Bauch und Brustkorb erheben und dehnen, und diese Dehnung beim Ausatmen wieder auflösen. Atmen Sie anschließend noch zwei- oder dreimal, und achten Sie unterdessen auf Empfindungen im ganzen Rumpf.

Die Beine wahrnehmen

Richten Sie die Aufmerksamkeit nun auf Ihre linke Hüfte, das linke Bein, den linken Fuß und dessen Zehen. Wechseln Sie mit dem Gewahrsein anschließend zur rechten Hüfte, zum rechten Bein, zum rechten Fuß und zu dessen Zehen. Sie können dabei still bleiben, können aber auch kleine Bewegungen hervorrufen, indem Sie die Muskeln Ihrer Beine sanft anspannen und wieder entspannen, oder indem Sie die Zehen bewegen, falls

Ihnen das hilft, Ihre Beine und Füße zu spüren. Atmen Sie anschließend noch zwei- oder dreimal, und achten Sie unterdessen auf Empfindungen in Ihren Hüften, Beinen und Füßen.

Den ganzen Körper wahrnehmen

Und richten Sie die Aufmerksamkeit zum Abschluß auf Empfindungen im gesamten Körper. Lassen Sie zu, daß Sie die Vorder- und Rückseite, den oberen und unteren Teil sowie die Seiten Ihres Körpers wahrnehmen. Vergegenwärtigen Sie sich Ihren Körper als ein Ganzes. Spüren Sie, wie sich Ihr Atem durch den ganzen Körper bewegt. Jedes Einatmen lädt Sie dazu ein, Ihren Körper zu spüren, und jedes Ausatmen dazu, eventuell noch bestehende Anspannungen aus dem Körper zu entfernen. Nehmen Sie sich so an, wie Sie in diesem Augenblick sind, und versuchen Sie nicht, etwas zu verändern. Spüren Sie die tiefste Verbindung in Ihrem Herzen. Spüren Sie, wie diese Verbindung Ihnen ermöglicht, in dem Frieden zu verweilen, der im Zentrum Ihres Seins existiert. Er ist zu jeder Zeit für Sie da.

Zum Abschluß

Kehren Sie nun zu Ihrer Intention zurück – zu den Worten, die Ihnen helfen, zu einem inneren Empfinden von Verbundenheit, Leichtigkeit und Unterstützung in Kontakt zu treten. Wiederholen Sie diese Aussage erneut zwei- oder dreimal. Während Sie sich auf den Abschluß der Übung vorbereiten, können Sie über das, was Sie erlebt haben, reflektieren. Sobald Sie sich bereit fühlen, können Sie Ihr Gewahrsein wieder vollständig auf Ihre Umgebung richten. Falls Ihre Augen geschlossen waren, können Sie sie jetzt öffnen, damit sie den Raum, der Sie umgibt, wahrnehmen können. Nehmen Sie die Geräusche in Ihrer Umgebung und die Empfindungen, die der Luftzug auf Ihrer Haut erzeugt, wahr. Falls Sie noch liegen, können Sie nun langsam wieder in eine bequeme Sitzhaltung wechseln. Atmen Sie dann noch einige Male, und achten Sie im Anschluß darauf, was Sie in Körper und Geist sowie hinsichtlich Ihrer Emotionen und Ihres Energieniveaus wahrnehmen. Notieren Sie eventuelle Beobachtungen, und vergessen Sie nicht, daß Sie die Übung so oft, wie Sie wollen, wiederholen können.

Rückblick auf das Kapitel

Ich möchte Sie nun abschließend einladen, noch einmal über die Möglichkeiten, die sanfteren Aspekte des Yoga – in Form der Meditation über liebende Güte, durch Öffnung des Herzens sowie durch regenerative Übungen – in Ihre Bemühungen einzubeziehen, zu reflektieren. Sind bei Ihnen im Rahmen Ihrer Bemühungen, sich von Ihren Abwehrhaltungen zu lösen, Ängste aufgetaucht? Wonach sehnen Sie sich am meisten, wenn Sie sich vorstellen, daß Sie sich der Liebe öffnen? Wie fühlen Sie sich, wenn Ihnen nahegelegt wird, die Dinge langsamer angehen zu lassen und sich auszuruhen? Sie können sich nun ein wenig Zeit nehmen, um sich Ihre Notizen zu den Übungen in diesem Kapitel noch einmal anzuschauen. Was nehmen Sie aus diesem Kapitel mit? Haben Sie darin irgendwelche Dinge kennengelernt, die Sie im Rahmen Ihrer persönlichen Yoga-Praxis weiter erproben möchten?

5 Der Weg ist das Ziel

Einen Übungsplan für jeden Tag entwickeln

In den vorangegangenen vier Kapiteln haben Sie ein großes Spektrum therapeutisch wirksamer Yoga-Praktiken kennengelernt, die Sie für die Genesung von einem Trauma nutzen können. Diese können Sie nun in einen auf Ihre persönlichen Bedürfnisse zugeschnittenen Übungsplan einbeziehen. Angesichts der vielen Möglichkeiten, die in diesem Buch beschrieben werden, fragen Sie sich vielleicht, wie Sie herausfinden sollen, welche Yoga-Haltungen und -Sequenzen für Sie persönlich am besten geeignet sind. Vielleicht fällt es Ihnen aber auch grundsätzlich schwer, sich auf eine auf Sie persönlich abgestimmte Yoga-Praxis einzulassen. Deshalb soll Ihnen dieses letzte Kapitel helfen, einige Barrieren zu überwinden, die Sie an der erfolgreichen Nutzung eines Selbsthilfeplans hindern, und es soll Ihnen einige für die Entwicklung einer regelmäßigen Yoga-Praxis wichtige Grundprinzipien erläutern.

Eine wichtige Maxime für die Entwicklung und Erhaltung von Resilienz nach traumatischen Ereignissen ist das Bemühen, das eigene Leben weiter aktiv zu gestalten. Wenn Sie sich dem Heilungsprozeß stetig widmen, werden Ihnen Ihre Bemühungen in ihrer Gesamtheit helfen, Veränderungen zum Positiven zu erreichen. Sie werden dann erkennen, daß eine regelmäßige Yoga-Praxis Ihnen nicht nur auf dem Weg zur Genesung von einem Trauma hilft, sondern auch zu einem lebenslangen Prozeß des Erforschens werden kann. Jede Übung gibt Gelegenheit zur Selbstentdeckung und damit zu neuen Erkenntnissen und zur Erweiterung Ihres Gewahrseins. In diesem Sinne ist der Weg das Ziel.

Entwickeln eines persönlichen Yoga-Übungsplans

Wie jeder regelmäßige Akt der Selbstfürsorge würdigt auch eine regelmäßige Yoga-Praxis Körper und Geist. Falls es Ihnen schwerfällt, sich an einen persönlichen Übungsplan zu gewöhnen, sollten Sie ein wenig Zeit und Mühe darauf verwenden herauszufinden, ob Sie an irgendwelchen Überzeugungen hängen, die Sie daran hindern, etwas für sich selbst zu tun. Vielleicht glauben Sie, Sie seien es nicht wert, sorgsam mit sich selbst umzugehen, oder Sie meinen, Sie müßten sich zunächst um alle anderen Menschen kümmern, bevor Sie ein Anrecht darauf hätten, sich zu erholen. Vielleicht meiden Sie körperbasierte Übungen, weil diese bei Ihnen Emotionen wecken, mit denen Sie Schwierigkeiten haben, beispielsweise Scham oder Trauer. Solche Überzeugungen und Emotionen können Ihre gut gemeinten Bemühungen, Raum für sich selbst zu schaffen, sabotieren. Vielleicht entdecken Sie sogar einen Konflikt zwischen dem Teil von Ihnen, der sich regelmäßig einer Yoga-Praxis widmen möchte, und dem Teil, der sich solchen Bestrebungen widersetzt.

Solche inneren Konflikte und Barrieren können Sie im Rahmen einer Psychotherapie erforschen. Dies ermöglicht Ihnen, Gefühle der Hilflosigkeit, Furcht und Scham durchzuarbeiten oder sich mit der unzutreffenden Überzeugung auseinanderzusetzen, daß nichts von dem, was Sie tun, an Ihrer Situation etwas grundsätzlich verändern wird. Ein co-regulierend wirkender Therapeut kann Ihrem Widerstand mitfühlend und neugierig begegnen und Ihnen so zu einem tieferen Verständnis des Ursprungs Ihrer Gefühle und Überzeugungen verhelfen. Im Idealfall werden Sie sich eine größere Freiheit erschließen, die Ihnen ermöglicht, sich für Veränderungen Ihrer Lebensweise zum Positiven zu engagieren.

Auch andere Unterstützungsangebote, die Ihnen helfen könnten, sich Ihrer Übungsroutine zu verpflichten, können nützlich sein. So könnten Sie von der Zusammenarbeit mit einem therapeutisch orientierten Yoga-Lehrer profitieren, der Ihrer Verletzlichkeit mitfühlend Raum gibt. Vielleicht gelingt es Ihnen auch, einen Freund oder eine Freundin zu motivieren, sich mit ihnen zusammen der Yoga-Übung zu widmen. Oder Sie schließen sich einer Gruppe an, die an einem therapeutisch orientierten Yoga-Kurs teilnimmt und deren Mitgliedern es ebenfalls darum geht, von traumatischen Erlebnissen zu genesen. An solch einem Yoga-Kurs teilzunehmen erschließt Ihnen die Möglichkeit, Kontakte zu anderen Menschen aufzubauen und sich auf diese Weise zu vergegenwärtigen, daß Sie mit Ihren Schwierigkeiten nicht allein auf der Welt sind. Diese Beziehungen und die Umgebung, in der Ihre Yoga-Praxis stattfindet, können zu wertvollen Bestandteilen Ihres Heilungsprozesses werden.

Ein weiterer wichtiger Aspekt, eine zweckdienliche Yoga-Praxis zu entwikkeln, ist die Wahl des besten Zeitpunktes im Tages- oder Wochenverlauf für eine solche Routine. Die Entscheidung für eine bestimmte Übungszeit hilft Ihnen, eine gewisse Regelmäßigkeit zu entwickeln. Vielleicht werden Sie merken, daß Ihre Bedürfnisse variieren, je nachdem, ob Sie am Morgen, am Nachmittag oder am Abend üben. Weil das Energieniveau im Einklang mit Ihrem zirkadianen Rhythmus zu- und abnimmt, werden Sie wahrscheinlich die Erfahrung machen, daß eine aktive und kräftigend wirkende Yoga-Übung sich besser für einen früheren Zeitpunkt am Tag eignet, wohingegen sich eine regenerative Praxis besser für den Nachmittag eignet, wenn Ihre Energie abnimmt. Sie können auch mit kürzeren Übungszeiten – etwa mit fünf oder zehn Minuten täglich – beginnen. Wenn Ihre Praxis Ihnen dann vertrauter wird, können Sie die Zeitspanne allmählich auf dreißig Minuten oder mehr verlängern. Wenn Sie akzeptieren, daß Ihre Energie einen natürlichen Rhythmus von Ebbe und Flut unterworfen ist, hilft Ihnen das zu entscheiden, welche Übungen aus diesem Buch Ihnen zu unterschiedlichen Zeitpunkten die besten Dienste leisten.

Aber auch wenn Sie regelmäßig üben, schwanken Ihre Bedürfnisse wahrscheinlich von Tag zu Tag, je nachdem, wie belastend Ihre jeweils aktuelle Situation für Sie ist, wie Sie in der vorangegangenen Nacht geschlafen haben und ob Sie mit irgendwelchen Schmerzen oder Krankheitssymptomen fertig werden müssen. An manchen Tagen bevorzugen Sie eine energetisierend wirkende Übung auf der Yoga-Matte, an anderen Tagen führen Sie lieber auf einem Stuhl sitzend sanftere Übungen aus. Auch die Zeitspanne des Übens kann im Einklang mit Ihrem Energieniveau oder den Anforderungen Ihres Alltags variieren.

Grundprinzipien

Ich empfehle Ihnen, Ihre Übungsroutine an den folgenden zentralen Komponenten einer therapeutischen Yoga-Praxis zu orientieren: Orientierung und Zentrierung, Festlegen einer Intention, bewußtes Atmen, Stimulation des Vagusnervs, Aufwärmen des Körpers, Achtsamkeit in Bewegung, Achtsamkeit in der Meditation und integrierende Erholung. Jede Yoga-Übung kann einige oder alle genannten Komponenten berücksichtigen, und Sie können die Reihenfolge der einzelnen Elemente variieren. Das wichtigste für die Aufrechterhaltung einer täglichen Praxis ist, daß es Ihnen Freude macht, sich intensiver auf Ihre Reise zur Wiederverkörperung einzulassen, und daß Sie die damit verbundenen positiven Auswirkungen zu schätzen lernen. Statt sich zu einer bestimmten Übung zu zwingen, sollten Sie besser nach einem mühelosen Zugang zu ihr suchen. Dann erweisen sich sogar kräftigende Yoga-Haltungen für Ihren Körper als nährend, und alle schwierigen emotionalen Momente wirken auf Ihre Seele heilend.

ÜBUNG 30

Personalisieren Sie Ihre Übungsroutine

Es folgen einige Empfehlungen für die Nutzung der in diesem Buch vorgestellten Übungen, mit dem Ziel, Ihr körperliches, geistiges, emotionales und sprituelles Wohl zu fördern. Denken Sie daran, daß Ihre Bedürfnisse hinsichtlich der Übung von Tag zu Tag variieren werden.

Orientierung und Zentrierung

Häufig ist es von Vorteil, Übungssitzungen mit einer kurzen Zeit der Selbstbeobachtung beginnen zu lassen, weil Sie sich dann den Zustand Ihres Körpers und Geistes, Ihrer Emotionen, Ihrer Atmung und Ihres Energieniveaus vergegenwärtigen können (siehe hierzu Übung 4, *Orientierung und Zentrierung*). Wenn Sie der Vorgänge und Zustände in Ihrem Inneren gewahr sind, können Sie besser feststellen, ob Sie von einer energetisierenden oder einer regenerierenden Übung profitieren würden.

Formulieren einer Intention

Nehmen Sie sich ein wenig Zeit, um eine Intention für Ihre Übungssitzung zu formulieren; dies wird Ihre Entwicklung unterstützen (siehe hierzu Übung 3, *Festlegen einer Intention*). Das zu diesem Zweck gewählte Wort oder der kurze Ausdruck fokussiert Ihren Geist und versieht Ihre Praxis mit einem Sinn. Vielleicht spiegelt das gewählte Wort etwas, das Sie zu verändern bereit sind, wovon Sie sich lösen wollen oder das Sie momentan in Ihrem Leben stärker entwickeln wollen. Was würde Ihnen helfen, Ihren bestmöglichen Zustand zu erreichen?

Bewußtes Atmen

Wählen Sie eine Übung aus, die bewußtes Atmen fördert und Ihre körperlichen, mentalen und emotionalen Bedürfnisse unterstützt. Falls Sie sich ängstlich oder rastlos fühlen, können Sie Übung 6, *Die dreiteilige Atmung*, Übung 9, *Ausgewogenes Atmen*, Übung 10, *Durch einen Stohhalm ausatmen*, Übung 11, *Die Bienenatmung*, Übung 16, *Abwechselndes Atmen durch beide Nasenöffnungen*, oder Übung 17, *Wärmende und kühlende*

Atmung, wählen. Falls Sie momentan starke Gefühle erleben, ist es eventuell vorteilhaft, dieser Intensität entsprechend die *Wärmende Atmung* oder den *Feueratem* (beide aus Übung 17) zu praktizieren, bevor Sie sich einer Atmungsart zuwenden, die darauf abzielt, die sympathische Aktivierung zu verringern. Auf diese Weise können Sie lernen, Ihr Nervensystem zu tonisieren oder zu beruhigen.

Stimulation des Vagusnervs

Den Vagusnerv zu Beginn Ihrer Übung zu stimulieren kann Ihr Gefühl, im Hier und Jetzt präsent zu sein, verstärken. Sie können dazu einige oder alle Komponenten von Übung 12, *Entwickeln der sensorischen Wahrnehmung*, und Übung 13, *Nähren des Nervensystems*, verwenden.

Aufwärmen des Körpers

Beim Üben bestimmter Yoga-Haltungen kann es oft sinnvoll sein, sich mit Übung 14, *Fließende Bewegungen halten die Wirbelsäule flexibel*, Übung 18, *Frei fließende Bewegungen für die Faszien*, oder Übung 19, *Spiralbewegungen zur Auflösung von Streß*, aufzuwärmen. Auf diese Weise können Sie feststellen, ob bei Ihnen eine körperliche oder emotionale Anspannung besteht. Dies trägt dazu bei, ein Gespräch zwischen Körper und Geist zu initiieren, in dem Sie Ihren Empfindungen zuhören und sich bei intuitiven Bewegungen von ihnen leiten lassen.

Achtsamkeit in Bewegung

Nun können Sie weitere Bewegungsübungen hinzufügen. Wenn Sie sich eine energetisierende und stärkende Übungssequenz wünschen, können Sie zu Übung 5, *Beharrlichkeit und Stärke*, oder zu Übung 20, *Instinkt und Intuition wecken*, Übung 21, *Verbindung mit Ihrem Zentrum*, oder Übung 22, *Erdendes Fließen*, zurückkehren. Falls Sie hoffen, zu einer inneren Empfindung des Flows in Kontakt zu treten, können Sie sich den Übungen 24 bis 27 zuwenden: *Sich verwurzeln, um sich zu erheben*; *Bewegungsmeditation*; *Sich vor dem Unbekannten verneigen*; *Öffnen des Herzens*. Und falls es für Sie wichtig ist, sich ein wenig zu entschleunigen und Ihr Nervensystem zu beruhigen, sollten Sie sich vielleicht noch einmal Übung 28, *Sich nach innen wenden*, vornehmen. Vielleicht werden Sie feststellen, daß Ihr Körper und Geist von einer integrierend wirkenden Praxis profitieren, die energetisierende Bewegungen mit regenerierenden Haltungen verbindet.

Achtsamkeit in der Meditation

Achtsamkeitsmeditation kann Ihre Yoga-Praxis ergänzen und den aktiven Elementen des bewußten Atmens und der Bewegungen etwas Ausgleichendes hinzuzufügen. Die Atem- und Bewegungsübungen helfen dem Geist oft, sich in die Ruhe der Meditation hineinzufinden. Oder Sie fügen zu Beginn Ihrer Übungsroutine eine Meditation im Sitzen ein. Zur Unterstützung der Meditationspraxis könnten Sie sich noch einmal mit Übung 8, *Den Zeugen wecken*, Übung 15, *Selbstmitgefühl*, oder Übung 23, *Meditation für liebende Güte*, beschäftigen.

Integrierende Erholung

Zum Abschluß empfehle ich Ihnen, einige Minuten lang *Shavasana* zu praktizieren oder sich der *Yoga-Nidra*-Übung aus Übung 29, *Ein erholsamer Neustart*, zu widmen. Nehmen Sie den Übungstext entweder selbst auf, oder bitten Sie jemanden, dessen Stimme Sie als beruhigend empfinden, dies für Sie zu tun. Wenn Sie sich den Text anhören, können Sie die positiven Auswirkungen geführter Entspannung mühelos aufnehmen.

Zum Abschluß

Wie bei einem Mosaik setzt sich das große Bild bei der Yoga-Praxis immer aus kleinen Teilen zusammen. Bei jedem Kontakt mit der Yoga-Matte wird eine Vielzahl von Atem-, Bewegungs- und Körperwahrnehmungsübungen miteinander verbunden, die alle Ihre Entwicklung fördern und Ihnen zu einer wichtigen Veränderung verhelfen. Insgesamt ermöglichen sie Ihnen, zu einer umfassenderen Perspektive zu gelangen, einem Abbild der fortlaufenden Erschaffung Ihres Lebens. Ich hoffe sehr, daß Ihnen die Texte und Übungsanleitungen in diesem Buch geholfen haben, zu Ihrer verkörperten Weisheit in Kontakt zu treten und eine stärkere Verbindung zu Ihrem tiefsten Selbst zu entwickeln – daß diese Reise zum Herzen Sie dazu gebracht hat, sich zu öffnen und sich von Ihren Defensivhaltungen zu lösen, so daß Sie besser in der Lage sind, sich mit Ihrer wahren Natur der Güte, Großzügigkeit, Liebe und des Mitgefühls in Einklang zu bringen.

Vielleicht werden Sie im weiteren Verlauf dieser Reise sogar eine natürliche Neigung entdecken, durch einen echten und von Herzen kommenden Wunsch, anderen auf fürsorgliche und authentische Weise zu begegnen, für das selbst Empfangene zu danken. An diesem Punkt reicht Ihre persönliche Reise zur Heilung über die Yoga-Matte hinaus und tritt zur Welt in Kontakt. Der liebevolle Austausch von Geben und Annehmen gleicht einem Unendlichkeitssymbol, das uns daran erinnert, daß unsere persönliche Heilung eng mit dem Wohl anderer Menschen verbunden ist.

Zum Schluß dieses Buches – dieses Weges, den wir auf unserer persönlichen Heilungsreise eine Weile gemeinsam gegangen sind – bringe ich meine Hände zu meinem Herzen und verneige mich. Das Licht in mir ehrt und erkennt das Licht in Ihnen.

Namasté.

Anhang

Richtlinien für Therapeuten und Lehrer des therapeutischen Yoga

Dieser Anhang enthält Vorschläge, die Therapeuten und Yoga-Lehrer bei der Gestaltung einer Sequenz von Yoga-Haltungen für einen bestimmten Klienten oder Schüler nutzen können. Außerdem finden Sie im folgenden eine Struktur für die Planung eines sechwöchigen Kurses für therapeutisches Yoga.

Wenn Sie einen therapeutisch orientierten Yoga-Kurs anbieten wollen, müssen Sie den Teilnehmern klarmachen, daß in jedem Fall sie entscheiden, ob sie eine Übung ausführen oder nicht. Machen Sie unmißverständlich klar, daß die Teilnehmer sich immer gegen die Ausführung einer Übung entscheiden können. Ebenso wichtig ist, daß den Teilnehmern klar ist, daß sie jede Übung an ihre persönlichen Bedürfnisse anpassen oder sie verändern können. Beispielsweise können sie mit offenen oder geschlossenen Augen und entweder auf einem Stuhl sitzend oder im Stehen üben. Die Hervorhebung der Entscheidungsfreiheit ist besonders wichtig, wenn Sie vorschlagen, eine Meditations- oder Entspannungsübung auszuführen, weil das Ausruhen in Stille für Menschen mit einer umfangreichen Traumavorgeschichte oder für diejenigen, die zu Dissoziation und Immobilisierung neigen, sehr problematisch sein kann.

Für Sicherheit und Stabilisierung sorgen

Zu Beginn der Arbeit mit einem Klienten oder Schülern empfehle ich, sehr bedächtig jeweils nur eine Übung vorzustellen und die Teilnehmer aufzufordern, genau zu beobachten und sich grundsätzlich über das, was sie bei der Arbeit erleben, zu äußern. Es ist sinnvoll, zunächst nach Sorgen zu forschen, die sich auf Sicherheit und Selbstfürsorge beziehen, sowie nach Neigungen zu selbstschädigendem Verhalten (z. B. Selbstverletzung, Suizidgedanken, Suchtverhalten und Eßstörungen) und sich auf stabilisierende Arbeit zu konzentrieren, statt gleich mit yogischen Interventionen zu beginnen. Wenn Klienten oder Schüler eine der genannten Verhaltensweisen aktiv praktizieren, sollten sie psychotherapeutisch unterstützt werden, damit sie mehr Sicherheit und Stabilität entwickeln, bevor sie sich Yoga-Interventionen zuwenden. Versuchen Sie, den Betroffenen klarzumachen, daß das Bemühen um Sicherheit und Stabilität der erste Schritt auf dem Weg zu einer regelmäßigen Yoga-Praxis ist, denn das gibt ihnen die Möglichkeit, ihre Gedanken und Verhaltensweisen zu verfeinern, so daß sie einen sicheren Weg zu Fortschritten einschlagen können.

Dies schafft eine Grundlage, die ihnen helfen wird, eine individuelle Yoga-Praxis zu entwickeln, die ihren Bedürfnissen gerecht wird, auf ihre begrenzten Fähigkeiten Rücksicht nimmt und auf Güte basiert. Insbesondere im Kontext eines sechswöchigen therapeutisch orientierten Yoga-Kurses empfehle ich Teilnehmern häufig, sich gleichzeitig in eine traumabewußte Psychotherapie zu begeben. Wenn sie dazu bereit sind, können Sie mit ihnen gemeinsam eine auf sie persönlich abgestimmte therapeutische Yoga-Sequenz entwickeln, die auf den in diesem Buch erläuterten Übungen basiert.

Neurozeptives Gewahrsein und Co-Regulation entwickeln

Bei der Arbeit mit Traumatisierten sollte man während therapeutischer Yoga-Interventionen genau auf das Toleranzfenster der Betreffenden achten. Ihnen zu helfen, ihr *neurozeptives Gewahrsein* zu entwickeln – ein Gewahrsein innerer Signale für Gefahr oder Sicherheit –, ist besonders nützlich, weil ihnen dies festzustellen hilft, ob sie sich oberhalb ihres Toleranzfensters (was bedeutet, daß sie ängstlich, aufgewühlt oder überwältigt sind), unterhalb davon (was bedeutet, daß sie erschöpft, nicht verbunden oder empfindungstaub sind) oder innerhalb ihrer optimalen Zone entspannter Aufmerksamkeit befinden. Dieser Zustand entspricht dem schon in Kapitel 2 erwähnten »Goldlöckchenprinzip«. Sie helfen den Klienten, ihre innere Ruhe zu finden. Bei entsprechender Übung können Sie ihnen auch helfen, ihre Fähigkeit, effektiv auf ein umfassenderes Spektrum von Emotionen und Empfindungen zu reagieren, zu verbessern.

Manchmal wird ein Klient oder Student durch die während einer therapeutischen Yoga-Intervention auftauchenden Gefühle verängstigt. Einige berichten in diesem Zustand über Übelkeit oder Benommenheit oder leichte Kopfschmerzen. Diese somatischen Symptome deuten darauf hin, daß es an der Zeit ist, die Arbeit etwas langsamer angehen zu lassen, damit der Klient oder Student seine verkörperte Weisheit nach und nach integrieren kann. Manchmal signalisiert somatisches Leiden, daß bei einem Klienten unausgedrückte Emotionen existieren. Oft reicht es in solchen Fällen, die Übungssequenz zu unterbrechen und dem Betreffenden zu ermöglichen, sich über Erlebtes zu äußern, um ihm zu helfen, seine Erlebnisse zu integrieren. Fühlt sich der Klient oder Student müde, können Sie seine Erschöpfung würdigen, indem Sie ihm empfehlen, sich auszuruhen. Falls jemand sich erstarrt fühlt oder dissoziiert wirkt, können Sie ihm empfehlen, sich auf sein sensorisches Erleben des Raumes hin zu orientieren, indem er sich darin umschaut und alles, was er entdeckt, benennt. Sie können solchen Menschen aber auch vorschlagen, Finger und Zehen zu bewegen, die Hände zusammenzupressen oder die Füße fest auf den Boden zu drücken, um ihnen zu helfen, sich achtsam zu bewegen und Kontakt zu einem inneren Empfinden von Sicherheit herzustellen.

Falls Ihr Klient oder Student über starke emotionale Reaktionen während einer Yoga-Übung berichtet, empfiehlt es sich anzuerkennen, daß diese Emotionen und Gefühlszustände schon vor der Übung bestanden. Die Yoga-Praxis hat die Reaktionen nicht hervorgerufen, sondern einen Teil der somatischen Panzerung aufgelöst, wodurch sie zu einem inneren Selbstempfinden in Kontakt getreten sind, das vorher vom Bewußtsein abgeschirmt war. Es ist ein sehr tief wirkendes Geschenk, in solchen Momenten die eigene Präsenz anbieten zu können.

Wenn Sie sich von den Emotionen des Klienten oder Schülers nicht einschüchtern lassen, entspannen die Betroffenen sich. Dies macht es auch unwahrscheinlicher, daß sie wegen des Erlebten Scham empfinden. Wenn Menschen ein relationales Trauma erlebt haben, gab es für sie möglicherweise nie einen anderen Menschen, der in der Lage gewesen wäre, mit ihnen in ihrer Wut, Angst oder Traurigkeit auszuharren. Sie können unter Bindungsverletzungen infolge von Verrat oder Verlassenwerden leiden. Ihre Bereitschaft, angesichts des Schmerzes Ihrer Klienten oder Schüler präsent zu bleiben, steht im Einklang mit der innersten Essenz des Yoga. Andere Menschen neigen dazu, während Yoga-Interventionen sehr intensiv nachzudenken. Dies deutet auf eine intellektualisierende Defensivhaltung hin, die für die Betroffenen vielleicht früher einmal wichtig war, um sich selbst schützen zu können. Tritt dies ein, können Sie den Betroffenen Neugier und Bereitschaft zu akzeptieren anbieten und sie dazu einladen, es genauso wie Sie zu machen.

Manchmal berichten Klienten oder Schüler auch über Taubheitsempfindungen. In solchen Fällen ist es manchmal von Nutzen, wenn Sie Ihr eigenes Gewahrsein in Ihren Beinen und Füßen verwurzeln, um geerdet zu bleiben und so ein wichtiges Gegengewicht zum Erleben Ihrer Klienten und Schüler zu kreieren. Dies verweist auf den Wert der Co-Regulation, insofern Ihre Fähigkeit, in einem ventral-vagalen Zustand zu verweilen, einem anderen Menschen eine ruhige, mitfühlende und regulierend wirkende Präsenz erschließt. Wenn Sie in der Lage sind, konsistent, vorhersehbar und vertrauenswürdig Zuwendung anzubieten, schaffen Sie dadurch für andere Menschen Sicherheit.

Ihre eigene Yoga-Praxis unterstützt Ihre Fähigkeit zur Co-Regulation anderer Menschen. Indem Sie sich während einer Yoga-Sitzung in Ihren eigenen Körper einstimmen, können Sie subtile Veränderungen spüren, die Ihnen Aufschluß über das Erleben anderer Menschen geben. So könnten Sie Veränderungen Ihres Atemmusters bemerken, ein Druckgefühl in der Brust oder einen Kloß im Hals. Ihr Gewahrsein ermöglicht Ihnen somit die Selbstregulation, indem Sie eine Hand auf Ihr Herz legen oder indem Sie länger und langsamer atmen. Aus diesem Grund können Sie nicht nur Ihre Selbstregulation individuell gestalten, sondern zugleich Klienten oder Schüler nonverbal einladen, den Atem zu vertiefen.

Zwar ist es normal, sich gelegentlich zu fürchten, traurig zu sein oder sich zu sorgen, wenn ein Klient oder Student verstört wirkt; doch wenn Sie besonders empathisch veranlagt sind, kann es sein, daß Sie für derartige schmerzliche Empfindungen besonders anfällig sind. Der Rückgriff auf die eigenen Selbstfürsorge-, Atem- und Gewahrseins-Übungen kann Ihnen helfen, mit solchen Augenblicken so fertig zu werden, daß Sie mitfühlend bleiben können, ohne sich erschöpft zu fühlen. Denken Sie daran, daß Mitgefühl nicht dem Bedürfnis entspringt, die Situation eines anderen Menschen zu verbessern. Machen Sie sich dies bewußt, wenn Sie den Drang verspüren, jemanden vor seinem Schmerz zu retten. Dadurch könnten Sie unabsichtlich die Befriedigung beeinträchtigen, die daraus resultiert, daß eine schwierige Situation einem Menschen zu einer neuen Einsicht verhilft. Wenn Sie fürsorglich und warmherzig dem Prozeß der anderen Person Raum geben, würdigen Sie, daß dieser andere bereit und in der Lage ist, sein eigenes Leiden zu erleben und seiner intrinsischen Weisheit zu vertrauen, und damit geleiten Sie ihn gleichzeitig auf seinem Weg zur Lösung. Dies kann die Entdeckung eines neuartigen Empfindens von Befähigung zur Folge haben.

Die im folgenden beschriebenen Leitlinien sollen Ihnen helfen, mit Situationen fertig zu werden, in denen ein Klient oder Schüler überwältigt wirkt oder berichtet, er fühle sich so.

Was man tun kann, wenn sich ein Klient oder Student überwältigt fühlt

Einschätzen

Untersuchen Sie mit den Klienten oder Schülern zusammen, wie diese sich bezüglich des momentanen Geschehens fühlen. Kommen sie mit ihren Gefühlen und Empfindungen zurecht? Fühlen Sie oder Ihre Klienten/Schüler sich überwältigt? Grundsätzlich ist es nützlich, auf die eigene Atmung und das Gefühl, geerdet zu sein, zu fokussieren, wenn Sie für andere Menschen eine förderliche Präsenz sein wollen.

Reflektieren

Bringen Sie Ihre Bereitschaft, präsent zu sein, zum Ausdruck. Sie können sagen: »Ich merke, daß Sie im Augenblick vieles empfinden. Ihre Gefühle und Empfindungen sind willkommen, und ich bin hier, um Sie zu unterstützen.« Das kann ausreichen, um Klienten/Schülern zu helfen, ihr Erleben zu integrieren und gleichzeitig ein Gefühl der Sicherheit und Verbundenheit wiederherzustellen.

Intervenieren

Leidet ein Klient/Student weiterhin, können Sie es mit folgenden Arten von Intervention versuchen:

- **Emotionaler Raum:** »Wäre Ihnen mehr Interaktion lieber oder mehr Raum, in dem Sie schlicht mit dem, was Sie erleben, in Kontakt sein können?«
- **Nähe:** »Wünschen Sie sich, daß ich Ihnen näher bin, oder wäre es Ihnen lieber, wenn ich mich weiter von Ihnen entferne?«
- **Orientierung:** »Schauen Sie sich in der Umgebung um. Sehen Sie etwas, das Sie daran erinnert, daß Sie hier und jetzt in Sicherheit sind? Hören Sie den Klang meiner Stimme? Spüren Sie den Luftzug auf Ihrer Haut?«
- **Mobilisierung:** »Achten Sie darauf, wie es sich anfühlt, die Finger und Zehen zu bewegen. Wenn Sie möchten, können wir aufstehen und langsam im Raum umhergehen.«

- **Erdung:** »Wir könnten zusammen aufstehen. Dann können Sie die Stärke Ihrer Beine spüren, während Sie die Füße fest in den Boden drücken.«
- **Grenzen setzen:** »Wir könnten zusammen aufstehen, und Sie können Ihre Hände dann gegen eine Mauer drücken. Spüren Sie die Kraft, die in Ihrem Drücken liegt.«
- **Atmen:** »Wenn Sie sich damit wohlfühlen, können Sie mehrmals lange und langsam ausatmen.« (Sie können in diesem Zusammenhang Übung 10, *Durch einen Strohhalm ausatmen*, benutzen, um der anderen Person zu helfen, sich mit Hilfe des Atems zu regulieren.)
- **Imaginierte Ressource:** »Versuchen Sie, sich an eine Situation zu erinnern, in der Sie sich mit sich selbst besonders verbunden fühlten. Wo waren Sie damals? Und wer hat Ihnen geholfen, dieses tiefe Gefühl der Verbundenheit mit sich selbst zu entwickeln? Wie fühlen Sie sich in Ihrem Körper, während Sie sich an diese Situation, den Ort oder die andere Person, die Sie unterstützt hat, erinnern? Lassen Sie zu, daß das Vorstellungsbild von diesem Ort, der Situation oder der Person Ihnen hilft, zu einem friedlichen Gefühl von Verbundenheit, Ruhe und Unterstützung zurückzukehren.«

Durchführen einer individuellen Yoga-Therapie-Sitzung

Die folgende Anleitung soll Therapeuten und Yoga-Lehrern bei der Vorbereitung individueller Yoga-Therapie-Sitzungen unterstützen. Anfangs können Sie die Klienten oder Schüler in einer Sitzung durch die Übungssequenz begleiten; aber später sollten sie die Übungen zu Hause selbständig ausführen. Einige Übungen lassen sich leichter in Sitzungen ausführen, in denen der Klient oder Schüler auf einem Stuhl sitzt, wohingegen sich andere besser für Yoga-Therapie-Sitzungen eignen, in denen eine Yoga-Matte zur Verfügung steht.

Eine individuelle Yoga-Therapie-Sitzung

Orientierung und Zentrierung

Erklären Sie den Klienten oder Schülern, warum es wichtig ist, ein Gewahrsein des eigenen Körpers, Geistes, Atems und der Signale des Nervensystems zu entwickeln. Erforschen Sie mit ihnen gemeinsam, ob sie sympathische Erregung in Form einer Kampf-, Flucht- oder Erstarrungsreaktion erleben. Sie können auch untersuchen, ob die Betreffenden sich in einem parasympathischen Zustand befinden, in dem sie sich kollabiert, verschlossen oder depressiv fühlen. Bringen Sie die Klienten dazu, auf Signale zu achten, die zeigen, daß sie aktuell in Sicherheit sind, damit sie sich intensiver auf die Sitzung einlassen können.

Festlegen einer Intention

Sprechen Sie mit den Klienten/Schülern über ihre Ziele für die Yoga-Therapie-Sitzung. Beispielsweise könnten sie beabsichtigen, ihre Angst zu verringern, eine Depression zu lindern, ihren Schlaf zu verbessern, wegen Problemen hinsichtlich der körperlichen Gesundheit Unterstützung zu suchen oder ihr Selbstmitgefühl zu stärken. Helfen Sie ihnen, eine Intention zu entwickeln, die ihre Übung unterstützt (Übung 3, *Festlegen einer Intention*).

Bewußtes Atmen

Schlagen Sie den Klienten/Schülern vor, mit einer Pranayama-Übung zu experimentieren, um eventuelle emotionale Aktivierungen oder Erregungszustände des Nervensystems auszugleichen. Ich empfehle, mit Übung 6, *Die dreiteilige Atmung*, oder mit Übung 9, *Ausgewogenes Atmen*, zu beginnen. Falls Klienten oder Schüler Angst oder Rastlosigkeit empfinden, können Sie eventuell Übung 10, *Durch einen Strohhalm ausatmen*, Übung 11, *Die Bienenatmung*, Übung 16, *Abwechselndes Atmen durch beide Nasenöffnungen*, oder aus Übung 17 *Kühlende Atmung* vorstellen. Falls Ihre Klienten/Schüler eine energetisierende und dynamische Übung suchen, können Sie aus Übung 17 *Wärmende Atmung* und *Feueratem* empfehlen. Mit Hilfe dieser Übungen können sie lernen, ihr Nervensystem zu stimulieren oder zu beruhigen.

Stimulation des Vagusnervs

Leiten Sie die Klienten/Schüler zur Ausführung einiger oder aller Übungen zur Stimulation des Vagusnervs aus den Sequenzen der Übungen 12 und 13 (*Entwickeln der sensorischen Wahrnehmung* und *Nähren des Nervensystems*) an. Geben Sie dabei ein Tempo vor, in dem die Übenden auf subtile Veränderungen hinsichtlich ihrer Reaktion auf die Übungen achten und darüber berichten können.

Aufwärmen des Körpers

Wenn die Klienten/Schüler physische Yoga-Übungen ausführen, ist es oft sinnvoll, sich vorher durch Übung 14 (*Fließende Bewegungen halten die Wirbelsäule flexibel*), durch Übung 18 (*Frei fließende Bewegungen für die Faszien*) oder durch Übung 19 (*Spiralbewegungen zur Auflösung von Streß*) aufzuwärmen. Dadurch erkennen sie gleichzeitig, ob bei ihnen irgendwelche körperlichen oder emotionalen Spannungen bestehen. Dieser Prozeß hilft Ihnen und Ihren Klienten/Schülern herauszufinden, wie Sie mit der Arbeit in der betreffenden Sitzung am besten fortfahren können, und außerdem, gemeinsam vorsichtig Bewegungsübungen auszuwählen.

Achtsamkeit in Bewegung

Wenn Sie Yoga in eine Psychotherapiesitzung integrieren wollen, empfehle ich Ihnen, Ihre Klienten zunächst einzuladen, im Sitzen oder Stehen Bewegungen der Wirbelsäule zu erforschen, um ihnen zu helfen, die Verbindung zwischen ihrer Haltung, ihren Gedanken und ihren Emotionen zu spüren. Dies hilft den Betreffenden darauf zu achten, ob bei ihnen irgendeine körperliche oder emotionale Anspannung besteht. Auf dieser Grundlage können Sie dann Yoga-Haltungen vorstellen, die Ihnen als für die Intention eines bestimmten Klienten relevant erscheinen. Beispielsweise könnten Sie die Berg- und die Baum-Haltung vorschlagen, um ihr Gefühl zu stärken, daß sie trotz des Verweilens in einer belastenden Situation verwurzelt und im Gleichgewicht sind. Sie können auch Krieger II oder die Stern-Haltung empfehlen, um den Klienten/Schülern zu helfen, angesichts belastender Empfindungen innere Stärke und Mut zu finden. Sie können ihnen aber auch vorschlagen, sich über ein Kissen gebeugt in die Kind-Haltung zu versetzen, um trotz eines Gefühls der Verletzlichkeit ihr Behagen zu stärken.

Wenn Sie das Üben auf einer Yoga-Matte anbieten, können Sie ein größeres Spektrum von Haltungen und Übungen erforschen. Beispielsweise könnten Sie eine energetisierende und stärkende Übung wie *Instinkt und Intuition wecken* (20), *Verbindung mit Ihrem Zentrum* (21) oder *Erdendes Fließen* (22) wählen. Falls ein Klient/Student zu einem inneren Empfinden von Ruhe und Ausgeglichenheit in Kontakt zu treten versucht, können Sie *Sich verwurzeln, um sich zu erheben* (Übung 24), *Bewegungsmeditation* (25), *Sich vor dem Unbekannten verneigen* (26) oder *Öffnen des Herzens* (27) wählen. Und falls sich ein Klient oder Student in einem inneren Empfinden von Sicherheit verwurzeln möchte, können Sie sich noch einmal Übung 28, *Sich nach innen wenden*, vornehmen. Sobald sich ein Klient/Student mit den ausgewählten Übungen wohl fühlt, können Sie ihm helfen, eine Übungssequenz zu entwickeln, die energetisierende Bewegungen und regenerative Haltungen miteinander verbindet.

Achtsamkeit in der Meditation

Je nach Bedürfnis und Interesse können Sie Klienten oder Schüler durch eine der Achtsamkeitsübungen geleiten. *Den Zeugen wecken* (Übung 8) konzentriert sich auf das nichturteilende Beobachten von Gedanken, *Selbstmitgefühl* (Übung 15) zielt auf die Stärkung eines Gefühls der Wärme und des Sich-selbst-Akzeptierens, und *Meditation für liebende Güte* (Übung 23) erweitert diese mitfühlende Grundhaltung auf andere Menschen. Sie können diese Übung am Anfang einer Übungssitzung ausführen lassen, sofern sich das mit den individuellen Bedürfnissen eines Klienten vereinbaren läßt.

Integrierende Ruhe

Laden Sie Ihre Klienten/Schüler ein, einen Teil oder alle Teile der geführten Yoga-Nidra-Übung aus Übung 29, *Ein erholsamer Neustart*, auszuführen. Um während der Übungssitzung ein Gefühl der Sicherheit zu stärken, können sie die Übung im Sitzen oder Liegen ausführen und die Augen offen oder geschlossen halten.

Eine Yoga-Therapie-Sitzung mit einer Gruppe leiten

Falls Sie einen therapeutisch orientierten Yoga-Kurs mit einer Gruppe durchführen wollen, kann Ihnen die folgende Struktur nützlich sein. Eine Gruppe für solch einen Kurs sollte nicht mehr als sechs bis acht Teilnehmer umfassen, weil Sie bei dieser Größe in ausreichendem Maße für Verbundenheit und Sicherheit sorgen können. Bei einer so kleinen Teilnehmerzahl können Sie die Bewegungen und das Energieniveau aller im Blick behalten und den Kurs so dimensionieren, daß die Bedürfnisse aller Beteiligten berücksichtigt werden. In der Regel reichen neunzig Minuten für die Übungssitzung aus. Wie bereits früher erwähnt wurde, können Sie jeden Teilnehmer dazu einladen, sein eigenes Toleranzfenster zu entdecken, und ihn ermutigen, ein für seinen Körper und Geist adäquates Arbeitstempo zu wählen. Stellen Sie den Teilnehmern gegenüber klar, daß es sich zwar um einen Gruppenkurs handelt, daß sie ihren Körper aber oft sehr unterschiedlich bewegen werden. Fordern Sie die Übenden auf, ihre Aufmerksamkeit nach innen zu richten und ihren Empfindungen zu lauschen, um Anhaltspunkte für ihre Bewegungen zu erhalten.

Im Gruppenrahmen fördert therapeutisches Yoga mit Blick auf Traumaheilung die Verbindung zwischen den Übenden. Zu Beginn jeder Sitzung versammeln sich die Teilnehmer in einem Kreis, und die Lehrerin gibt psychoedukative Erklärungen, die sich auf die Thematik der betreffenden Sitzung beziehen. Im Idealfall erfordert solch eine kurze Erläuterung fünf bis zehn Minuten und endet mit einer spezifischen Frage oder Aussage, die dazu dient, den Check-in-Prozeß zu strukturieren. Laden Sie alle Teilnehmer dazu ein, der Gruppe ihre Gedanken zum vorgestellten Thema mitzuteilen. Dabei sollten Sie aber auch unmißverständlich darauf hinweisen, daß niemand sich zu äußern braucht, wenn er es nicht will.

Im Hinblick auf die Check-in-Runde ist es sinnvoll, alle Teilnehmer zu bitten, höchstens zwei Minuten in Anspruch zu nehmen und zum Abschluß eine spezifische Intention für ihre Arbeit am betreffenden Tag zu nennen. In dieser Gruppenrunde zu Beginn der Arbeit können sich die Teilnehmer von Gefühlen mangelnder Zugehörigkeit oder von dem Gefühl, ausgeschlossen zu sein, befreien. Weil unsere Verletzungen nicht in einem Vakuum entstehen, müssen Traumata interpersonal in einer Sicherheit gebenden Gemeinschaft aufgelöst werden. In der Regel sollten die Gruppenmitglieder auf Äußerung eines Teilnehmers nur mit »Danke dir« antworten. Von Reaktionen, die persönliche Reaktionen, Feedback oder »nützliche« Ratschläge enthalten, wird nachdrücklich abgeraten.

Nach Abschluß dieser Check-in-Runde laden Sie alle Teilnehmer ein, auf ihre Yoga-Matte zurückzukehren und sich in eine Haltung zu versetzen, die ihnen hilft, ihr Gewahrsein wieder auf sich selbst zu richten. Ich empfehle in der Regel, entweder sitzen zu bleiben oder sich in eine als unterstützend empfundene Ruhehaltung zu versetzen. Erinnern Sie sie daran, daß sie die Augen öffnen oder geschlossen halten können, während sie auf ihr Erleben der Gruppe, des Raumes und ihres Körpers fokussieren. Laden Sie die Teilnehmer nach einigen Minuten zur Ausführung der Atem-, Bewegungs- oder Körpergewahrseinsübungen ein, die der Arbeit an der für die Sitzung gewählten Thematik entsprechen. Erläutern Sie jede Übung in einem einladenden Ton, und erinnern Sie die Teilnehmer immer wieder daran, daß sie jederzeit Übungen auslassen oder sich ausruhen können.

Die Sequenz der Asana- und Pranayama-Praktiken nimmt in der Regel etwa 45 Minuten in Anspruch, und ihr folgt eine geführte Meditations- oder Entspannungsübung, welche die Integration des zuvor Erreichten fördern soll. Die Sitzung endet damit, daß alle Teilnehmer eingeladen werden, sich noch einmal im Kreis zusammenzusetzen. Diesmal soll jeder Teilnehmer Gelegenheit erhalten, über Beobachtungen während der Sitzung zu berichten. Bei dieser letzten Gelegenheit, einander im Gruppenrahmen etwas mitzuteilen, können Sie als Leiterin die Teilnehmer beobachten, bevor sie den Raum verlassen, und eventuell etwas unternehmen, falls jemand sich aufgrund der Übungen verletzlich fühlt.

Ich empfehle für einen solchen Yoga-Kurs eine Zeitspanne von sechs Wochen; dementsprechend müssen die Teilnehmer zum Durchhalten über diesen Zeitraum motiviert werden. Dadurch entwickelt sich in der Gruppe eine gewisse Vertrautheit, und die Teilnehmer fühlen sich miteinander verbunden. Ich benutze diese Struktur seit vielen Jahren und habe festgestellt, daß Schüler häufig später noch einmal an einem solchen Kurs teilnehmen, um durch die Wiederholung der ersten Schritte noch besser mit den Übungen vertraut zu werden. Es kann auch nützlich sein, einen Kurs für »Fortgeschrittene« zu organisieren, der allen offensteht, die den sechswöchigen Grundkurs bereits absolviert haben und die sich tiefer auf die Übung einlassen wollen. Ein Kurs für Fortgeschrittene kann eventuell mehr Teilnehmer umfassen, weil diese inzwischen besser zur Selbstregulation eines größeren Spektrums von Emotionen und Zuständen ihres Nervensystems in der Lage sind.

Jede Sitzung des sechswöchtigen Kurses umfaßt die folgenden zentralen Komponenten therapeutischen Yogas für die Genesung von Traumata: Psychoedukation, Möglichkeiten des Austauschs von Erfahrungen, Orientierung und Zentrierung, bewußtes Atmen, Stimulation des Vagusnervs, Aufwärmen des Körpers, Achtsamkeit in der Meditation, Achtsamkeit in Bewegung und integrierend wirkende Ruhe. Natürlich können Sie die Themen verändern, Austauschgelegenheiten modifizieren und Übungen hinzufügen oder weglassen, damit das Programm den einzigartigen Bedürfnissen Ihrer Schüler entspricht.

Sechswöchiger Kurs in therapeutischem Yoga für die Trauma-Genesung

Dies ist ein Beispiel für die Gestaltung eines sechswöchigen Yoga-Kurses mit dem Ziel der Traumaheilung. Das Modell kann auf die speziellen Bedürfnisse der jeweiligen Teilnehmer angepaßt werden.

Woche 1: Wahl und Freiheit

Die erste Sitzung soll den Schülern helfen, in ihrem Körper ein Gefühl der Sicherheit zu entwickeln. Sie geleiten die Teilnehmer durch eine Übung in dualem Gewahrsein, um ihre Fähigkeit zu stärken, bei ihren Emotionen und Empfindungen zu bleiben, ohne sich von ihnen überwältigen zu lassen. Die für die Sitzung gewählten Übungen zielen darauf ab, den Schülern ein körperliches Gefühl der Stärke und Befähigung zu vermitteln.

- **Psychoedukation:** Erläutern Sie die Verbindung zwischen einem Empfinden von Sicherheit und Wahlfreiheit (siehe hierzu den Abschnitt »Die Freiheit zu wählen« aus Kapitel 1). Erklären Sie in diesem Zusammenhang das Konzept des Festlegens einer Intention (siehe hierzu »Das erste Glied: Die Samen der Veränderung« in Kapitel 1). Beschreiben Sie, wie die Teilnehmer die Fähigkeit zu dualem Gewahrsein entwickeln können, um Signale für Sicherheit im Hier und Jetzt zu verstärken (siehe hierzu »Das fünfte und sechste Glied: Duales Gewahrsein und Genesung vom Trauma« in Kapitel 1).
- **Möglichkeit des Austauschs von Erfahrungen:** Fragen Sie die Teilnehmer: »Warum haben Sie sich zu diesem Kurs angemeldet? Was versprechen Sie sich von der Teilnahme? Was ist Ihre Intention für die heutige Sitzung?«
- **Orientierung und Zentrierung:** Stellen Sie Übung 4, *Orientierung und Zentrierung*, vor, um den Teilnehmern zu helfen, Signale für ihren Körper und Geist zu beobachten, die auf einen defensiven Zustand hindeuten. Sie können aber auch Signale erkennen, die zeigen,

daß sie gegenwärtig in Sicherheit sind, was ihnen ermöglicht, sich stärker auf den Kurs einzulassen.

- **Achtsamkeit in der Meditation:** Geleiten Sie die Teilnehmer durch eine Übung in dualem Gewahrsein, die im Sitzen ausgeführt wird. Dabei werden sie aufgefordert, abwechselnd auf äußere Signale für Sicherheit und auf ihr inneres Erleben körperlicher Empfindungen oder Emotionen zu achten. Sie können hierzu die Übungen zur Förderung dualen Gewahrsein nutzen, die in Übung 7, *In der Kindhaltung ruhen,* zusammengefaßt sind.
- **Bewußtes Atmen:** Leiten Sie die Schüler zur *Dreiteiligen Atmung* (Übung 6) an, um eine Entspannungsreaktion zu verstärken.
- **Stimulation des Vagusnervs:** Geleiten Sie die Teilnehmer durch Übung 12, *Entwickeln der sensorischen Wahrnehmung.* Gehen Sie dabei so langsam vor, daß die Teilnehmer eventuelle subtile Veränderungen in ihrer Reaktion auf die einzelnen Elemente der Übung registrieren können.
- **Aufwärmen des Körpers:** Zwecks Aufwärmung der Wirbelsäule können Sie Ihre Schüler nun durch Übung 14, *Fließende Bewegungen halten die Wirbelsäule flexibel,* geleiten. Dabei können die Teilnehmer entweder auf der Yoga-Matte oder auf einem Stuhl sitzen. Anschließend können sie die Übung zusätzlich im Stehen erforschen, um sich auf die nächste Serie von Haltungen im Stehen vorzubereiten.
- **Achtsamkeit in Bewegung:** Machen Sie die Schüler mit einer sanft fließenden Sequenz im Stehen bekannt, die Übung 5, *Beharrlichkeit und Stärke,* sowie die Baum-Haltung in Verbindung mit Übung 24, *Sich verwurzeln, um sich zu erheben,* umfaßt. Schließen Sie die Bewegungssequenz mit Übung 7, *In der Kind-Haltung ruhen,* ab. Erinnern Sie die Teilnehmer gelegentlich daran, daß sie während der gesamten Übungssitzung Strategien dualen Gewahrseins nutzen können.
- **Integrierend wirkende Ruhe:** Geleiten Sie die Teilnehmer zum Abschluß der Sitzung in eine einige Minuten dauernde sanfte Shavasana.

Woche 2: Den Zeugen wecken

In der zweiten Sitzung sollen die Teilnehmer lernen, ihre Gedanken, Emotionen und Empfindungen nichturteilend zu beobachten, wobei Sie sie mit Augenbewegungen bekannt machen und ihnen beibringen, sanfte Dehnungen zwecks Auflösung von Spannungen im Nackenbereich sowie Rekelbewegungen auszuführen. Weil diese Praktiken problematische Emotionen wecken können, ist es wichtig, dabei langsam vorzugehen und den Teilnehmern so zu helfen, neuartige Wahrnehmungen zu integrieren und zu verdauen. Anschließend werden in dieser Sitzung die Übungen aus der vorigen Woche wiederholt, um die verkörperte Ressource der Stärkung zu optimieren.

- **Psychoedukation:** Erläutern Sie den Wert der Entwicklung eines nichturteilenden Zeugen (siehe hierzu das *siebte und achte Glied: Die Weisheit reinen Gewahrseins* in Kapitel 1).
- **Möglichkeit des Austauschs von Erfahrungen:** Fragen Sie die Gruppe: »Inwiefern hat Sie das, was Sie in der Vergangenheit erlebt haben, dazu gebracht, unzutreffende oder verletzende Sie selbst betreffende Überzeugungen zu entwickeln? Was würden Sie jetzt gern über sich selbst glauben? Welche Intention haben Sie für die heutige Sitzung, die mit dieser positiven Überzeugung im Einklang steht?«
- **Orientierung und Zentrierung:** Bieten Sie eine abgekürzte Version von *Orientierung und Zentrierung* (Übung 4) an, um den Teilnehmern zu ermöglichen, ihrer körperlichen Empfindungen, ihrer Gedanken und Emotionen sowie ihrer Atmung gewahr zu werden.
- **Achtsamkeit in der Meditation:** Geleiten Sie die Teilnehmer durch Übung 8, *Den Zeugen wecken*, um allen die Möglichkeit zu geben, zur Weisheit ihres wahren Selbst in Kontakt zu treten.
- **Bewußtes Atmen:** Bringen Sie den Teilnehmern Übung 9, *Ausgewogenes Atmen*, bei, um ihnen zu helfen, Entspannung, Zufriedenheit und Ausgeglichenheit zu erleben.
- **Stimulation des Vagusnervs:** Geleiten Sie die Teilnehmer durch Übung 13, *Nähren des Nervensystems*. Gehen Sie dabei so langsam vor, daß die Schüler auf subtile Veränderungen in ihrer Reaktion auf die einzelnen Elemente der Übung achten können.

- **Aufwärmen des Körpers:** Geleiten Sie die Schüler im Sitzen durch Übung 14, *Fließende Bewegungen halten die Wirbelsäule flexibel*, um ihnen zu ermöglichen, ihre Wirbelsäule anzuwärmen. Darauf folgt Übung 18, *Frei fließende Bewegungen für die Faszien*, im Stehen, damit die Teilnehmer sich auf die nächste Serie von Haltungen im Stehen vorbereiten können.
- **Achtsamkeit in der Bewegung:** Kehren Sie noch einmal zum sanften Fließen im Stehen von Übung 5, *Beharrlichkeit und Stärke*, zurück, gefolgt von der Baum-Haltung in Verbindung mit Übung 24, *Sich verwurzeln, um sich zu erheben*. Beschließen Sie diese Bewegungssequenz mit Übung 7, *In der Kind-Haltung ruhen*.
- **Integrierend wirkende Ruhe:** Empfehlen Sie den Teilnehmern, sich zum Abschluß der Sitzung einige Minuten lang in eine sanfte Shavasana zu versetzen.

Woche 3: Gleichmut entwickeln

In der dritten Sitzung informieren Sie Ihre Schüler über die Polyvagal-Theorie und ihre Anwendung auf die Yoga-Praxis. Dabei erläutern Sie mit Hilfe der Goldlöckchen-Metapher drei Zustände des Nervensystems. Die für diese Woche vorgesehenen Atemübungen zielen darauf, das Nervensystem in einen ausgeglicheneren Zustand zu versetzen, während die achtsam ausgeführten Bewegungen in dieser Sitzung die Auflösung von Streß durch Lockerung der Faszien zum Ziel haben. Auch hier werden die Schüler dazu angeleitet, durch gezieltes Üben ihre verkörperten Ressourcen zu stärken. In dieser Woche wird das Training nach einer kurzen integrativ wirkenden Rast mit einer Übung zur Stärkung des Selbstmitgefühls abgeschlossen.

- **Psychoedukation:** Erläutern Sie die Polyvagal-Theorie und die Verbindung zwischen den drei Zuständen des Nervensystems und den drei Gunas *Rajas*, *Tamas* und *Sattva* (siehe hierzu den Abschnitt »Gleichmut inmitten von Veränderung« in Kapitel 2). Nutzen Sie die Goldlöckchen-Metapher.
- **Möglichkeit des Austauschs von Erfahrungen:** Fragen Sie die Gruppe: »Gibt es Situationen, in denen Sie sich ruhelos, ängstlich

oder exzessiv wütend fühlen? Können Sie sich an Situationen erinnern, in denen Sie sich dumpf, lethargisch, erschöpft oder deprimiert fühlten? Vielleicht kämpfen Sie mit Störungen des energetischen Gleichgewichts in der einen oder anderen Richtung. Wenn ja, was hat Ihnen dann geholfen, ein Gefühl der Balance zu entwickeln?«

- **Orientierung und Zentrierung:** Bieten Sie Ihren Schülern eine abgekürzte Version von Übung 4, *Orientierung und Zentrierung*, an, und helfen Sie ihnen, das Gewahrsein ihrer eigenen Körperempfindungen, ihrer Gemütsverfassung, ihrer Emotionen, ihres Atems und ihres Energieniveaus zu entwickeln.
- **Bewußtes Atmen:** Geleiten Sie die Teilnehmer durch Übung 10, *Durch einen Strohhalm ausatmen*, um bei ihnen eine parasympathische Reaktion hervorzurufen.
- **Stimulation des Vagusnervs:** Leiten Sie die Teilnehmer dazu an, Übung 11, *Die Bienenatmung*, auszuführen, um ihren Vagusnerv zu aktivieren.
- **Aufwärmen des Körpers:** Geleiten Sie die Teilnehmer im Sitzen durch Übung 14, *Fließende Bewegungen halten die Wirbelsäule flexibel*, und anschließend durch Übung 18, *Frei fließende Bewegungen für die Faszien*. Dem kann die Wiederholung von Übung 14 im Stehen als Vorbereitung auf Übung 19, *Spiralbewegungen zur Auflösung von Streß*, folgen.
- **Achtsamkeit in der Bewegung:** Stellen Sie Übung 20, *Instinkt und Intuition wecken*, vor, und wiederholen Sie danach im Stehen die sanft fließenden Bewegungen von Übung 5, *Beharrlichkeit und Stärke*, gefolgt von der Baum-Haltung in Verbindung mit Übung 24, *Sich verwurzeln, um sich zu erheben*. Bringen Sie die Bewegungssequenz mit Übung 7, *In der Kind-Haltung ruhen*, zum Abschluß.
- **Integrierend wirkende Ruhe:** Laden Sie die Schüler ein, einige Minuten lang in einer sanften Shavasana zu sitzen oder zu liegen.
- **Achtsamkeit in der Meditation:** Ein Zweck des Yoga ist die Vorbereitung auf die Meditation im Sitzen. Die Sitzung wird mit Übung 15, *Selbstmitgefühl*, abgeschlossen, um den Teilnehmern zu helfen, sich selbst gegenüber liebende Güte zu entwickeln.

Woche 4: Verkörperung als Stärkung

Ziel der vierten Sitzung ist die Nutzung von Übungen, die Körper und Geist mobilisieren und aktivieren. Die für diese Sitzung vorgesehenen Atemübungen wirken wärmend und energetisierend, wohingegen die Bewegungsübungen das Zentrum stärken und die Erdung durch die Beine fördern sollen. Empfehlen Sie den Teilnehmern, auf Feedback von ihrem Körper zu achten, damit sie eine fundierte Entscheidung darüber treffen können, ob sie diese Übungen, die das Vitalitätsempfinden stärken sollen, ausführen wollen oder nicht. Die Sitzung schließt mit einer kühlend wirkenden Atemtechnik und einer kurzen Meditation im Sitzen.

- **Psychoedukation:** Erläutern Sie, wie sich Traumata auf den Körper auswirken können und wie wir die Heilkraft unseres Körpers mittels instinktiver, stärkender und erdender Bewegungen nutzen können (siehe hierzu in Kapitel 3 die Abschnitte *Umstrukturieren des Körpers, Den Kontakt zur eigenen inneren Kraft fördern* und *Stärken Sie Ihre Vitalität*).
- **Möglichkeit des Austauschs von Erfahrungen:** Fragen Sie die Gruppe: »Wie haben schwierige oder traumatische Erlebnisse Sie dazu gebracht, in Ihrem Körper, Ihrer Haltung, Ihrem Atem oder Ihren Bewegungen Muster der Anspannung zu entwickeln? Vergessen Sie nie die Weisheit Ihres Körpers. Obgleich die Auswirkungen traumatischer Ereignisse schmerzhaft sind, können Sie herauszufinden versuchen, inwiefern diese Defensivreaktionen in einer bestimmten Zeit in Ihrem Leben wichtig gewesen sein mögen. Wie haben sie Ihnen geholfen zu überleben?«
- **Orientierung und Zentrierung:** Bieten Sie Ihren Schülern eine Kurzversion von Übung 4, *Orientierung und Zentrierung*, an, und helfen Sie ihnen, ein Gewahrsein ihrer Körperempfindungen, ihres mentalen Zustandes, ihrer Emotionen, ihres Atemmusters und ihres Energieniveaus zu entwickeln.
- **Bewußtes Atmen:** Kehren Sie zu Übung 9, *Ausgewogenes Atmen*, zurück, und stellen Sie aus Übung 17 *Wärmende Atmung* und *Feueratem* vor. Erinnern Sie Ihre Schüler daran, daß diese Übungen nicht

verpflichtend sind und daß sie statt dessen auch beim *Ausgewogenen Atmen* bleiben können, wenn ihnen das lieber ist.

- **Stimulation des Vagusnervs:** Geleiten Sie die Teilnehmer durch Übung 12, *Entwickeln der sensorischen Wahrnehmung.* Gehen Sie dabei so langsam vor, daß die Übenden subtile Veränderungen in Reaktion auf die einzelnen Elemente der Übung erkennen können.
- **Aufwärmen des Körpers:** Geleiten Sie die sitzenden Teilnehmer durch Übung 14, *Fließende Bewegungen halten die Wirbelsäule flexibel,* um die Wirbelsäule aufzuwärmen, gefolgt von Übung 18, *Frei fließende Bewegungen für die Faszien,* um durch natürliche Bewegungen die sensorische Wahrnehmung zu verstärken.
- **Achtsamkeit in der Bewegung:** Kehren Sie noch einmal zu Übung 20, *Instinkt und Intuition wecken,* zurück, und stellen Sie anschließend die Übungen 21 und 22 vor (*Verbindung mit Ihrem Zentrum* und *Erdendes Fließen*).
- **Integrierend wirkende Ruhe:** Die vorherige Übung, *Erdendes Fließen,* endet mit dem »Schmetterling in Rückenlage«, wobei Sie die Schüler einladen, sich auf den Rücken zu legen, die Knie zu beugen und die Fußsohlen gegeneinander zu setzen. Sie können den Teilnehmern empfehlen, entweder in dieser Haltung zu bleiben oder die Beine lang auszustrecken und sich einige Minuten lang in die traditionelle Shavasana zu versetzen.
- **Bewußtes Atmen:** Bitten Sie die Schüler, in eine Sitzhaltung zurückzukehren, um zum Abschluß eine Pranayama-Übung auszuführen. Stellen Sie dann aus Übung 17 *Kühlende Atmung* vor. Nach diesen energetisierenden Übungen reaktiviert die kühlende Atmung das Parasympathische Nervensystem, wodurch Körper und Geist beruhigt und auf eine kurze Meditationsübung im Sitzen vorbereitet werden.
- **Achtsamkeit in der Meditation:** Weil ein Zweck der Yoga-Übung die Vorbereitung auf die Meditation im Sitzen ist, schließen wir diese Sitzung ab, indem wir uns noch einmal Übung 8, *Den Zeugen wekken,* zuwenden. Das hilft den Teilnehmern, infolge der Übung entstandene subtile Veränderungen in Körper und Geist zu beobachten.

Woche 5: Integration von Gehirn und Körper

In der fünften Sitzung geht es um die Wirkung von Traumata auf Körper und Geist und um den Wert kontralateraler Bewegungen für die Integration der beiden Gehirnhälften. Wenn Ihre Schüler sich bereit fühlen, können sie ihre Intention für die aktuelle Sitzung formulieren, indem sie einen für sie problematischen Bereich aus der Vergangenheit oder Gegenwart benennen, den sie als unaufgelöst empfinden. Die bewußte Atmung und die achtsamen Bewegungen, die in dieser Sitzung ausgeführt werden sollen, stärken die Verbindung der Teilnehmer zu Intuition und innerer Kraft. Und schließlich fördern regenerierende Haltungen eine Wendung nach innen in Vorbereitung auf die abschließende Meditationsübung.

- **Psychoedukation:** Erörtern Sie die Wirkung von Traumata auf das Gehirn (siehe hierzu in Kapitel 3 *Integration von Gehirn und Körper*). Erläutern Sie, wie Überkreuzbewegungen, Atemübungen und somatisches Gewahrsein uns helfen, zu unserer inneren Weisheit in Kontakt zu treten und einen kohärenten Zustand des Nervensystems zu erreichen, was uns ermöglicht, Entscheidungen zu treffen, mit Konflikten umzugehen und auf Streß zu reagieren. Stellen Sie das yogische Konzept der Nadis *Ida* und *Pingala* vor, das für die lunaren und solaren Aspekte des Selbst steht. Und erläutern Sie *Sushumna*, den wichtigsten Energiekanal, und inwiefern die Verbindung zu deren Zentrum einen ruhigen und friedlichen Geist fördert.
- **Möglichkeit des Austauschs von Erfahrungen:** Erklären Sie der Gruppe: »Menschen versuchen instinktiv, Schmerz zu vermeiden; aber Sie können im Laufe der Zeit den Mut entwickeln, sich ihren problematischen Gefühlen und Erinnerungen zu stellen. Natürlich sollten Sie dies in einem für Sie akzeptablen Tempo tun. Ich möchte Sie heute bitten, sich über eine Schwierigkeit zu äußern, die Sie entweder momentan im Leben haben oder mit der Sie in der Vergangenheit zu kämpfen hatten. Können Sie eine Intention formulieren, die sich darauf bezieht, wie Sie sich gern fühlen würden, wenn diese Schwierigkeit aufgelöst ist?«

- **Orientierung und Zentrierung:** Bieten Sie eine Kurzform von Übung 4, *Orientierung und Zentrierung,* an, und leiten Sie Ihre Schüler dazu an, sich ihrer aktuellen Körperempfindungen, ihres mentalen Zustandes, ihrer Emotionen, ihrer Atmung und ihres Energieniveaus bewußt zu werden.
- **Bewußtes Atmen:** Geleiten Sie die Teilnehmer durch Übung 16, *Abwechselndes Atmen durch beide Nasenöffnungen,* um die Integration der rechten und linken Körperseite zu fördern.
- **Stimulation des Vagusnervs:** Geleiten Sie Ihre Schüler durch Übung 13, *Nähren des Nervensystems.* Gehen Sie dabei so langsam vor, daß die Teilnehmer subtile Veränderungen in Reaktion auf die einzelnen Elemente der Übung erkennen können.
- **Aufwärmen des Körpers:** Geleiten Sie die Schüler im Sitzen durch Übung 14, *Fließende Bewegungen halten die Wirbelsäule flexibel,* um ihre Wirbelsäule aufzuwärmen, gefolgt von Übung 18, *Frei fließende Bewegungen für die Faszien,* um die sensorische Wahrnehmung durch natürliche Bewegungen zu stärken.
- **Achtsamkeit in der Bewegung:** Kommen Sie noch einmal auf Übung 20, *Instinkt und Intuition wecken,* und Übung 21, *Verbindung mit Ihrem Zentrum,* zurück. Stellen Sie anschließend Übung 25, *Bewegungsmeditation,* vor, um Ihren Schülern zu helfen, ein Gefühl des Fließens und der Meisterung zu entwickeln, und geleiten Sie sie schließlich durch Übung 28, *Sich nach innen wenden,* um sie beim Abbau von Anspannung zu unterstützen.
- **Integrierend wirkende Ruhe:** Beenden Sie Übung 28 mit an einer Wand emporgestreckten Beinen, und laden Sie die Teilnehmer ein, die Beine einige Minuten lang auszustrecken, um den Teil der Sitzung, der sich mit Asanas befaßt hat, zu integrieren.
- **Achtsamkeit in der Meditation:** Beenden Sie die Sitzung, indem Sie sich noch einmal Übung 15, *Selbstmitgefühl,* vornehmen, und fokussieren Sie dabei konkret auf den Problembereich, den jeder Teilnehmer zu Beginn der Übung identifiziert hat. Laden Sie die Schüler ein, darauf zu achten, was sich infolge der Übung verändert hat. Falls sie weiterhin Probleme haben, können Sie ihnen empfehlen, Selbstmitgefühl auf den problematischen Bereich zu richten.

Woche 6: Sich der Liebe öffnen

Der sechswöchige Kurs nähert sich seinem Ende. Die letzte Sitzung konzentriert sich darauf, eine Verbindung zum Herzen herzustellen, und lädt zur Vertiefung emotionalen Sich-Mitteilens ein. Die Übungen in dieser Sitzung sollen eine sanfte und sichere Öffnung des Herzens fördern und den Teilnehmern gleichzeitig helfen, eine Wendung nach innen zu entdecken und ihre muskulären Verspannungen zu lindern. Die Sitzung endet mit einer geführten Yoga Nidra und einer Meditation für liebende Güte im Sitzen. Oft haben die Teilnehmer eine Bindung zueinander und ein inneres Empfinden von Sicherheit entwickelt; deshalb benötigen sie eventuell zusätzliche Zeit für eine Abschlußrunde, in der sie einander Feedback geben können, bevor sie sich verabschieden.

- **Psychoedukation:** Erklären Sie die heilenden Eigenschaften von Übungen, die das Herz öffnen und regenerierend wirken (siehe hierzu in Kapitel 4 die Abschnitte *Sich der Liebe öffnen, Die sanfte Seite des Yoga, Sich in der Stille niederlassen).* Das Herz öffnende Übungen laden dazu ein, sich aus der Reaktivität defensiver Kampf- oder Fluchtzustände zu befreien. Das Herz zu öffnen und den Körper zu beruhigen erfordert, daß wir unsere Panzerung fallen lassen und unsere Wachsamkeit aufgeben, was uns sehr verletzlich machen kann. Stellen Sie die Meditation für liebende Güte als Möglichkeit vor, diese Reise zum Herzen zu unterstützen (siehe hierzu in Kapitel 4 *Ein Weg zur Selbstverwirklichung*).
- **Möglichkeit des Austauschs von Erfahrungen:** Fragen Sie die Gruppe: »Was taucht für Sie auf, wenn Sie darüber nachdenken, Ihr Herz zu öffnen, Ihre Defensivhaltungen aufzulösen und die Dinge generell etwas entspannter anzugehen? Welche Botschaften darüber, daß Sie sich ausruhen oder Zeit für sich reservieren wollen, haben Sie verinnerlicht? Welche Gedanken oder Gefühle tauchen auf, wenn Sie darüber nachdenken, sich von Ihren Defensivmechanismen zu lösen? Was sind Ihre tiefsten Sehnsüchte und Hoffnungen, wenn Sie sich vorstellen, daß Sie sich von Ihrer Abwehr lösen und Ihr Herz öffnen? Wie können Sie Ihre Intention für den heutigen Tag entsprechend formulieren?«

- **Orientierung und Zentrierung:** Bieten Sie eine Kurzversion von Übung 4, *Orientierung und Zentrierung,* an, um Ihre Schüler dazu anzuleiten, das Gewahrsein ihrer Körperempfindungen, ihres mentalen Zustandes, ihrer Emotionen, ihres Atems und ihres Energieniveaus zu entwickeln.
- **Bewußtes Atmen:** Geleiten Sie die Teilnehmer durch Übung 6, *Die dreiteilige Atmung,* um ihre Entspannungsreaktion zu verstärken.
- **Stimulation des Vagusnervs:** Wiederholen Sie Übung 11, *Die Bienenatmung,* um den Vagusnerv zu aktivieren.
- **Aufwärmen des Körpers:** Geleiten Sie die sitzenden Teilnehmer durch Übung 14, *Fließende Bewegungen halten die Wirbelsäule flexibel,* um ihre Wirbelsäule aufzuwärmen; darauf folgt Übung 18, *Frei fließende Bewegungen für die Faszien,* die durch natürliche Bewegungen das sensorische Gewahrsein verstärken soll. Erforschen Sie anschließend Übung 14 noch einmal im Stehen, um sich auf Übung 19, *Spiralbewegungen zur Auflösung von Streß* vorzubereiten.
- **Achtsamkeit in der Bewegung:** Kehren Sie noch einmal zu Übung 25, *Bewegungsmeditation,* zurück, und stellen Sie dann die Übungen 26, *Sich vor dem Unbekannten verneigen,* und 27, *Öffnen des Herzens,* vor. Beschließen Sie die Bewegungserforschung, indem Sie noch einmal zu Übung 28, *Sich nach innen wenden,* zurückkehren. Diese gesamte Sequenz zielt darauf, sicher und sanft das Herz zu öffnen und den Teilnehmern gleichzeitig zu ermöglichen, demütig mit der Erde verbunden zu bleiben.
- **Integrierend wirkende Ruhe:** Laden Sie die Teilnehmer ein, ihre Beine auszustrecken, um unter Verwendung von Übung 29, *Ein erholsamer Neustart,* zu Yoga Nidra angeleitet zu werden. Um in der Praxis ein Gefühl der Sicherheit zu fördern, können die Schüler sich dafür entscheiden, sitzen zu bleiben oder sich hinzulegen, und sie können die Augen offen oder geschlossen halten.
- **Achtsamkeit in der Meditation:** Kehren Sie in die Sitzhaltung zurück, und stellen Sie Übung 23, *Meditation für liebende Güte,* vor, um die Integration der das Herz öffnenden Übungen zu fördern.

Es ist unverzichtbar, daß Sie sich zutrauen, Ihre Klienten und Schüler auf dem Weg des therapeutischen Yoga zur Traumaheilung zu geleiten. Sie werden den Verlauf von Sitzungen oft verändern müssen, um auf die Bedürfnisse der Menschen, mit denen Sie arbeiten, einzugehen. Wenn es Ihnen gelingt, sich in die mitfühlende Rolle einer co-regulierenden Präsenz hineinzufinden, werden Sie Ihre Schüler kennenlernen und den Weg mit ihnen gemeinsam finden. Erinnern Sie Klienten und Schüler immer wieder daran, ihrem Körper zuzuhören. Ihre eigene Fähigkeit, die Wahrheit der Klienten und Schüler zu würdigen, ist der wichtigste Teil der Yoga-Praxis. Ich hoffe, daß Sie Ihre Rolle als Lehrer therapeutischen Yogas für sich selbst ebenso nährend gestalten können, wie es Ihre Präsenz für Ihre Schüler sein sollte.

Literaturverzeichnis

Abel, R., Jr. (2014). *The eye care revolution* (3rd ed.). New York: Kensington Books.

Aposhyan, S. (2007). *Natural intelligence: Body-mind integration and human development*. Boulder: NOW Press.

Armour, J. A. (2008). Potential clinical relevance of the »little brain« on the mammalian heart. *Experimental Physiology*, *93*(2), 165–176. https://doi.org/10.1113/expphysiol.2007.041178

Bainbridge Cohen, B. (1994). *Sensing, feeling, and action*. Northhampton: Contact Editions.

Bayes, A. et al. (2021). The biology of burnout. *The World Journal of Biological Psychiatry*, *22*(9), 686–698. https://doi.org/10.1080/15622975.2021.1907713

Beauchaine, T. (2001). Vagal tone, development, and Gray's motivational theory. *Development and Psychopathology*, *13*(2), 183–214. https://doi.org/10.1017/s0954579401002012

Bennett, M. J., & Castiglioni, I. (2004). Embodied ethnocentrism and the feeling of culture. In: D. Landis et al. (Eds.), *Handbook of intercultural training* (3rd ed., pp. 249–265). Thousand Oaks: Sage.

Benson, H., & Proctor, W. (2011). *Relaxation revolution*. New York: Simon & Schuster.

Berceli, D. (2008). *The revolutionary trauma release process*. Vancouver: Namaste.

Berceli, D. (2015). *Shake it off naturally: Reduce stress, anxiety, and tension with (TRE)*. CreateSpace.

Bergmann, U. (2008). The neurobiology of EMDR. *Journal of EMDR Practice and Research*, *2*(4), 300–314. http://dx.doi.org/10.1891/1933-3196.2.4.300

Brown, R. P., & Gerbarg, P. L. (2005a). Sudarshan Kriya Yogic breathing in the treatment of stress, anxiety, and depression: Part I – neurophysiologic model. *Journal of Alternative & Complementary Medicine*, *11*(1), 189–201. https://doi.org/10.1089/acm.2005.11.189

Brown, R. P., & Gerbarg, P. L. (2005b). Sudarshan Kriya Yogic breathing in the treatment of stress, anxiety, and depression: Part II – clinical applications and guidelines. *Journal of Alternative & Complementary Medicine*, *11*(4), 711–717. https://doi.org/10.1089/acm.2005.11.711

Bulbena-Cabré, A., & Bulbena, A. (2018). Anxiety and joint hypermobility. *Current Psychiatry*, *17*(4), 15–21. https://www.mdedge.com/psychiatry/article/161887/anxiety-disorders/anxiety-and-joint-hypermobility-unexpected-association

Carney, D. R. et al. (2010). Power posing: Brief nonverbal displays affect neuroendocrine levels and risk tolerance. *Psychological Science*, *21*(10), 1363–1368. https://doi.org/10.1177/0956797610383437

Carson, J. W. et al. (2005). Loving-kindness meditation for chronic low back pain. *Journal of Holistic Nursing*, *23*(3), 287–304. https://doi.org/10.1177%2F0898010105277651

Craig, A. D. (2010). The sentient self. *Brain Structure and Function, 214*(5–6), 563–577. https://doi.org/10.1007/s00429-010-0248-y

Csikszentmihalyi, M. (1990). *Flow*. New York: Harper Perennial; dt. (1992). *Flow: das Geheimnis des Glücks*. Stuttgart: Klett-Cotta.

Cuddy, A. J. C. et al. (2018). *P*-curving a more comprehensive body of research on postural feedback reveals clear evidential value for power-posing effects. *Psychological Science, 29*(4), 656–666. https://doi.org/10.1177/0956797617746749

Damasio, A. (1999). *The feeling of what happens*. New York: Harcourt Brace; dt. (2000). *Ich fühle, also bin ich*. München: List.

Dana, D. A. (2018). *The polyvagal theory in therapy*. New York: W. W. Norton; dt. (2018). *Die Polyvagal-Theorie in der Therapie*. Lichtenau: G. P. Probst Verlag.

Desai, R. et al. (2015). Effects of yoga on brain waves and structural activation. *Complementary Therapies in Clinical Practice, 21*(2), 112–118. https://doi.org/10.1016/j.ctcp.2015.02.002

Deuchars, S. A. et al. (2018). Mechanisms underpinning sympathetic nervous activity and its modulation using transcutaneous vagus nerve stimulation. *Experimental Physiology, 103*(3), 326–331. https://dx.doi.org/10.1113%2FEP086433

de Voogd, L. D. et al. (2018). Eye-movement intervention enhances extinction via amygdala deactivation. *The Journal of Neuroscience, 38*(40), 8694–8706. https://doi.org/10.1523/JNEUROSCI.0703-18.2018

Dorsher, P. T. (2009). Myofascial meridians as anatomical evidence of acupuncture channels. *Medical Acupuncture, 21*(2), 91–97. https://doi.org/10.1089/acu.2009.0631

Dreisoerner, A. et al. (2021). Self-soothing touch and being hugged reduce cortisol responses to stress. *Comprehensive Psychoneuroendocrinology, 8*, Article 100091. https://doi.org/10.1016/j.cpnec.2021.100091

Emerson, D. (2015). *Trauma-sensitive yoga in therapy*. New York: W. W. Norton; dt. (2015). *Trauma-Yoga in der Therapie*. Lichtenau: G. P. Probst Verlag.

Emmons, R. A. (2007). Gratitude, subjective well-being, and the brain. In: M. Eid & R. J. Larsen (Eds.), *The science of subjective well-being* (pp. 469–492). New York: Guilford.

Emmons, R. A., & McCullough, M. E. (2003). Counting blessings versus burdens. *Journal of Personality and Social Psychology, 84*(2), 377–389. https://doi.org/10.1037//0022-3514.84.2.377

Fogel, A. (2013). *Body sense*. New York: W. W. Norton.

Gotink, R. A. et al. (2018). Meditation and yoga practice are associated with smaller right amygdala volume. *Brain Imaging and Behavior, 12*(6), 1631–1639. https://doi.org/10.1007/s11682-018-9826-z

Hanh, T. N. (2014). *No mud, no lotus*. Berkeley: Parallax Press; dt. (2015). *Ohne Schlamm kein Lotos: die Kunst, Leid zu verwandeln*. München: Nymphenburger.

Hanna, T. (2004). *Somatics*. Cambridge: Da Capo; dt. (1990). *Beweglich sein – ein Leben lang*. München: Kösel.

Hannaford, C. (1995). *Smart moves*. Arlington: Great Ocean Publishers; dt. (1996). *Bewegung – das Tor zum Lernen*. Kirchzarten: VAK.

Hayes, S. C. (2005). *Get out of your mind and into your life.* Oakland: New Harbinger; dt. (2007). *In Abstand zur inneren Wortmaschine.* Tübingen: DGVT-Verlag.

Hopwood, T. L., & Schutte, N. S. (2017). A meta-analytic investigation of the impact of mindfulness-based interventions on post traumatic stress. *Clinical Psychology Review, 57,* 12–20. https://doi.org/10.1016/j.cpr.2017.08.002

Insel, T. R. (2000). Toward a neurobiology of attachment. *Review of General Psychology, 4*(2), 176–185. https://doi.org/10.1037%2F1089-2680.4.2.176

Jean, A. D., & Stack, D. M. (2009). Functions of maternal touch and infants' affect during face-to-face interactions. *Infant Behavior & Development, 32*(1), 123–128. https://doi.org/10.1016/j.infbeh.2008.09.008

Jovanov, E. (2005, Sept. 1–4). On spectral analysis of heart rate variability during very slow yogic breathing [Paper presentation]. IEEE Engineering in Medicine and Biology Society 27th Annual Conference. Shanghai/China.

Khalsa, S. S. et al. (2018). Interoception and mental health. *Biological Psychiatry, 3*(6), 501–513. https://doi.org/10.1016/j.bpsc.2017.12.004

Kimmel, M. (2013). The arc from the body to culture. *Integral Review, 9*(2), 300–348. https://integral-review.org/issues/vol_9_no_2_kimmel_the_arc_from_the_body_to_culture.pdf

Kok, B. E. et al. (2013). How positive emotions build physical health. *Psychological Science, 24*(7), 1123–1132. https://doi.org/10.1177%2F0956797612470827

Kok, B. E., & Fredrickson, B. L. (2010). Upward spirals of the heart. *Biological Psychology, 85*(3), 432–436. https://dx.doi.org/10.1016%2Fj.biopsycho.2010.09.005

Kozlowska, K. et al. (2015). Fear and the defense cascade. *Harvard Review of Psychiatry, 23*(4), 263–287. https://dx.doi.org/10.1097%2FHRP.0000000000000065

Larrivee, D., & Echarte, L. (2018). Contemplative meditation and neuroscience: Prospects for mental health. *Journal of Religion and Health, 57*(3), 960–978. https://doi.org/10.1007/s10943-017-0475-0

Levine, P. A. (2010). *In an unspoken voice.* Berkeley: North Atlantic Books; dt. (2011). *Sprache ohne Worte.* München: Kösel.

Lowen, A. (1977). *Bioenergetics.* New York: Penguin; dt. (1976). *Bio-Energetik.* Bern: Scherz.

Lutz, J. (2021). *Trauma healing in the yoga zone.* London: Handspring Publishing Limited.

Mahour, J., & Verma, P. (2017). Effect of ujjayi pranayama on cardiovascular autonomic function tests. *National Journal of Physiology, Pharmacy and Pharmacology, 7*(4), 391–395. https://www.njppp.com/fulltext/28-1476538333.pdf

Maslow, A. H. (1968). *Toward a psychology of being.* New York: Van Nostrand; dt. (1973). *Psychologie des Seins.* München: Kindler.

Mathôt, S., & Van der Stigchel, S. (2015). New light on the mind's eye. *Current Directions in Psychological Science, 24*(5), 374–378. https://doi.org/10.1177/0963721415593725

Matthews, M. J. et al. (2016). Quadrupedal movement training improves markers of cognition and joint repositioning. *Human Movement Science, 47,* 70–80. https://doi.org/10.1016/j.humov.2016.02.002

McCraty, R. (2017). New frontiers in heart rate variability and social coherence research. *Frontiers in Public Health, 5*, Article 267. https://doi.org/10.3389/fpubh.2017.00267

Menakem, R. (2017). *My grandmother's hands.* Las Vegas: Central Recovery Press.

Merleau-Ponty, M. (1962). *Phenomenology of perception.* London: Routledge and Kegan Paul; dt. (1966). *Phänomenologie der Wahrnehmung.* Berlin: de Gruyter.

Moszeik, E. N. et al. (2020). Effectiveness of a short Yoga Nidra meditation on stress, sleep, and well-being in a large and diverse sample. *Current Psychology*, 1–15. https://doi.org/10.1007/s12144-020-01042-2

Müller, V., & Lindenberger, U. (2011). Cardiac and respiratory patterns synchronize between persons during choir singing. *PloS One, 6*(9), Article e24893. https://doi.org/10.1371/journal.pone.0024893

Myers, T. W., & Hillman, S. K. (2004). *Anatomy trains.* Colchester: Primal Pictures Ltd.

Niklasson, M. et al. (2015). Adults with sensorimotor disorders. *Frontiers in Psychology, 6*, Article 480. https://doi.org/10.3389/fpsyg.2015.00480

Nivethitha, L. et al. (2017). Heart rate variability changes during and after the practice of bhramari pranayama. *International Journal of Yoga, 10*(2), 99–102. https://doi.org/10.4103/0973-6131.205518

Ogden, P. et al. (2006). *Trauma and the body.* New York: W. W. Norton; dt. (2009). *Trauma und Körper.* Paderborn: Junfermann.

Ogden, P. (2009). Modulation, mindfulness, and movement in the treatment of trauma-related depression. In: M. Kerman (Ed.), *Clinical pearls of wisdom* (pp. 1–13). New York: W. W. Norton.

Patañjali. (2003). *The yoga-sūtra of Patañjali.* Boulder: Shambhala; dt. (2010). *Die Wurzeln des Yoga.* München: O. W. Barth.

Payne, P. et al. (2015). Somatic experiencing: Using interoception and proprioception as core elements of trauma therapy. *Frontiers in Psychology, 6*, Article 93. https://doi.org/10.3389/fpsyg.2015.00093

Pert, C. B. (1997). *Molecules of emotion.* New York: Simon & Schuster; dt. (1999). *Moleküle der Gefühle.* Hamburg: Rowohlt.

Pinna, T., & Edwards, D. J. (2020). A systematic review of associations between interoception, vagal tone, and emotional regulation. *Frontiers in Psychology, 11*, Article 1792. https://doi.org/10.3389/fpsyg.2020.01792

Porges, S. W. (2011). *The polyvagal theory.* New York: W. W. Norton; dt. (2010). *Die Polyvagal-Theorie: Neurophysiologische Grundlagen der Therapie.* Paderborn: Junfermann.

Porges, S. W. (2017). *The Pocket Guide to the Polyvagal Theory.* New York: W. W. Norton; dt. (2017). *Die Polyvagal-Theorie und die Suche nach Sicherheit: Traumabehandlung, soziales Engagement und Bindung.* Lichtenau: G. P. Probst Verlag.

Porges, S. W. (2021): *Polyvagal Safety.* New York. W. W. Norton; dt. (2021). *Heilen mit der Polyvagal-Therapie. Neuronales Training für Körper, Herz und Hirn.* Lichtenau: G. P. Probst.

Porges, S. W. (2017). Vagal pathways: Portals to compassion. In: E. M. Seppälä et al. (Eds.), *The Oxford handbook of compassion science.* Oxford: Oxford University Press; dt. (2021). Der

Vagus als Tor zum Mitgefühl. In: S.W. Porges, *Heilen mit der Polyvagal-Theorie* (S. 45–70). Lichtenau: G.P. Probst Verlag.

Porges, S. W., & Lewis, G. F. (2010). The polyvagal hypothesis. In: S. M. Bruzynski (Ed.), *Handbook of mammalian vocalization* (pp. 255–264). Cambridge: Academic Press; dt. (2010). Die Polyvagal-Hypothese. In: S.W. Porges, *Die Polyvagal-Theorie* (S. 213–224). Paderborn: Junfermann.

Price, C. J., & Hooven, C. (2018). Interoceptive awareness skills for emotion regulation. *Frontiers in Psychology, 9*, Article 798. https://doi.org/10.3389/fpsyg.2018.00798

Raffone, A. et al. (2010). Mindfulness and the cognitive neuroscience of attention and awareness. *Zygon, 45*(3), 627–646. https://doi.org/10.1111/j.1467-9744.2010.01118.x

Razmjou, E. et al. (2017). Popular media images of yoga. *Media Psychology Review, 11*(2). https://mprcenter.org/review/popular-media-images-of-yoga-limiting-perceived-access-to-a-beneficial-practice/

Reik, T. (1948). *Listening with the third ear*. New York: Macmillan; dt. (1976). *Hören mit dem dritten Ohr*. Hamburg: Hoffmann und Campe.

Rhodes, A. et al. (2016). Yoga for adult women with chronic PTSD. *The Journal of Alternative and Complementary Medicine*, 22(3), 189–196. https://doi.org/10.1089/acm.2014.0407

Riskind, J. H., & Gotay, C. C. (1982). Physical posture: Could it have regulatory or feedback effects on motivation and emotion? *Motivation and Emotion, 6*(3), 273–298. https://psycnet.apa.org/doi/10.1007/BF00992249

Rosenberg, S. (2017). *Accessing the healing power of the vagus nerve*. Berkeley: North Atlantic Books; dt. (2018). *Der Selbstheilungsnerv*. Kirchzarten: VAK.

Rothschild, B. (2010). *8 keys to safe trauma recovery*. New York: W. W. Norton.

Ruden, R. A. (2011). *When the past is always present*. Milton Park: Routledge; dt. (2012). *Wenn Vergangenes nicht vergeht*. Tübingen: DGVT-Verlag.

Saoji, A. A. et al. (2019). Effects of yogic breath regulation. *Journal of Ayurveda and Integrative Medicine, 10*(1), 50–58. https://doi.org/10.1016/j.jaim.2017.07.008

Scaer, R. (2014). *The body bears the burden* (3rd ed.). Milton Park: Routledge.

Schleip, R. (2017). Fascia as a sensory organ. In: T. Liem et al. (Eds.), *Fascia in the osteopathic field* (pp. 137–163). London: Handspring Publishing.

Schwartz, R. C. (1997). *Internal family systems therapy.* New York: Guilford; dt. (1997). *Systemische Therapie mit der inneren Familie.* München: Pfeiffer.

Seoane, K. J. (2016). Parenting the self with self-applied touch. *American Journal of Dance Therapy, 38*(1), 21–40. https://doi.org/10.1007/s10465-016-9207-3

Seppälä, E. M. et al. (2014). Breathing-based meditation decreases posttraumatic stress disorder symptoms in U.S. military veterans. *Journal of Traumatic Stress, 27*(4), 397–405. https://doi.org/10.1002/jts.21936

Shaffer, F. et al. (2014). A healthy heart is not a metronome. *Frontiers in Psychology, 5*, Article 1040. https://doi.org/10.3389/fpsyg.2014.01040

Shapiro, F. (2018). Eye movement desensitization and reprocessing (EMDR) therapy (3rd ed.). New York: Guilford; dt. (2022). *EMDR – Grundlagen und Praxis.* Paderborn: Junfermann.

Sharma, V. K. et al. (2013). Effect of fast and slow pranayama on perceived stress and cardiovascular parameters in young health-care students. *International Journal of Yoga, 6*(2), 104–110. https://doi.org/10.4103/0973-6131.113400

Shetty, P. et al. (2017). Effects of Sheetali and Sheetkari pranayamas on blood pressure and autonomic function in hypertensive patients. *Integrative Medicine: A Clinician's Journal, 16*(5), 32–37. https://www.ncbi.nlm.nih.gov/pmc/articles/PMC6438091/pdf/imcj-16-32.pdf

Siegel, D. J. (1999). *The developing mind.* New York: Guilford; dt. (2006). *Wie wir werden die wir sind.* Paderborn: Junfermann.

Stickgold, R. (2002). EMDR: A putative neurobiological mechanism of action. *Journal of Clinical Psychology, 58*(1), 61–75. https://doi.org/10.1002/jclp.1129

Sullivan, M. B. et al. (2018). Yoga therapy and polyvagal theory. *Frontiers in Human Neuroscience, 12,* Article 67; dt. (2021). Yoga-Therapie und Polyvagal-Theorie. In: S. W. Porges, *Heilen mit der Polyvagal-Theorie* (S. 71–102). Lichtenau: G. P. Probst Verlag.

Suveg, C. et al. (2019). Symptoms and synchrony. *Developmental Psychology, 55*(2), 366–376. https://doi.org/10.1037/dev0000648

Tanaka, S. (2015). Intercorporeality as a theory of social cognition. *Theory and Psychology, 25*(4), 455–472. https://doi.org/10.1177%2F0959354315583035

Tang, Y.-Y. et al. (2015). The neuroscience of mindfulness meditation. *Nature Reviews Neuroscience, 16*(4), 213–225. https://doi.org/10.1038/nrn3916

Teicher, M. H., & Samson, J. A. (2016). Annual research review: Enduring neurobiological effects of childhood abuse and neglect. *Journal of Child Psychology and Psychiatry, 57*(3), 241–266. https://dx.doi.org/10.1111%2Fjcpp.12507

Telles, S. et al. (2011). Heart rate variability changes during high frequency yoga breathing and breath awareness. *BioPsychoSocial Medicine, 5*(1), Article 4. https://doi.org/10.1186/1751-0759-5-4

Thandi, G. et al. (2015). Impact of a single-session of havening. *Health Science Journal, 9*(5), 1–5. https://www.researchgate.net/publication/284023276_Impact_of_a_Single-Session_of_Havening

Toussaint, L. L. et al. (Eds.). (2015). *Forgiveness and health.* New York: Springer.

Trakroo, M., & Bhavanani, A. B. (2016). Physiological benefits of yogic practices. *Int. Journal of Traditional and Complementary Medicine, 1*(1), 0031–0043. https://escipub.com/Articles/IJTCM/Vol1/Trakroo-IJTCM-2016

Tyagi, A., & Cohen, M. (2016). Yoga and heart rate variability. *Int. Journal of Yoga, 9*(2), 97–113. https://dx.doi.org/10.4103%2F0973-6131.183712

van der Kolk, B. A. (2014). *The Body Keeps the Score.* New York: Viking; dt. (2015). *Verkörperter Schrecken: Traumaspuren in Gehirn, Geist und Körper und wie man sie heilen kann.* Lichtenau: G. P. Probst Verlag.

van der Kolk, B. A. (2006). Clinical implications of neuroscience research in PTSD. *Annals of the New York Academy of Sciences, 1071*(1), 277–293. https://doi.org/10.1196/annals.1364.022

van der Kolk, B. A. et al. (2014). Yoga as an adjunctive treatment for posttraumatic stress disorder. *Journal of Clinical Psychiatry, 75*(6), e559–e565. https://doi.org/10.4088/jcp.13m08561

Wang, S.-Z. et al. (2010). Effect of slow abdominal breathing combined with biofeedback on blood pressure and heart rate variability in prehypertension. *The Journal of Alternative and Complementary Medicine, 16*(10), 1039–1045. https://doi.org/10.1089/acm.2009.0577

Wolynn, M. (2016). *It didn't start with you.* New York: Viking Press; dt. (2017). *Dieser Schmerz ist nicht meiner.* München: Kösel.

Yilmaz Balban, M. et al. (2021). Human responses to visually evoked threat. *Current Biology, 31*(3), 601–612. https://doi.org/10.1016/j.cub.2020.11.035

Zaccaro, A. et al. (2018). How breath-control can change your life. *Frontiers in Human Neuroscience, 12*, Article 353. https://doi.org/10.3389/fnhum.2018.00353

Über die Autorin

Arielle Schwartz, Ph.D., CCTP-II, E-RYT, ist lizensierte klinische Psychologin, qualifiziert für die Behandlung komplexer Traumata, erfahrene lizensierte Yoga-Lehrerin und betreibt in Boulder, Colorado, eine private Praxis. Als international gefragte Lehrerin, EMDR-Therapeutin, somatisch orientierte Psychotherapeutin und Expertin für die Behandlung von PTBS und komplexen Traumata, hat sie mittlerweile sechs Bücher publiziert, darunter das *Arbeitsbuch Komplexe PTBS*, *Vom Trauma genesen* und *EMDR-Therapie und Somatische Psychologie*. Weitere Informationen über Arielle Schwartz finden Sie auf ihrer Website www.drarielleschwartz.com.

Arielle Schwartz

Vom Trauma genesen – ein Übungsbuch

Praktische Anleitungen für die Arbeit an Traumata, die Stärkung der Resilienz und die Verwirklichung des Potentials

Übersetzt von Theo Kierdorf & Hildegard Höhr
240 Seiten, Klappenbroschur, mit Lesezeichen

»Dr. Arielle Schwartz bezieht sich in ihrem Buch auf Joseph Campbells Idee der Heldenreise. Ihr Bemühen, die tiefen Wunden des Traumas in ›posttraumatisches Wachsen‹ zu verwandeln, ist in der Tat eine Heldenreise ... In diesem Buch geht es nicht nur darum, wie man sich in der Welt des Traumas bewegen sollte, sondern auch darum, wie man in das Licht des posttraumatischen Wachsens zurückkehren kann – wie man mit dem ›Schatz‹, unserem authentischen Selbst, zurückkehren kann.

Das Buch ist für Therapeuten ebenso nützlich wie für Laien. Sein leicht verständlicher Stil vermittelt eine Fülle von Wissen über die neuesten wissenschaftlichen Untersuchungen und über Interventionen für die Traumabehandlung. Im Grunde handelt es sich um eine Art Kompendium von Techniken, die vielen verschiedenen Ansätzen der Traumaarbeit entstammen.«

— Betty Cannon, Ph. D.

G. P. PROBST VERLAG
Lichtenau/Westfalen

Arielle Schwartz

Die Praxis der Behandlung komplexer PTBS

Interventionen zur Förderung von Körpergewahrsein, Belastungstoleranz und Selbstmitgefühl

Stärkenbasierte und resilienzorientierte Traumaarbeit

Übersetzt von Theo Kierdorf & Hildegard Höhr
264 Seiten, Klappenbroschur, mit Lesezeichen

»Die Genesung von einem Trauma und insbesondere von einer komplexen PTBS verläuft so gut wie nie geradlinig. Doch wenn Sie sich darauf einlassen, warten Weiterentwicklung und Heilung. Jede Einsicht und jede neue positive Entwicklung ist wichtig. Mit der Zeit summieren sich solche zunächst als unbedeutend erscheinenden Augenblicke und helfen Klienten, Vertrauen zum Prozeß und zu sich selbst zu entwickeln.«

— Arielle Schwartz

»Arielle Schwartz hat die maßgebende Anleitung zur Behandlung komplexer PTBS für Kliniker geschrieben! Auf jeder Seite ihres Buches verbindet sie neueste theoretische Erkenntnisse mit praktischer klinischer Weisheit. Therapeuten können jedes Wort dieses Buches problemlos in ihrer Praxis nutzen, unabhängig von der Art ihrer Ausbildung.«

— Janina Fisher, Autorin des Buches
»Traumaspuren transformieren«

G. P. PROBST VERLAG
Lichtenau/Westfalen

TITELLISTE – Auswahl

Eine ausführliche Präsentation sämtlicher lieferbaren und geplanten Titel unseres Verlages finden Sie im Internet unter *www.gp-probst.de*

Band 2 – Emerson & Hopper: *Trauma-Yoga* (4. Aufl.)
Band 3 – Williams & Poijula: *Das PTBS-Arbeitsbuch* (3. Aufl.)
Band 12 – Putnam: *Handbuch Dissoziative Identitätsstörung* (2. Aufl.)
Band 13 – Scaer: *Das Trauma-Spektrum* (2. Aufl.)
Band 14 – Kluft: *Pacing in der Traumatherapie*
Band 17 – Paulsen: *Trauma und Dissoziation mit neuen Augen sehen* (2. Aufl.)
Band 18 – NurrieStearns: *Trauma-Heilung durch Yoga und Meditation*
Band 23 – van der Kolk: *Verkörperter Schrecken* (8. Aufl.)
Band 24 – Emerson: *Trauma-Yoga in der Therapie*
Band 29 – Porges: *Die Polyvagal-Theorie und die Suche nach Sicherheit* (4. Aufl.)
Band 31 – Scaer: *Acht Schlüssel zur Gehirn-Körper-Balance*
Band 32 – Steele, Boon & van der Hart: *Die Behandlung traumabasierter Dissoziation* (2. Aufl.)
Band 34 – Schwartz: *Arbeitsbuch Komplexe PTBS* (2. Aufl.)
Band 35 – Najavits: *Trauma, Sucht und die Suche nach Sicherheit*
Band 36 – Dana: *Die Polyvagal-Theorie in der Therapie* (3. Aufl.)
Band 38 – Porges & Dana (Hrsg.): *Klinische Anwendungen der Polyvagal-Theorie*
Band 39 – Rahm & Meggyesy (Hrsg.): *Somatische Erfahrungen in der psychotherapeutischen und körpertherapeutischen Traumabehandlung*
Band 40 – Mischke-Reeds: *Somatische Psychotherapie – ein Werkzeugkasten*
Band 41 – Bentzen: *Neuroaffektive Meditation* (2. Aufl.)
Band 42 – Schwartz & Maiberger: *EMDR-Therapie und Somatische Psychologie*
Band 43 – Dana: *Arbeiten mit der Polyvagal-Theorie* (2. Aufl.)
Band 45 – Delahooke: *Mehr als Verhalten*
Band 46 – Schwartz: *Vom Trauma genesen – ein Übungsbuch*
Band 48 – Porges: *Heilen mit der Polyvagal-Theorie*
Band 49 – Kurtz: *HAKOMI – eine körperorientierte Psychotherapie*
Band 50 – Fisher: *Traumaspuren transformieren*
Band 51 – Dana: *Flipchart Polyvagal-Theorie*
Band 53 – Schwartz: *Die Praxis der Behandlung komplexer PTBS*
Band 54 – Anderson: *Traumata überwinden mit der IFS-Therapie*
Band 55 – Sanders & Thompson: *Die Polyvagal-Theorie und die Entwicklung des Kindes*